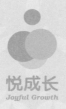

悦成长
Joyful Growth

相信阅读
享受成长

40 WEEKS: THE ESSENTIAL GUIDE TO A HEALTHY PREGNANCY

全网
升级版

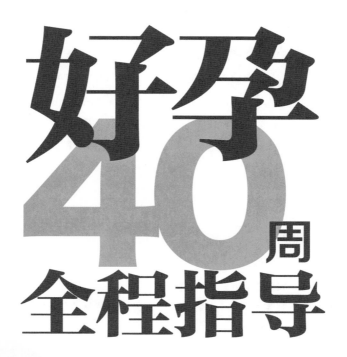

好孕 40 周 全程指导

姜淑清 /主编

海峡出版发行集团
THE STRAITS PUBLISHING & DISTRIBUTING GROUP

鹭江出版社
LUJIANG PUBLISHING HOUSE

2016 年·厦门

前言

　　女人一生中每个时期都是独一无二的典藏版，明媚的少女时期、娇艳的女人时期以及充满母性光辉的母亲时期，每个时期都是一场质变，都值得年老的时候拿出来细细品味。

　　得知身体里孕育了一个流着自己血脉的宝宝时，准爸妈的心情可能像坐过山车般高低起伏吧，在最初惊喜、激动的心情过后，随之而来的可能是困惑和担忧，担心自己没有做好准备迎接这个小生命，担心自己不能给宝宝提供最好的一切……其实宝宝最需要的是父母给予的爱。

　　在这个知识大爆炸的时代，资讯的发达让我们明白了知识的重要性。这个道理适用于任何一件事情，孕育宝宝也是一样的。本书从备孕开始讲述，希望准爸妈能够从身体、心理、物质等方面真正做好准备，为即将到来的宝宝提供一个良好的环境。为期40周的妊娠期是书中的重点，会为大家详解每个月妈妈和宝宝的变化、需要做的产检、饮食、运动以及当月你最关心的问题，如果孕妈妈对妊娠期能有一个全面的了解，那么出现相关问题的时候就能冷静地处理。

　　关于产检。书中的产检栏目为孕妈妈罗列了每个月可能要做的产检项目，希望孕妈妈能够做到心中有数。当然每个医院的产检项目和时间会有一定的差异，你所在的医院也会通知你下一次产检的时间以及检查的项目。

　　关于营养。"辣妈"是每一个孕妈妈的目标，这就需要孕妈妈在妊娠期间合理、均衡地饮食。饮食栏目会告诉你每个月怎样吃既能保证母婴的营养，又能很好地控制体重，方便顺产和产后恢复。

　　关于运动。现在女性坐办公室的多，普遍缺乏运动。适度运动不仅能控制体重增长，还有利于顺产。运动栏目介绍了数十种易于操作的运动动作，希望孕妈妈能够坚持运动，顺利分娩。

　　关于每个月其他的问题。虽然90%以上的女性能平安度过妊娠期，但身体上的不适仍然会让家人担心。每个月你想了解的知识这一栏目为大家详细介绍了当月身体可能出现的不适和一些妊娠期出现的疾病，目的是为了打消孕妈妈对未知事物的恐惧，希望孕妈妈及家人在面对这些情况时能保持冷静。

　　纵观女性的一生，母亲的角色占据了大部分的时间，从准备怀孕的那一刻起就开始进入母亲的角色了。衷心地希望本书能够为孕妈妈及家人提供帮助，并祝所有的孕妈妈平安顺利地度过妊娠期！

2016.1

目录

C o n t e n t s

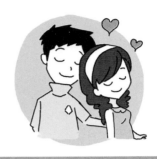

Chapter 1　积极备孕让一切心想事成

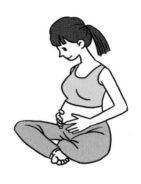

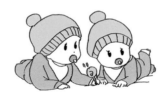

Chapter 8　眨眼睛吃手指（25~28 周）

Chapter 9　宝宝变得"漂亮"了（29~32 周）

Chapter 10　为见面做准备（33~36 周）

Chapter 11　见面了（37~40 周）

Chapter 12　顺利分娩

Chapter 13　产后护理

Chapter 14   新生儿护理

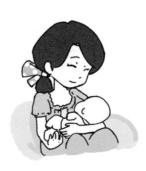

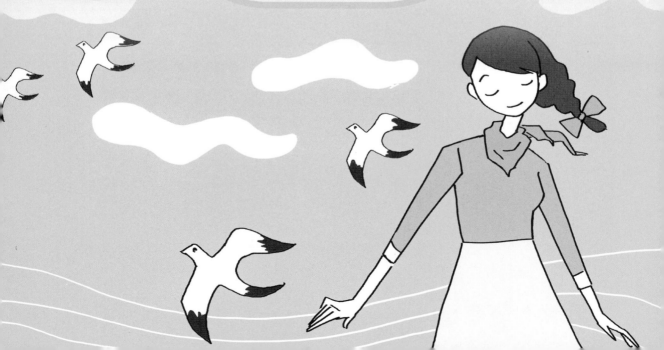

Chapter 1

积极备孕
让一切心想事成

每一个宝宝都是掉落人间的"天使",为了迎接"天使"的到来,给"天使"一个最好的生长环境,准爸妈需要早早地做好准备哟!

孕育孩子，是对每一个家庭的一项重大考验，准妈妈准爸爸首先要有健康的身体，还要在心理上、物质上都做好充分的准备，才能担起"十月怀胎"的重任。

● 改变饮食，调整体重在正常范围内

备孕期间首先要改善自己的饮食习惯，保证按时吃三餐，并且提高饮食的质量，少吃高脂肪、高热量的食物；多吃粗粮、水果、蔬菜及乳制品，同时要记得叶酸的摄入。

改变饮食的同时还要注意控制体重。体重过轻或者过重都会影响身体的内分泌，不利于受孕，同时也不利于孕妈妈的产后恢复。

标准体重是用国际通用的体质指数（Body Mass Index，BMI）来衡量的，以权衡身高对体重的影响。怎样知道你的体重是否标准呢？

● 体重计算

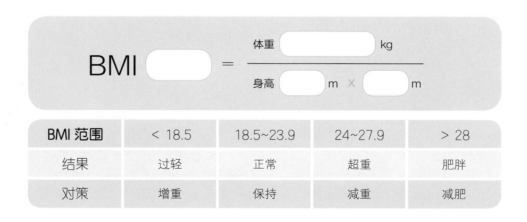

$$BMI \boxed{} = \frac{体重\ \boxed{}\ kg}{身高\ \boxed{}\ m \times \boxed{}\ m}$$

BMI 范围	< 18.5	18.5~23.9	24~27.9	> 28
结果	过轻	正常	超重	肥胖
对策	增重	保持	减重	减肥

例如：某孕妈身高1.62m，体重60kg，她的BMI指数为60/1.62² ≈ 22.86，属于正常的范围。

● 经济上的准备

所谓"兵马未动，粮草先行"，生个宝宝需要花费多少钱？这是备孕父母需要特别注意的问题。此外孩子出生后，妈妈由于身体原因可能暂时办法上班，如果你的物质准备只考虑到孩子出生时，显然是不够的。所以"粮草"还是要多多准备才能临危不惧。

那么，生个孩子哪些方面需要花钱呢？

首先，准妈妈孕期的服装费用。随着怀孕时间的增长，准妈妈的身体外形会发生很大的变化，怀孕前的很多衣服、鞋子都不能穿了，这时候就需要购买一些既让准妈妈穿着舒适又能够起到一定修身效果的孕妇服。这些衣服通常只会在孕期穿（除非你想生二胎），所以在购买的时候价格因素会占很大的比重，同时还要考虑到这些衣服的舒适性、安全性。

目前市面上的孕妇防辐射服最低都在百元以上，棉质的衣服、裤子价格从几十元到上百元不等，还有每个季节要添加相应的衣服、鞋子，这些可以按照你的实际情况来购买，但都是必不可少的。

第二，准妈妈孕期营养的费用。要想生一个健康又聪明的宝宝，准妈妈在孕期摄入的营养一定要全面均衡。除了在日常的饮食中摄入营养，还要根据胎儿不同时期的成长需要补充相对应的营养元素，所以孕期营养的费用必不可少。

第三，孕期检查的费用。准妈妈在医院建档后，未来的几个月要每个月进行一次产检，孕晚期要两周进行一次产检，临产前更是要一周进行一次产检。整个孕期要进行 8~10 次产检。每个医院产检的收费标准不一样，整个孕期检查的费用大概在1000~4000元之间。每次产检的费用需要自己支付，最后再通过社保系统进行报销（如果你有生育保险），否则只能自己负担。当然这只是正常的产检费用，如果你在孕期内发生一些意外，那么你需要做更多的检查，所负担的检查费用也会更多。

第四，生产的费用。十月怀胎，一朝分娩。在临产前你要想好分娩的时候选择顺产还是剖宫产，可以和医生探讨一下，哪种方式最适合你的情况，还要了解一下两种分娩方式的费用，及早做好准备。

举个例子：北京地区正常顺产的费用大概在 3000~4000 元左右，剖腹产的费用大概在 5000~6000 元左右。

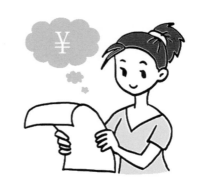

第五，坐月子的费用。坐月子的时候你是选择月子会所、请月嫂还是家里人照顾（目前市面上的月子会所少则五六万，多则数十万；月嫂的薪资大概在一万元左右）需要根据自己的实际情况进行选择，也是一笔不小的支出。

最后，婴儿日常用品的费用。在宝贝出生前爸爸妈妈都会为宝贝准备一些日常用品，从婴儿奶粉、婴儿护肤品到婴儿衣物和婴儿尿不湿以及婴儿床和婴儿车等等。这些都要在你的账本上记上一笔。

我的预算表

项目	金额
孕妈妈服装费	
孕期营养费	
产检费用	
生产费用	
月子费用	
婴儿用品费用	
总计	

安排好工作

在你准备怀孕的时候，就要想好怀孕与工作的关系。首先，仔细研究一下孕期的相关劳动权益，还有你们公司有关怀孕和产假方面的相关政策；其次，考虑一下你现在的工作环境是否有不利于怀孕的因素存在，如果答案是肯定的，你要考虑和单位申请调岗或者换一份工作；第三，要考虑你的工作强度，如果你的工作非常繁忙，每天既不能按时吃饭也不能按时休息，那么你需要在工作和怀孕之间做一个取舍；如果你的工作环境、工作强度都没有问题，你还应该考虑一下工作地点和家之间的距离，防止你以后挺着大肚子每天坐很久的车去上班。

生活规律，保持良好的作息时间

"日出而作，日落而息"是最自然的生活状态。但是如今生活在都市的人群，可能除了一些老人，年轻人能够做到这一点的寥寥无几。如果你准备怀孕，那么请改掉你"夜猫子"的生活习惯，将生物钟调回正常范围。因为长时间的作息时间不合理会影响内分泌，影响你的"造人"大计。

规律的作息时间，有利于身体达到最佳状态，增加你的怀孕概率。不要求你做到"日出而作，日落而息"，但是你可以把以前晚上 12 点睡觉，提前到晚上 10 点。担心自己睡不着？睡前喝一杯热牛奶，听一段轻柔的音乐，早点上床培养睡意，早睡没有那么困难，坚持一段时间你会发现自己的身体和精力都比以前好了。

停止避孕

如果你一直采取口服避孕药的方法避孕，在你准备怀孕的时候一定要和医生沟通。对于采用激素避孕法的人，医生通常会建议你将怀孕计划往后推几个月，在你停止服用避孕药后，让你的生殖系统自然地循环两个周期，使生殖系统有足够的时间逐渐恢复过来，最好在你停止服用避孕药的 6 个月以后再怀孕。在等待身体恢复的这段时间可以采用避孕套或者女用子宫帽来进行避孕。

如果你是通过在体内安放节育环来避孕的，那么在你决定要怀孕的时候，最好把它从你的体内取出来，再准备怀孕。

● 开始服用叶酸

叶酸，维生素B复合体之一，在体内参与氨基酸和核苷酸的代谢，是细胞增值、组织生长和机体发育不可缺少的营养素。如果准妈妈孕前缺乏叶酸，除可能导致胎儿神经管畸形外，还可能导致胎儿眼、口唇、腭、胃、肠道、心血管、肾、骨骼等器官的畸形。

叶酸补充的最佳时间是从准备怀孕前3个月至整个孕期。在孕中、后期，胎儿DNA的合成及胎盘、母体组织和红细胞的增加都将使孕妇对叶酸的需要量大大增加。

天然叶酸极不稳定，除了在日常生活中加强富含叶酸食物的摄入外，还可以在医生的指导下补充叶酸制剂、叶酸片、多维生素片。如只需补充普通剂量的叶酸补充剂，可以去当地卫生室免费领取。

当然，叶酸补充并不是越多越好。长期服用叶酸会干扰孕妇体内的锌代谢，锌一旦摄入不足会影响胎儿发育，所以补充叶酸制剂一定要在医生的指导下进行。

● 这些食物富含叶酸

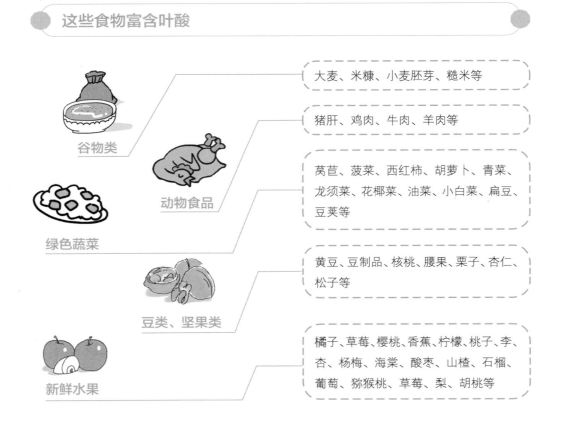

谷物类 —— 大麦、米糠、小麦胚芽、糙米等

动物食品 —— 猪肝、鸡肉、牛肉、羊肉等

绿色蔬菜 —— 莴苣、菠菜、西红柿、胡萝卜、青菜、龙须菜、花椰菜、油菜、小白菜、扁豆、豆荚等

豆类、坚果类 —— 黄豆、豆制品、核桃、腰果、栗子、杏仁、松子等

新鲜水果 —— 橘子、草莓、樱桃、香蕉、柠檬、桃子、李、杏、杨梅、海棠、酸枣、山楂、石榴、葡萄、猕猴桃、草莓、梨、胡桃等

1	你三餐能保证定时定量吗？		
	A. 能	B. 偶尔	C. 不能

2	你们经常在家吃饭吗？		
	A. 经常	B. 偶尔	C. 从不

3	你的每顿饭（正餐）都会包含肉类、蔬菜和水果吗？		
	A. 是	B. 偶尔	C. 不会

4	你常常想吃甜食吗？		
	A. 不是	B. 偶尔	C. 是

5	你会每天喝 2 杯以上的咖啡吗？		
	A. 不会	B. 偶尔	C. 会

6	你会经常饮酒吗？（女性每周饮酒 50mL，男性每周饮酒 70mL）		
	A. 不会	B. 偶尔	C. 会

7	你或者你的爱人抽烟吗？		
	A. 不会	B. 偶尔	C. 会

8	你每天能够保证 7 小时睡眠吗？		
	A. 能	B. 偶尔	C. 不能

9	你每天能一觉睡到天亮吗？		
	A. 能	B. 偶尔	C. 不能

10	你每周能至少运动 3 次吗？		
	A. 能	B. 偶尔	C. 不能

11	你每周工作会超过 40 小时吗？		
	A. 不会	B. 偶尔	C. 会

12	你经常在晚上或者周末工作吗？		
	A. 否	B. 偶尔	C. 是

13	你会担忧你的经济状况吗?		
	A. 不会	B. 偶尔	C. 会

14	你经常和家人、朋友聚会吗?		
	A. 是	B. 偶尔	C. 否

15	你目前的工作能够给自己放几天假吗?		
	A. 能	B. 不确定	C. 否

16	你的手机能长时间地离开自己的视线吗?		
	A. 能	B. 偶尔	C. 否

得分:

评分方法:

　　你需要把每一个题目的得分相加,算出最后的总分(A:2分,B:1分,C:0分)

你的得分符合下面哪一项呢?

　　32~25分:你已经基本上适应目前的备孕生活了,属于你的"天使"或许已经在和你招手了,希望你能将这种健康的生活方式延续下去。

　　24~17分:你还有一些生活习惯没有适应目前的备孕生活,对你备孕影响不会很大,如果你能慢慢改善这些习惯,将会提高你的怀孕概率。

　　16~9分:你只适应了备孕生活的一小部分,想要早日实现当爸妈的心愿,还需要你继续努力!

　　8~0分:你很不适应现在的备孕生活,这种状态严重影响到你能否成功怀上宝宝,需要你下定决心做出彻底的改变,否则宝宝到来的时间会被延长。

② 孕前检查十分必要

在你准备怀孕的时候最好做一个全面的孕前检查，孕前检查最好在孕前10个月到一年的时间进行，这是为了给身体必要的调适时间，有问题也可及时治疗。同时，医生还可以给予你一定的孕前指导。孕前检查的项目不完全是固定的，医生会根据具体情况为你"量身定制"。如果医生觉得有必要，还会要求备孕夫妻做其他的相关检查。

女性孕前检查

从优生优育的角度来讲，建议所有的备孕女性都做孕前检查，尤其是高龄女性。孕前检查的目的是确保能够顺利妊娠，备孕女性通过孕前检查将身体和心理都调试到最佳状态，以减少宝宝的出生缺陷，确保孕妈妈顺利度过妊娠期。备孕女性可与医生沟通后，结合自己的过往病史及环境选择相应的项目。

女性孕前检查项目一览

检查项目	检查方法	检查内容	检查目的	检查对象
身高、体重	用秤、标尺测量	测量身高、体重的数值	体重是否在正常范围内	备孕女性
血压	用血压计测量	血压是否正常	预防妊娠期高血压	备孕女性
妇科内诊检查	阴道分泌物、宫颈涂片	霉菌、滴虫、支原体衣原体感染、外阴、阴道、宫颈及双附件	是否有妇科疾病和传播病	备孕女性

检查项目	检查方法	检查内容	检查目的	检查对象
血常规检查	静脉抽血	红细胞、血小板、白细胞、血红蛋白等	观察有无潜在感染，是否患有贫血及其他血液系统疾病	备孕女性
尿常规检查	尿液检查	尿糖、尿蛋白及潜血、白细胞等	判断肾功能以及是否患有糖尿病、慢性肾炎、尿路感染等	备孕女性
肝功能肾功能	静脉抽血	甲、乙、丙肝功能，包括乙肝全套、血糖、胆质酸等	及时发现病毒性肝炎或者乙肝病毒携带者	备孕女性
感染八项	静脉抽血	乙肝五项、HIV、梅毒、丙肝	了解是否有感染	备孕女性
优生十项（TORCH）	静脉抽血	风疹病毒、弓形虫、巨细胞病毒、单纯疱疹病毒等	提前发现病毒感染、预防新生儿出生缺陷	备孕女性，家里有宠物的女性更需注意
妇科B超检查	B超检查	女性子宫、卵巢、输卵管	了解子宫、卵巢、输卵管的情况	备孕女性
心电图、胸部X射线	心电图、胸部X射线	心肺功能	了解备孕女性的心脏情况以及肺部是否有肺结核等疾病	备孕女性
口腔检查	口腔检查	龋齿、未发育完成的智齿及其他口腔疾病	避免口腔疾病影响胎儿正常发育	经常牙疼、牙龈出血的备孕女性
染色体监测	静脉抽血	遗传性疾病	预测生育染色体病后代的风险，及早发现遗传疾病及本人是否有影响生育的染色体异常、常见性染色体异常	有遗传病家族史的备孕女性
妇科内分泌	静脉抽血	促卵泡成熟激素、促黄体生成素、雌激素、孕激素、泌乳素、雄激素	了解内分泌情况、不孕或流产的原因	月经不调、备孕困难的女性

疫苗接种，需提前考虑

为了预防孕期的一些传染疾病，最直接有效的方法就是接种疫苗。在做孕前检查的时候，医生通常会建议女性提前注射风疹疫苗和乙肝疫苗。准妈妈一旦感染上这两种疾病，病毒会垂直传播给胎儿，造成严重的后果。其他的还有甲肝疫苗、水痘疫苗等，准备当妈妈的女性在注射疫苗的时候可以咨询医生，听听医生的建议。

1 风疹疫苗

孕前 3 个月接种。有效率达 98%，且能使接种者终身免疫。孕前没有接种疫苗，或者近 3 个月密切接触过婴幼儿的女性，应尽快做风疹病毒抗体监测。如果明确感染风疹病毒，一般会建议患者考虑终止怀孕。

2 乙肝疫苗

孕前 9 个月接种。乙肝病毒能够通过胎盘屏障直接感染胎儿。若妈妈患有乙型肝炎，婴儿一出生就成为乙肝病毒携带者的概率高达 85%~90%。乙肝疫苗的注射按照 0、1、6 的程序，即从第一针算起，此后 1 个月注射第二针，6 个月注射第三针。

3 甲肝疫苗

孕前 3 个月接种。甲肝病毒可以通过水源、饮食传播。而妊娠期因内分泌的改变和营养需求量的增加，会增加肝脏负担，使其抵抗病毒能力减弱，易被感染。经常出差或在外面就餐的女性，应孕前注射疫苗。

4 水痘疫苗

孕前 3~6 个月接种。孕早期感染水痘，可导致胎儿先天性水痘或新生儿水痘。如果孕晚期感染，则可导致孕妇患上严重肺炎甚至有生命危险。接种疫苗可在孕期有效预防感染水痘。水痘疫苗的有效期可达 10 年以上。

男性孕前检查

备孕的夫妻往往有一个误区，认为只要妻子做检查就行了，丈夫不用检查。虽然孕育宝宝是妈妈的事情，但想要生出健康的宝宝则需要健康的夫妻双方共同参与。其实有一些疾病，男性自身并没有不适的感觉，如无精子症、弱精和少精等，这些只有通过详细的身体检查才能得知，所以备孕男性最好能够和妻子一起进行孕前检查。

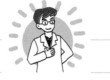

男性孕前检查项目

精液检查

通过精液检查，可以获知精子活力、是否少精或弱精、精子畸形率和死亡率的情况，以及判断是否有前列腺炎等，发现问题要及时进行相应治疗。

采集精液时需要注意：一是采集精液前必须停止性生活 2~7 天；二是不得有手淫、梦遗等情况，还应禁烟戒酒，忌服对生精功能有影响的药物等；三是时间以晨起为佳。

泌尿生殖系统检查

男性泌尿生殖系统的毛病对下一代的健康影响极大。特别是患过腮腺炎、隐睾、睾丸疼痛肿胀、鞘膜积液、斜疝等疾病的。

传染病检查

排除肝炎、梅毒、艾滋病等传染性疾病。

另外，医生还会详细询问备孕夫妻家人以往的健康状况，是否患过特殊的疾病，以及是如何治疗的，其中的重点是询问精神病史、遗传病史等。如果医生觉得有必要，还会要求备孕男性做其他的相关检查。

③ 找准排卵期，怀孕成功一半

众所周知一个新生命的孕育，是精子与卵子结合。活力十足的精子、适当的时间，可以提高怀孕的概率。那么什么样的时间是"适当的"呢？就是女性排卵的时间。所以备孕女性找到每个月的排卵期，可以让怀孕事半功倍。下面给大家介绍 4 种自测排卵的方法。

月经周期推算

一般来说，排卵日是下一次月经来潮前的第 14 天。确定了月经来潮日期后再减 14 天，就能推算出排卵期。这种方法适合于月经规律的女性，不过由于排卵期会受疾病、情绪、环境及药物的影响而发生改变，所以最好能与其他方法结合使用。

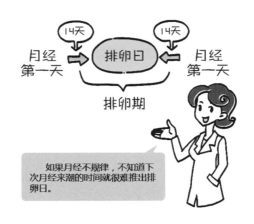

如果月经不规律，不知道下次月经来潮的时间就很难推出排卵日。

观察白带拉丝

每个月经期结束后的几天，会出现白带现象。我们可以通过观察白带的拉丝情况来确定是否在排卵期内。遗留在内裤上的白带其实是子宫分泌的黏液。子宫最狭窄端约有 3 厘米的部分露出阴道内，这就是子宫颈。在子宫颈内，有一根管腔通往阴道，

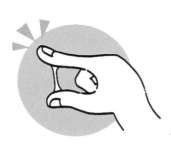

这也正是精子到达子宫的唯一途径。排卵期，子宫颈开启，子宫分泌的黏液水分增加，黏液排量增多且变得清亮滑润而富有弹性，如同鸡蛋清状，拉丝度高不易拉断，使精子容易进入子宫；非排卵期，或条件不宜时，如生活困窘、精神压抑等，黏液会变得非常黏稠，通路变得狭窄，即使精子进入黏液，也很难通过宫颈。所以观察白带拉丝也可以了解有无排卵。

体温监测

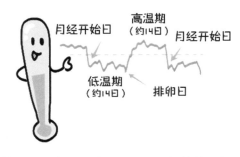

经过充分睡眠，醒后立即测出的体温称为基础体温。所以备孕女性在每天清晨醒来后未起时可以立即测体温。一个月经周期内，女性的基础体温会有周期性变化。正常成年女性基础体温在基础体温曲线上呈上下波动的双相变化。因为排卵后会产生孕激素，孕激素会使基础体温较前升高 0.5℃，一般持续时间 12~16 天，直到下次月经前一两天体温下降。无排卵则不能产生孕激素，其基础体温曲线平坦无变化而呈单相型。所以通过基础体温就可以了解有无排卵。

排卵试纸测试

一般的药店都可以买到排卵试纸。女性在排卵前，体内黄体生成激素（LH）峰值会升高，排卵试纸就是通过监测尿液中的 LH 峰值来预知是否排卵。若试纸呈阳性，说明会在一两天内排卵。

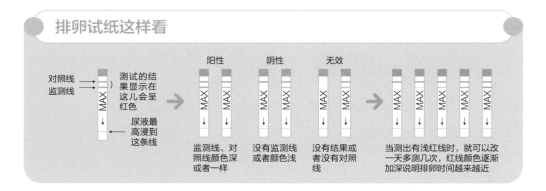

排卵试纸这样看

准备怀孕时，夫妇双方要提前做好准备，改变不良生活习惯，保持充沛体力，加强营养，选择排卵期同房。同房时，双方避免精神紧张、为受孕而受孕，应情绪愉悦、憧憬美好的未来，极大限度发挥各自的潜能，使夫妇双方都能达到性高潮。在这种情况下怀孕出生的孩子更容易成为"高质量"的胎儿。

④ 提升孕力有办法

正在备孕的准爸妈想要备孕成功，不仅要关注饮食健康，还要远离辐射和污染。健康的饮食可以更好地调节身体机能，远离辐射和污染能够减少或者避免宝宝出生时的风险。

. . . .

● 改善饮食结构

合理的饮食不仅能从食物中获取更多的营养，还能够让身体贮备更多的营养，使我们获得健康宝宝的概率增加，所以正在备孕的准爸妈要改善一下自己的饮食结构，多吃一些有利于精子和卵子健康的食物。

怎样吃出健康卵子

卵子质量的好坏，不仅决定能否成功怀孕，还会影响宝宝的健康与否。所以备孕女性在日常饮食中要增加营养的摄入，以提高卵子质量。

月经期多吃含铁丰富的食物

比如动物肝脏、黑木耳、银耳、海带等。

多吃含磷和植物蛋白丰富的食物

豆腐、豆浆等豆制品含有大量植物蛋白和磷，能够使卵巢更结实，卵子更健康，也可有效地调整内分泌，明显改善心态和身体素质。

孕前 3 个月补充叶酸

最好孕前 3 个月就开始加强富含叶酸食物的摄入，必要时可在医生指导下适量补充叶酸制剂、叶酸片、多维元素片。

每天一小杯红酒

红酒中的多酚可以提高卵子的活跃性，让卵子更健康。

让精子更健康的食物

维生素

高维生素对提高精子质量有很大帮助。很多男性蔬果吃得少，饮食中维生素的摄入量不足，备孕男性要多吃时令果蔬提高维生素的摄入量。

优质蛋白质

优质蛋白质包括三文鱼、牡蛎、深海鱼虾、各种瘦肉、动物肝脏、乳类、蛋类等。瘦肉、乳类、蛋类是日常生活中常见的，处在备孕阶段的男性在饮食中不妨多增加一些深海鱼虾的摄入。

能量、矿物质和微量元素

饮食中的各种主食，包括米饭、五谷杂粮、干鲜豆类等可以为身体提供能量；很多食物富含高维生素，可以为身体补充矿物质和微量元素。

叶酸

男性体内叶酸不足时，精液的浓度会降低，精子的活动能力会减弱，使得受孕困难。处在备孕阶段的男性可以多吃一些富含叶酸的食物，以达到身体对叶酸的需求。

远离辐射源和污染

随着社会的不断发展，环境的污染越来越严重，这也为新生命的诞生增加了许多风险。

需要避开的化学环境因素

汞

气压计、温度计、体温计、血压计和镜子的生产制造等行业都需要接触汞，从事或接触这些行业并且准备怀孕或者已经怀孕的女性需要注意。

铝

含铝的药物有治疗胃酸过多和保护胃黏膜的"氢氧化铝凝胶""复方氢氧化铝"等，还有镇痛的"阿司匹林"、调节血脂的"氯贝酸铝""烟酸铝盐"等。

铅

铅被广泛地应用在工业中，它的重要用途是生产蓄电池，一些颜料的生产也离不开铅，同时印刷用的铅字也少不了铅，这些环境中的含铅量会比较高。

酒精

酒精对男性的生殖系统有一定的毒害作用，可使精子不正常，不利于受孕；准妈妈大量饮酒会使生理期受到影响，干扰正常的排卵。所以备孕的准爸妈要远离酒精。

尼古丁

尼古丁不仅会影响准爸妈的生育能力、加速卵子老化，还会导致精子和卵子在遗传因子方面发生突变，不利于受孕。所以正在备孕的准爸妈要尽早戒烟，同时戒烟也有助于你的家人远离吸烟。

Chapter 1 积极备孕让一切心想事成

需要避开的物理环境因素

电离辐射

即放射诊断（包括 X 线片与 CT 等）。射线可能会导致胎儿畸形，如果因为身体原因需要做胸透、CT 或者拍 X 光片的时候，可以和医生商量采用最低辐射程度的射线，同时要求医生尽可能为你做好防护措施，当然最好在 3 个月以后怀孕。

微波

自从被发现以来广泛应用于工业、医学、通信和日常生活中，我们每天都会接受不同程度的微波辐射。最典型的微波辐射就是微波炉。据调查，职业性接触微波的人群中，男性的子代中先天愚型发病率高，而女性妊娠后容易流产。从事通信、微波应用等行业的人群接触微波会更频繁。

高温

高温会使睾丸不能正常工作，损害精子的成长，严重的甚至会导致不育，所以备孕期间的准爸爸要远离高温环境。

强烈噪声

噪音会使人体的内分泌紊乱、精液和精子异常，长时间的噪音污染还能够引起男性不育、女性流产和胎儿畸形。

知道吗

家庭清洁用品的选购

选购清洁用品时要看是否有"孕妇慎用"的提示。洗涤剂、漂白粉、除垢剂、消毒液、除臭剂、空气清新剂、洁厕灵等都含有化学成分。有些化学成分对母婴没什么影响，有些可能会对孕妇产生影响，所以使用时可以戴防水的塑胶手套，避免直接接触。

● 改变习惯，提升孕力

夫妻双方一旦决定要生个宝宝，不仅要改掉不良的生活习惯，还要注意生活细节，以提升孕力。

男性助孕的方法

1. **多参加锻炼。** 经常锻炼可以提升精子的活力与质量。
2. **少去桑拿房、蒸汽浴室。** 高温蒸浴会直接伤害精子，还会抑制精子生成。
3. **戒烟戒酒。** 烟酒不仅会影响身体的健康，还会对精子质量造成影响。
4. **放松心态。** 精神压力过大也对精子的成长有负面影响。所以男性应做些能让自己放松的事情，如散步、洗澡等，然后再享受性生活。
5. **防止高温。** 手机放在裤子口袋里、笔记本电脑放在膝盖上、穿紧身裤都会提高阴囊温度，伤害精子，所以应把手机放在上衣口袋里，把笔记本放在桌子上。
6. **谨防装修污染。** 新装修的房子不要立刻入住。装修房子的材料中含有苯、甲醛等有害物质，会直接损害人体健康，不利于受孕。
7. **检查你家的药箱。** 如果你正在服用治疗高血压、溃疡、癌症、心脏病、大肠炎、感冒甚至病毒感染的药物，那么你要咨询医生这些药物是否会影响怀孕，因为很多药物会对精子质量造成影响。

温馨提示　　　　　　　　　　　　　　*Kindly reminder*

准爸爸也要控制体重

　　和准妈妈一样，准爸爸也要尽量控制体重，不要太胖或者太瘦。如果准爸爸过于肥胖，会导致腹股沟处的温度升高，从而损害精子的成长和活力；太瘦容易营养不良，影响男性的生理机能。因此备孕期间的准爸爸也要留意一下自己的体重。

规律的作息时间

经常熬夜，作息时间不规律，会引起内分泌失调，容易诱发月经不调、痛经、排卵异常等情况，不利于怀孕。所以备孕的女性要按时起床、按时睡觉。

不要轻易减肥

过度减肥会引起内分泌失调，减少卵子的生成，严重的还会引发慢性不排卵及不孕症。所以正在备孕的女性，不要过于要求自己的体重，维持在标准的体重范围内即可。

慎用阴道冲洗液

女性的阴道有"自洁"的作用，阴道冲洗液会破坏阴道的酸碱度，更加容易细菌感染。如果备孕女性患有一些妇科疾病，需要用阴道冲洗液，一定要根据医嘱进行。

避免超负荷工作

女性长期处于超负荷工作状态中，比较容易月经不调，进而影响正常排卵，会降低成功怀孕的概率。

注意性生活卫生

夫妻在同房之前，需要清洗生殖器官，因为性生活过程中细菌容易入侵到子宫腔内，引起子宫内膜感染。

切忌久坐不动

长时间坐着会导致骨盆血液循环不畅，使子宫供血不足。久坐不动还会引起盆腔炎、附件炎等妇科疾病，增加不孕的概率。所以备孕的女性每隔1~2个小时要站起来走一走，可以上个厕所或者倒一杯水。

⑤ 放松，是最佳的备孕心态

好的心态是孕育宝宝不可缺少的，不要把孕育宝宝当成生活中唯一的事情，这会加重你的心理负担，反而会降低怀孕的概率。

● ●

🗨 规律的运动

不论是准爸爸还是准妈妈，身体健康是孕育宝宝的前提。而想要有强健的体魄，不仅要定时体检了解自己的身体情况，还要在日常生活中进行规律的运动。规律的运动可以强身健体、增强免疫力，还能缓解疲惫和焦虑的心情，并且能增强精子和卵子的活力，提高受孕概率。

每天的运动时间要不少于 30 分钟。准爸爸可以在清晨时陪同妻子慢跑，或者晚餐过后在小区的花园里散散步。如果因为工作的原因，早出晚归没有足够的时间运动，那么建议你在坐车回家的路上提前两站下车步行回家，这样也可以起到运动的作用。

🗨 如何进行规律的运动

● 固定时间	● 保证运动量	● 家人陪同
每天在固定的时间进行运动。对于上班族的准妈妈来说，晚饭后的时间是一个不错的选择。	每次保证 15~20 分钟的散步时间，每周 1~2 次。	两个人一起做运动会更容易坚持，能使准妈妈养成运动的习惯。

● 外出游玩

想象一下你在怀孕之后的一段时间内是不方便出远门的，那么不妨利用现在的时间多出去走走，欣赏一下大自然的美景。

如果你选择远行，最好避开旅游旺季去风景名胜之地。选择山清水秀、人少清静、让夫妇两人都感到温馨舒适的地方，更能让精神得到彻底的放松。过于紧凑的行程也是不利于怀孕的。

如果你觉得远行太累，那么你可以到郊区走走或者在周末的时候逛逛博物馆、看看电影，还可以选择一家你们很喜欢的餐厅进行浪漫的烛光晚餐，饭后可以随便散散步。

● 享受性爱过程

准备怀孕了，有些准爸妈会非常紧张，就连以前非常期待和享受的性爱都会变得异常谨慎，总是希望在这次或者下次同房之后，就可以顺利受孕。殊不知紧张的情绪会影响你们正常怀孕，因为男性在紧张的时候会导致精子质量下降。

如果夫妻双方积极准备怀孕，而且性生活有规律，大多数夫妻都能够成功怀孕。所以不要给自己增加压力，抛开满脑子的"怀孕"。放松你的心情，对你的伴侣更加温柔体贴，享受一场痛快淋漓的性爱，说不定可以大大提高怀孕的可能性呢！

● 双方意见保持一致

如果婚后你想要一个孩子，而你的爱人因为工作等原因希望推迟要孩子的时间，这个时候你一定要主动将内心的想法毫无保留地告诉对方，获得对方的理解与支持，与对方达成统一的意见。

如果你们已经决定要孩子了，那么在日常的生活中也要做到双方一致，因为在生孩子这件事情上你们是缺一不可的。例如，在备孕的过程中需要你们在改掉一些不良的生活习惯、养成良好的作息时间、坚持进行适量的运动、补充必要的营养等方面达成一致的意见。不能只要求备孕女性要怎样做，因为怀孕不是准妈妈一个人的事情。

6 特别关注：宝宝会遗传到什么？

中国有一句老话："龙生龙凤生凤，老鼠生儿会打洞。"这句话不仅涉及形态，还涉及行为，非常形象地说明了父母对孩子的遗传。

相貌

"儿子像妈妈，女儿像爸爸"这句话在民间广为流传，也确有一定道理。比起智力，人的相貌与遗传的关系要密切得多。从遗传学角度看，性染色体上同样存在某些特征性基因。性染色体 X 比性染色体 Y 大得多，故 X 染色体上所承载的基因比 Y 染色体上的要多得多。我们知道，男性的性染色体为 XY，其中的 X 染色体来自妈妈，Y 染色体来自爸爸，由于 Y 染色体所含的基因很少，所以儿子像妈妈；而女性的性染色体为 XX，其中一条 X 染色体来自爸爸，另一条来自妈妈，来自妈妈的 X 染色体往往被来自爸爸的 X 染色体所"掩盖"，这就是"女儿像爸爸"的奥秘所在。

身高

生活中我们常见到，爸爸妈妈高，孩子大多数也高；爸爸妈妈矮，孩子大多数也不高。其实孩子的身高有 1/3 来自父亲的遗传，1/3 来自母亲的遗传，还有 1/3 来自后天环境的影响。夫妻双方一方高一方矮，生出高个子宝宝的概率还是很高的。

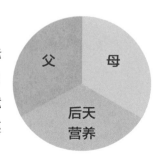

声音

通常男孩的声音大小、高低像父亲，女孩像母亲。如果这种由父母遗传所影响的音质不够动听，可以通过后天的发音训练进行改变。所以一些先天声音条件并不优越的人也可以通过科学、刻苦的练习而拥有甜美的嗓音。

胖瘦

有资料表明父母的体形均为消瘦型，则子女身体肥胖的概率为7%；若父母均比较肥胖，其子女肥胖的概率约为一般孩子的10倍。

毛发

毛发的颜色和疏、密、曲、直都受遗传基因控制。秃头与基因遗传的关系早已得到证实。男性秃头，遗传性体质，加上DHT（一种雄性素的衍生物）作祟是最主要的原因。而且，如果母亲有严重的脱发问题，儿子也有很大可能会秃顶。皮纹的特点，特别是掌纹和指纹都同样受遗传因素的影响。

智力

研究结果表明，人类与智力有关的基因主要集中在X染色体上。女性有两条X染色体，而男性有一条X染色体、一条Y染色体；同时母亲的X染色体基因决定着孩子大脑皮质的发育程度，而父亲的基因则对塑造后代的情感和性格的影响更大一些。因此，母亲的智力在遗传因素中占有更重要的地位。

据相关数据显示，父亲智力低下而母亲智力正常，子女出现智力低下的概率小于10%；如果母亲智力低下、父亲智力正常，则下一代出现智力低下的概率大于10%。可见聪明妈妈生聪明孩子的说法是有科学道理的。

体质及运动能力

研究发现，肌肉相对力量主要受遗传因素的影响，遗传力为0.643；肌肉的绝对力量则主要受环境的影响，遗传力为0.35，后天环境的影响则为0.65。一般耐力的遗传力为0.70~0.93，专项耐力遗传力为0.70~0.99，反应速度的遗传力为0.75，动作速度的遗传力为0.50，柔韧度的遗传力为0.70，环境因素占0.30。

Chapter 2

精子与卵子相遇 开启生命之旅

（0~4 周）

悄悄地，在准爸妈们还没有意识到的时候，"天使"已经来到你们身边了。不要担心你会和"天使"擦肩而过，因为他会"提醒"你的！

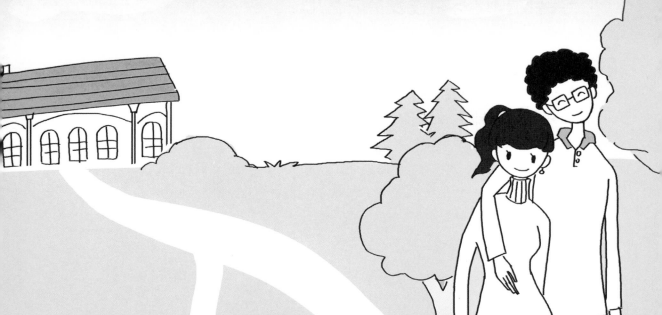

① 生命是这样开始的

生命开始于受孕，受孕指的是受精卵成功着床子宫壁，大约是同房后3天。若仅仅是精子和卵子相遇，只能叫受精卵，不是受孕，只有受精卵在子宫着床并开始分裂才能说明受孕成功。

● 成功受孕必不可少的精子和卵子

精子： 就像小蝌蚪，头部呈圆柱形，尾部细长。精子在女性体内可存活72小时，男性一次射精就可射出5亿个精子，但仅有一个精子可能与卵子结合。

卵子： 女性体内有一对卵巢，每个月它们交替排出一个卵子，排卵一般发生在月经来潮后第14天前后。卵子只能存活24小时。卵子排出后，会进入输卵管。如果24小时内遇到精子，就可能受精。

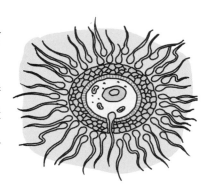

● 受精卵着床才能发育成胎儿

受精卵从输卵管向子宫移动是悄悄进行的，孕妈妈没有任何感觉。但受精卵能否在子宫安家落户决定了它能否发育成胎儿。有一部分受精卵能着床成功，然后在子宫腔里继续发育，至停经5~8周时发育为胚胎，9周以后发育成为胎儿。很大一部分受精卵会因各种原因而着床不成功。受精卵着床不成功身体不会有明显的感觉，主要表现是月经推迟10天左右，可能会伴有轻微的疼痛。很多女性会把它当成正常的月经；备孕积极的女性可能会通过早孕试纸的测试认为自己怀孕了，但是随着月经的到来，意味着受精卵没有成功着床。受精卵本身缺陷、精神过度紧张、免疫因素、子宫因素、孕酮分泌不足是影响受精卵着床的主要因素。

受精卵发育过程图

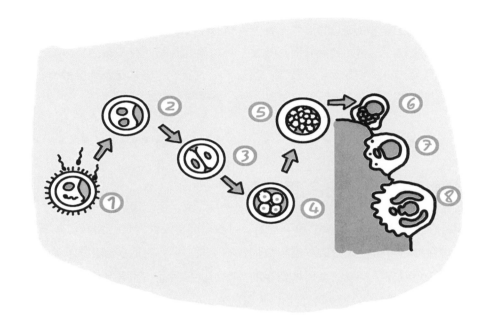

1	精子朝卵子跑去	5	受精后第 4 天，发育成多细胞桑葚坯
2	精子与卵子结合，受精完成	6	进入子宫
3	1~2 天内受精卵分裂为双细胞	7	受精后 6~7 天进入子宫内膜
4	双细胞再分裂	8	受精后第 11~12 天受精卵完成着床

受孕后几天能测出怀孕？

　　精子和卵子结合成受精卵后，6~7 天左右在子宫内膜着床，7~10 天人绒毛膜促性腺激素 hCG 才能进入尿液，此时 hCG 量甚少。所以通过自用试纸或者医院 hCG 监测母体血中或尿中的 hCG 来确诊早孕的话，一般宜在性生活后 14 天左右，少数需 20 多天才能准确查出怀孕。（关于 hCG 详见第 68 页）

② 合理的饮食计划

　　孕妇营养与胎儿的健康、智力发育有密不可分的关系。研究发现孕期叶酸缺乏与胎儿神经管畸形有关；钙与胎儿骨骼发育和孕妇妊娠高血压有关；缺铁可导致孕妇贫血，胎儿早产、流产；母体健康直接影响着胎儿的智力和健康；等等。所以，怀孕后要学会吃"好"。

- -

● 均衡营养，搭配合理最重要

　　孕育健康聪明的宝宝需要多种营养素，目前已证实人类需要的营养素有 40 多种。由于每种食物所含营养成分的种类和数量各不相同，只有摄取多样化的食物才能保证营养需求。所以在孕早期饮食要做到粗细搭配，少量甜品，忌各种酒类饮品，奶制品 1~2 份，蔬菜水果大量，全谷类食物，大量的水。

● 孕早期饮食 3 原则

　　孕早期受胎盘、受精卵以及母体自身的需要和基础代谢增加等因素影响，需要充足的热量、蛋白质、脂肪酸。

　　摄入充足的维生素。孕初期也正是胎儿脑及神经系统迅速分化时期，所以，孕妈妈要注意补充多种维生素（尤其是叶酸、维生素 B_2、维生素 B_6 等）的摄入，要多吃一些蔬菜和水果来补充各种维生素。

　　均衡营养，搭配合理。怀孕早期饮食计划宜在均衡营养，避免营养不良或营养过剩。在营养全面、合理搭配的基础上再补充钙、铁、铜、维生素 A，其主要包含在红绿色蔬菜、鱼、蛋、动物肝脏、内脏、鱼肝油中。

　　少量多餐。很多孕妈妈此时会有不同程度的恶心、呕吐、厌食等症状，饮食上应注意少量多餐，遵循清淡的原则，多喝水，多吃蔬菜和水果，吃一些清淡可口、量少质精的食品，想吐就吐，能吃就吃，尽量保障每日热量的基本供应。

孕妇饮食十禁忌

怀胎十月，孕妈妈是一人吃了管两人，饮食的好坏不仅影响自身身体健康，也关系着宝宝的身体发育。避开孕期饮食禁忌是安全愉快度过孕期的前提条件，也是饮食胎教的重要组成，孕妈妈一定要重视。

高脂肪饮食

适当地改善饮食，增加营养，可以增强孕妈妈体质，促进宝宝发育。若高脂肪食物摄入过多，会增加肠胃负担，孕妈妈能感到明显不适。

高糖饮食

高糖饮食会导致血糖过高、肾脏负担重，还可能降低机体对病菌、病毒的抵抗力，不利优生。

盲目补钙

有些孕妈妈担心宝宝缺钙盲目大量地服用鱼肝油和钙质食品，这可能引发宝宝高血钙症，反而对宝宝的生长不利。

过度摄入盐分

盐摄入越多，高血压的发病率越高。孕妈妈过度咸食，容易引发妊娠高血压综合征。

饮茶

茶中含有大量的单宁，会影响孕妈妈对蛋白质、铁、维生素的吸收利用。茶中的鞣酸，会影响肠道蠕动，易使孕妈妈便秘。此外，茶中的咖啡因，可能刺激胎动增加。

霉变食品

孕妈妈食用了霉菌污染的食品可能引起急性或慢性食物中毒，会对宝宝的生长发育产生极大危害，特别是孕早期。

饮酒

孕妈妈饮酒，酒精会通过胎盘进入宝宝体内，直接产生毒害，影响宝宝发育及出生后的智力。

滥服温热补品

怀孕后孕妈妈内分泌功能旺盛，心脏负担加重，滥服温热补品势必会给自己和宝宝带来极大危害。

只吃精制米面

只吃精制大米和精制面，孕妈妈和宝宝可能缺乏微量元素，患上营养不良、贫血、代谢障碍等疾病。

咖啡因

咖啡因会加快宝宝心跳及新陈代谢速度，降低母体血液流入子宫的速度，因此，含有咖啡因的咖啡、可乐、可可、茶等孕妈妈最好不要饮用。

温馨提示   *Kindly reminder*

孕早期别忘补叶酸

很多准妈妈在备孕的时候会坚持每日补充叶酸，一旦确诊怀孕你或许会忘记继续服用叶酸。你不知道的是在受精卵开始着床发育的时候你身体里面的叶酸含量是远远不够的。因此建议，孕妈妈在受孕后仍要坚持每日补充叶酸，直到 3 个月之后。因为叶酸不仅有助于预防胎儿神经管畸形，还有利于降低妊娠高脂血症发生的危险。

孕早期营养餐单推荐

维生素和脂肪酸可以促进胎儿的脑神经发育，下面为大家推荐3款富含维生素和脂肪酸的菜肴。

多彩芦笋

材料：芦笋300克，熟火腿25克，红柿子椒25克。

调料：植物油10克，葱末、姜末、盐各少许。

做法：①芦笋洗净，削去根部；火腿切丝；红椒去蒂、子，洗净切丝。②炒锅加水烧开，加入少许植物油、盐，放入芦笋焯烫片刻，沥水切段。③炒锅倒油烧至五成热，下葱末、姜末爆香，随后放芦笋段、火腿片、红椒丝翻炒，最后加盐调味炒匀即可。

凉拌菠菜

材料：菠菜600克，花生仁少许。

调料：盐、蒜末各少许，香油2克。

做法：①菠菜洗净切长段，放入沸水焯烫，捞出控水。②加盐、蒜末、香油一起搅拌均匀，撒上花生仁即可。适宜两人餐。

素炒藕片

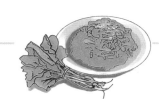

材料：鲜藕250克。

调料：植物油、葱花、姜末、蒜末、盐、醋各少许。

做法：①藕去皮洗净，切成薄片备用。②炒锅放适量植物油烧热后，投入葱花、姜末、蒜末煸出香味，再放入藕片煸炒，加入醋、盐，翻炒几下，起锅即可。

③ 改变运动习惯

　　怀孕是正常的生理活动，孕妇在怀孕期间大可不必中断或减少各种正常活动，一般可以照常工作和从事普通家务劳动。但怀孕期间进行运动时要注意适度，切不可按照之前的运动习惯进行，尤其是孕前习惯剧烈运动的女性。尤其在怀孕的早期，即前3个月，因为这时胚胎在子宫里还没有牢固地"扎下营盘"，要尽量避免过于剧烈的运动、易摔倒运动或者有可能伤及腹部的运动，比如，骑马、滑雪、参加篮球比赛等等。实际上，整个孕期都应该避免这些运动，而选择一些舒缓的有氧运动。

孕期运动原则：舒缓

　　整个孕期都应该选择舒缓的运动，只是在怀孕前3个月，胚胎正处于发育阶段，胎盘和母体子宫壁的连接还不紧密，动作不当很可能使子宫震动，造成胎盘脱落，引起流产。因此，孕妈妈应尽量不做跳跃、扭曲或快速旋转等运动。在你身体没有任何不适的情况下，可以尝试进行以下活动。

节奏性的有氧运动

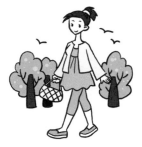

　　慢跑、跳简单的韵律舞、爬楼梯等有节奏的运动，可以每天定时做一两项，尤其是没有任何身体不适的情况下，比如，腹疼、阴道流血等，保持跟怀孕前一样的运动强度即可。但是，像跳跃、扭曲或快速旋转的运动都不要进行，骑车更应当避免。日常的家务如擦桌子、扫地、洗衣服、买菜、做饭都可以进行。当然如果反应严重、呕吐频繁，就要适当减少家务劳动了。

散步

　　每天保证15~20分钟的散步时间，对孕妈妈和胎宝宝都有好处。可以每天早起和晚饭后散散步，并适当增加爬坡运动。最初 5 分钟要慢走，做一下热身运动。最后 5 分钟也要慢些走，使身体慢慢放松。散步的时间和距离以自己不觉劳累为宜。

散步时的穿着应便于行动，最好穿软底的运动鞋。散步前认真规划路线，避开车多、人多和台阶多、坡度陡的地方。散步时留心周围的车辆、行人以及玩耍的儿童。散步途中感到不舒服，立刻休息。

● 游泳

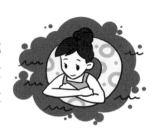

孕期游泳可以增加心肺功能，而且水的浮力大，可以减轻关节的负担。游泳让全身肌肉都参加了运动，促进了血液流通，能让宝宝更好地发育。同时，孕期经常游泳还可以改善情绪、减轻妊娠反应，对宝宝的神经系统发育有很好的帮助。

游泳时动作要轻且缓慢，时间不宜过长，水温不宜过低，避免肌肉痉挛。需要提醒的是，游泳要选择卫生条件好、人少的游泳池，下水前先做一下热身，下水时戴上泳镜，还要防止被人踢到腹部。

孕早期不宜进行的运动项目

怀孕期间坚持运动对孕妈妈的身体健康很有帮助，但是一定要注意从事轻柔、温和的运动。随着妊娠时间的增加，孕妈妈应该避免那些可能会让你跌倒或是容易让腹部受创伤的运动。

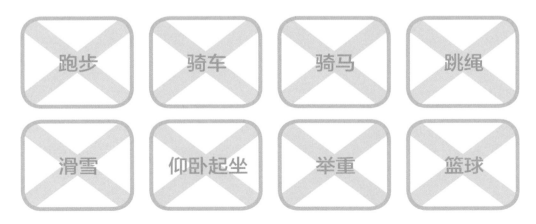

孕初期运动注意事项

事实证明，怀孕以后适当运动，对孕妇的心理和生理都有好处，也有利于促进胎宝宝的发育。不过，孕早期运动也需要注意很多事项。

做好准备，从细节着眼

运动前应向医生咨询，了解何种运动适合自己。

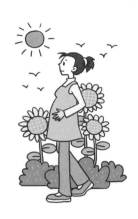

运动时应穿着宽松的服装和合脚的平底鞋，如果下水游泳，应穿专门为孕妇设计的游泳衣。选择空气清新、氧气浓度高并且噪音低的地方，同时要避开空气污染相对严重的时间（下午4点到7点之间）；如果你原来生活在平原地带或气温、湿度都不高的地方，不要突然去非常炎热、潮湿的环境和海拔高的地方（超过1800米）运动，这会让胎儿无法获得足够的氧气。

循序渐进第一重要

运动前后一定要进行热身和放松活动，尤其要注意活动韧带部位；并确保喝到足量的水；如果感到不舒服、气短和劳累，休息一下，感觉好转再继续运动。

总之，运动要慢慢开始，缓和地进行，最后慢慢平静地结束。

控制运动强度

一般来说，孕妇在运动时，脉搏不要超过140次／分钟，体温不要超过38℃，时间以30~40分钟为宜。运动开始时要根据自己感觉的舒适程度及时调整，找到适合自己孕期的一系列运动组合。

孕妇切不可按照怀孕前的习惯去运动，要避免极度牵拉的、跳跃的、过高冲击力的运动。因为怀孕期间关节组织松弛，这些运动极易导致关节损伤。另外，也不要做背部的锻炼。这样做会使胎儿供血的血管承受过大的压力，影响对胎儿的供血。运动时应始终保持可以正常说话的状态，如果孕妇本人呼吸出现困难，胎儿就可能缺氧。

4 本月你可能想了解的知识

很多女性是在出现早孕反应后才知道自己已经怀孕了，积极备孕的女性会在生理期延迟的时候就有感觉。那么怎样计算预产期，咖啡、茶是否能喝以及避孕失败后怀孕是否对胚胎有影响等问题就成了孕妈妈非常关心的话题。

怎样计算预产期？

怀孕后，准妈妈和准爸爸怎样才能正确计算出预产期呢？其实计算预产期的方法有好几种，都比较简单。

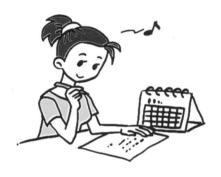

根据末次月经计算。末次月经日期的月份加9或减3，为预产期月份数（末次月经的日期按阳历计算，月份大于3的，减3；月份小于或等于3的，则加9）；天数加7，为预产期。例如：末次月经是2009年3月13日，其预产期约为：2009年12月20日；末次月经是2009年5月28日，其预产期约为：2010年2月5日。孕妈妈也可以从末次月经第一天起向后推算到第280天就是预产期。因为大部分女性有规律的月经周期，因此，这种方法比较多被用到。也可用本书第48页的"预产期对照查阅表"查询自己的预产期。

根据胎动日期计算。如你记不清末次月经日期，可以依据胎动日期来进行推算。一般胎动开始于怀孕后的18~20周。计算方法为：初产妇是胎动日加20周；经产妇是胎动日加22周。

根据基础体温曲线计算。将基础体温曲线的低温段的最后一天作为排卵日，从排卵日向后推算264~268天，或加38周。

根据B超检查推算。医生做B超时测得胎头双顶间径、头臀长度及股骨长度即可估算出胎龄，并推算出预产期（此方法大多作为医生B超检查诊断应用）。

根据子宫底的高度估计。除了上面提到的4种办法，还有一种办法是通过计算子宫底的高度来估计。一般情况下，妊娠 4 个月末，子宫底高度在肚脐与耻骨上缘当中（耻骨联合上 10 厘米）；妊娠 5 个月末，子宫底在脐下二横指处（耻骨上 16~17 厘米）；妊娠 6 个月末，子宫底平肚脐（耻骨上 19~20 厘米）；妊娠 7 个月末，子宫底在脐上三横指处（耻骨上 22~23 厘米）；妊娠 8 个月末，子宫底在剑突与脐的正中（耻上 24~25 厘米）；妊娠 9 个月末，子宫底在剑突下二横指处（耻骨上 28~30 厘米）；妊娠 10 个月末，子宫底高度又恢复到 8 个月时的高度，但腹围比 8 个月时大。

预产期查阅对照表

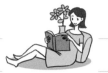

浅色列找到最后一次月经的月份和日期，再对照下一深色列的月份和日期，即为预产期。

1月	1 2 3 4 5 6 7 8 9 10 11 12 13 14 15 16 17 18 19 20 21 22 23 24 25 26 27 28 29 30 31	1月
10月	8 9 10 11 12 13 14 15 16 17 18 19 20 21 22 23 24 25 26 27 28 29 30 31 (1 2 3 4 5 6 7	11月
2月	1 2 3 4 5 6 7 8 9 10 11 12 13 14 15 16 17 18 19 20 21 22 23 24 25 26 27 28	2月
11月	8 9 10 11 12 13 14 15 16 17 18 19 20 21 22 23 24 25 26 27 28 29 30 (1 2 3 4 5	12月
3月	1 2 3 4 5 6 7 8 9 10 11 12 13 14 15 16 17 18 19 20 21 22 23 24 25 26 27 28 29 30 31	3月
12月	6 7 8 9 10 11 12 13 14 15 16 17 18 19 20 21 22 23 24 25 26 27 28 29 30 31 (1 2 3 4	1月
4月	1 2 3 4 5 6 7 8 9 10 11 12 13 14 15 16 17 18 19 20 21 22 23 24 25 26 27 28 29 30	4月
1月	6 7 8 9 10 11 12 13 14 15 16 17 18 19 20 21 22 23 24 25 26 27 28 29 30 31 (1 2 3 4	2月
5月	1 2 3 4 5 6 7 8 9 10 11 12 13 14 15 16 17 18 19 20 21 22 23 24 25 26 27 28 29 30 31	5月
2月	5 6 7 8 9 10 11 12 13 14 15 16 17 18 19 20 21 22 23 24 25 26 27 28 (1 2 3 4 5 6 7	3月
6月	1 2 3 4 5 6 7 8 9 10 11 12 13 14 15 16 17 18 19 20 21 22 23 24 25 26 27 28 29 30	6月
3月	8 9 10 11 12 13 14 15 16 17 18 19 20 21 22 23 24 25 26 27 28 29 30 31 (1 2 3 4 5 6	4月
7月	1 2 3 4 5 6 7 8 9 10 11 12 13 14 15 16 17 18 19 20 21 22 23 24 25 26 27 28 29 30 31	7月
4月	7 8 9 10 11 12 13 14 15 16 17 18 19 20 21 22 23 24 25 26 27 28 29 30 (1 2 3 4 5 6 7	5月
8月	1 2 3 4 5 6 7 8 9 10 11 12 13 14 15 16 17 18 19 20 21 22 23 24 25 26 27 28 29 30 31	8月
5月	8 9 10 11 12 13 14 15 16 17 18 19 20 21 22 23 24 25 26 27 28 29 30 31 (1 2 3 4 5 6	6月
9月	1 2 3 4 5 6 7 8 9 10 11 12 13 14 15 16 17 18 19 20 21 22 23 24 25 26 27 28 29 30	9月
6月	8 9 10 11 12 13 14 15 16 17 18 19 20 21 22 23 24 25 26 27 28 29 30 (1 2 3 4 5 6 7	7月
10月	1 2 3 4 5 6 7 8 9 10 11 12 13 14 15 16 17 18 19 20 21 22 23 24 25 26 27 28 29 30 31	10月
7月	8 9 10 11 12 13 14 15 16 17 18 19 20 21 22 23 24 25 26 27 28 29 30 31 (1 2 3 4 5 6	8月
11月	1 2 3 4 5 6 7 8 9 10 11 12 13 14 15 16 17 18 19 20 21 22 23 24 25 26 27 28 29 30	11月
8月	8 9 10 11 12 13 14 15 16 17 18 19 20 21 22 23 24 25 26 27 28 29 30 31 (1 2 3 4 5 6	9月
12月	1 2 3 4 5 6 7 8 9 10 11 12 13 14 15 16 17 18 19 20 21 22 23 24 25 26 27 28 29 30 31	12月
9月	7 8 9 10 11 12 13 14 15 16 17 18 19 20 21 22 23 24 25 26 27 28 29 30 (1 2 3 4 5 6 7	10月

咖啡和茶能否摄入？

身处职场的很多孕妈妈，怀孕以前每天需要靠咖啡和浓茶来提神以保持精力充沛。怀孕后是否应该戒掉呢？其实大量的证据表明，孕妇每日摄入 200 毫克以下的咖啡因，对妊娠没有危害，一杯现煮的咖啡含有约 135 毫克咖啡因，一杯茶含有 40~60 毫克咖啡因（一杯约为 240 毫升）。当然喝咖啡和茶的习惯不一样，影响程度也不一样，如果你孕前每天喝黑咖啡和浓茶，那么怀孕以后偶尔喝咖啡和清茶都是没有问题的，当然喝茶和咖啡的前提是，你的身体不会出现任何不适。如果你孕前不喝咖啡和茶，那么怀孕以后也就没有这方面的担忧了。

手机和电磁波辐射是否有害？

目前没有研究证明妊娠期间使用手机会造成危害，所以你完全没有必要因为怀孕而减少手机的使用。生活中有很多情况需要用到手机，比如医院通知你什么时候该进行产检了；手机还可以灵活地处理工作上的事情，使自己有更多的休息时间。使用手机要注意场合，走路、开车、过马路的时候不要用，以免分散注意力，发生危险。

很多人担心微波炉会对胎儿产生影响，但是几乎所有研究都表明，孕期接触微波是安全的。使用微波炉时需要注意两点：使用专用的微波器皿；在加热过程中避免保鲜膜接触食物。当然，如果你家附近有发电站、变电站或者你在大型的机房工作，那么怀孕后要采取相应的措施，换一个地方居住或者申请调离现在的工作岗位。

必须禁止的饮酒和吸烟

孕妇吸烟或经常吸二手烟，烟草中的尼古丁和烟雾中的氰化物等会导致胎儿缺氧、营养不良和发育迟缓。孕妇饮酒后，进入体内的酒精会通过胎盘进入胎儿血液，造成胎儿发生酒精中毒综合征（宫内发育不良、中枢神经系统发育异常、智力低下等）。为了生育健康的婴儿，孕妇应戒烟、禁酒，并远离吸烟环境。调查显示，吸烟妇女生育低体重儿的危险是不吸烟妇女的 2 倍，并且妇女吸烟比不吸烟更容易发生流产、早产和死胎。

在避孕期间怀孕

在避孕期间的怀孕确实让人有些烦恼，其中一个重要原因就是不知道自己采取的避孕措施对胚胎是否有影响、对怀孕过程是否有影响以及影响到底有多大。这些都取决于你采取何种避孕方式。

戴环受孕

戴节育环受孕的概率很低，大约有1‰，这和使用类型、放置时间以及位置是否正确有很大关系。由于节育环属于宫内异物，它的存在会增加流产的危险性，约有半数会发生流产、早产，甚至死胎。而随着胎儿的发育长大，节育环还有可能套住宝宝的肢体。另外，节育环在阴道中还有引发炎症的风险。因此，在国内，临床上会对戴环怀孕的妇女进行人工流产手术并取出节育环。

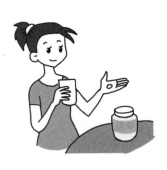

口服避孕药期间受孕

一般建议停用口服避孕药 3~6 个月以后再受孕。因为大多数口服避孕药都含有抑制排卵的雌激素，以及使精子不易通过宫颈黏液、子宫内膜细胞不易接受胚胎着床的孕激素，可能引起女婴男性化。用药期间意外受孕，应向医生咨询后再做决定。

用杀精剂后怀孕

杀精剂含有酸性药物，具有强烈的杀精作用，包括避孕药膜、避孕膏药、避孕栓或片剂等，一般使用这类药物需放入阴道深处两分钟左右。如果这些药不失效，用法得当，是不会意外怀孕的。反之，如果避孕失败，说明所含的杀精子药失效，或放置阴道内的位置不当，未起到作用，在这几种情况下怀孕，一般对胚胎发育不会造成伤害。但由于化学药品对精子有明确的损伤影响，孕妈妈应咨询医生后做决定。

输卵管结扎后怀孕

通常做输卵管结扎术后再次怀孕的概率极低。但有时因结扎输卵管位置的原因，可能导致手术失败。如果意外受孕，往往容易出现宫外孕。这种情况下一定要咨询医生，做相关检查，避免发生危险。

● 其他避孕方法

避孕套、阴道隔膜、安全期避孕及体外排精等避孕方法，都是通过阻断精卵相遇而避孕的。避孕失败，实际上是精子和卵子相遇的结果，精子和卵子并未受到损伤，一般继续怀孕对胎儿没有影响，不需要终止妊娠。

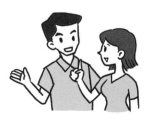

口服避孕药期间受孕对胎儿的影响

国外大量的临床证据表明，在口服避孕药期间受孕，对胎儿的影响只有两种结果：一种结果是胎儿接受了全部不良的影响，遵照大自然"优胜劣汰"的规则，自然流产；另一种结果是胎儿没有受到不良影响，正常生长。这是目前国际上公认的孕早期（妊娠前4周之内）"全或无"的理论。因为在怀孕前4周之内，受精卵刚刚形成，正在进行简单的细胞分裂，增加数量，既没有分化出不同的细胞，也没有分化出不同的组织和器官，所以就谈不上胎儿的器官畸形。也就是说当你在服用避孕药后受孕了，如果没有因为外因发生流产，胎儿完全是可以保留的。

 在你还不知道怀孕的时候照过一次胸透，孩子要不要？

A: 其实50MGy以上剂量的辐射才会引起胎儿畸形。胸透在上腹部，而且剂量只有0.05MGy，所以几乎对孕妇和胚胎没有影响。但建议孕妇在整个孕期一定做好围产期管理，严格遵循医生安排的产检。

5 特别关注：孕期用药

孕期用药，是每一个孕妈妈及家人最关心的问题之一。因为药物可以通过母体直接影响胎儿。所以，在孕期合理用药，对保障母子的健康、很重要。

孕期用药有讲究

正孕育着小生命的孕妈妈，虽然已经很小心不让自己得病了，但有时难免和疾病"狭路相逢"，于是孕妈妈们常常会被用药的问题所困扰：碰到了一些异常情况和疾病，到底要不要用药？会不会影响胎宝宝的健康？那么孕期用药究竟有哪些讲究呢？希望下面的内容能够缓解你的焦虑，帮你正确对待孕期生病。

孕妇用药分级

目前我国对孕妇的用药借用了美国药物和食品管理局（FDA）制定的标准，分级如下：

1. A 级药物：动物试验和人类试验结果均表明安全的药，如左甲状腺素、叶酸、孕期多种维生素等。
2. B 级药物：动物试验显示安全，或者动物试验结果显示不安全而人类试验结果显示安全的药，如青霉素、头孢类抗生素等。
3. C 级药物：动物试验结果显示不安全而人类试验没有做过的药。
4. D 级药物：人类试验结果显示对胎儿有危害，但当孕妈妈有严重疾病时可以考虑使用的药。
5. X 级药物：妊娠期间禁用的药。

孕期用药九大原则

原则上孕妈妈最好不用药，但如有用药的必要，则应注意以下 9 项原则。

● 怀孕就诊要注意月经期。应告诉医生自己已怀孕和妊娠时间；有受孕可能时，用药需注意月经是否过期。

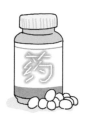

● 可用可不用的药物应尽量不用或少用。尤其是在妊娠的前 3 个月，尽量避免使用任何药物，因为怀孕前 3 个月是宝宝发育的敏感期，最容易受到药物的影响。所以在孕期能不用的药或暂时可停用的药物，应考虑不用或暂停使用。

● 不能自行用药。孕妈妈的疾病同样会影响胎儿，因此既不能滥用药物，也不能有病不用药。但孕妈妈不能自选用药物，一定要在医生的指导下使用已证明对胚胎与胎儿无害的药物。

● 坚持合理用药，病情控制后及时停药。

● 已确定的致畸药物禁用。

● 两种以上的药物有相同或相似的疗效时，考虑选用对胎儿危害较小的药物。

● 用药必须注意孕周，严格掌握剂量、持续时间。

● 能单独用药就避免联合用药，能用结论比较肯定的药物就不用比较新的药。

● 孕期禁用试验性用药，包括妊娠试验用药。

● 备孕期间的感冒症状要多留心

怕冷、发热、头痛、精神疲乏、食欲不振、嗜睡、脸色发黄等，是不是和我们平时的感冒症状很像呢？如果你是适龄女性并且正在积极备孕，那么在遇到这些情况的时候一定要仔细分辨一下是感冒还是早孕反应。

首先，是否停经。怀孕后第一症状是停经，而感冒则不会影响月经的来潮。当你出现"一些感冒现象"的时候，先回想一下你有多久没有见到自己的"好朋友"了。

其次，测量体温。怀孕后身体温度会有所升高，一般基础体温保持在 36.1℃~36.4℃ 之间。如果你是感冒引起的发烧，体温通常会在 37.5℃以上。

第三，其他症状。普通感冒通常会出现流鼻涕、鼻塞、打喷嚏、咳嗽等症状；流行性感冒会出现四肢肌肉酸疼的症状。这些症状是早孕反应所没有的。

第四，通过早孕试纸进行区分。备孕期的准妈妈在出现"感冒症状"时，可以先买一个试纸自己测一下，如果是阴性说明你真的感冒了，如果是阳性和弱阳性则说明你可能怀孕了，这个时候准妈妈要尽快去医院进行明确诊断。

中药不比西药安全

西药主要以消灭"病灶"为目的，中药则是以调整人体机能达到治疗效果为目的。从中药与西药的本质区别来看，很多人会认为中药比西药安全温和。这种认识是错误的。要知道药用得对，砒霜、附子可以救人；用得不对，人参、当归也能"杀"人。老话说得好，"是药三分毒"，所以不管是中药还是西药一定要在医生的指导下使用，切不可自行决定。

误吃感冒药一定要放弃宝宝吗？

A: 有很多把早孕反应当感冒的孕妈妈，会自己服用治疗感冒的药物，这种情况下的妈妈都会比较担心。根据国际上流行的"全或无"的理论，误吃感冒药会出现两种结果，一种是宝宝接受了不利的影响，自然流产；另一种是宝宝没有受到影响，正常健康地发育。所以在妊娠 4 周前误吃感冒药只要宝宝没有自然流产，那么可以按照"全或无"的理论留下宝宝。当然你也可以向医生咨询一下。

Chapter 3

长尾巴的
"小蝌蚪"
（5~8 周）

"天使"降临的那一刻，就和孕妈妈产生了难以割舍的联系。小小的受精卵刚刚在妈妈身体里"安家落户"，还需要孕妈妈细心呵护！

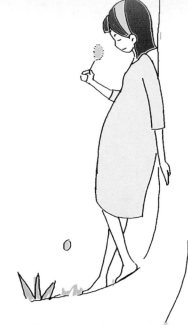

① 宝宝的发育情况

第5周

　　胎儿心脏里4个最初的心室正在发育，胸腔和腹腔也正在形成。其幼小的心脏现在的功能与其成熟后的功能完全一致，即将富含氧气及营养的红细胞输送到全身，以满足发育中组织的需求。现在胎儿看起来就像子宫壁上的一个小肿块，整个"小肿块"从子宫壁上大约突出6.4毫米。

胎儿现在大约有1.5~2.5毫米，芝麻粒般大小，但是看起来还不像人形，更像一只小蝌蚪。

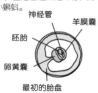

神经管　羊膜囊　胚胎　卵黄囊　最初的胎盘

第6周

　　胎儿眼睛内的晶状体开始形成，它可以使进入眼睛的光线聚集在清楚的影像上。胎儿的胳膊看起来像两只鱼鳍一样。已经可以看到3对肾中的第一对（这对肾是不具备具体功能的）。胎儿呈字母C状，突出来的部分是尾部，或称底部。

胎儿身长从头顶到尾部有4~6毫米。重量相当于一颗豌豆。

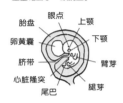

胎盘　眼点　上颚　卵黄囊　下颚　脐带　臂芽　心脏隆突　腿芽　尾巴

第7周

　　大脑两个半球之间的分界线已经十分明显。上下颌已经出现。不管胎儿是男是女，乳腺组织都开始发育。现在的宝宝开始对触摸表现出全身性的反应。

胎儿长到13毫米，重量相当于一颗蓝莓。

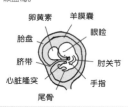

卵黄素　羊膜囊　胎盘　眼睑　脐带　肘关节　心脏隆突　手指　尾骨

第8周

　　心脏里面，肺动脉的主干与大动脉的主干分离。胎儿的肾脏开始产生尿液。胎儿的手臂现在不仅位于指定的位置上，而且其大小也与它的发育阶段相适应。剩下的唯一任务就是完成手部的发育了。

胎儿身重像一颗芸豆。

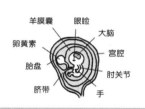

羊膜囊　眼睑　大脑　卵黄素　宫腔　胎盘　肘关节　脐带　手

② 孕妈妈的变化

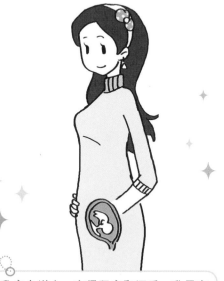

眩晕或者头昏在孕早期相当普遍，可能是因为孕吐无法进食引起的，大多数情况下是无害的，但是如果持续发生就要引起重视。

眩晕、头昏

总想上厕所，总觉得尿不干净，有的甚至每小时一次，这是正常现象。

出现尿频

乳房会增大，变得坚实和沉重，乳晕变大变黑，其上小颗粒则显得特别突出，乳房有一种饱满的刺痛感。

乳房增大

平常喜欢吃的东西，突然变得不爱吃了，很想吃酸味或者辣味的东西。

口味发生变化

一般出现在早晨起床后数小时内。有的孕妈妈反应大，有的孕妈妈反应小。

恶心、呕吐

很多孕妈妈从怀孕开始，总感觉饥饿，这种饥饿感和以前空腹的感觉有所不同。

常有饥饿感

许多孕妈妈会感到浑身乏力、疲倦，没有兴趣做事，整天昏昏欲睡，提不起精神。

精神疲乏

在怀孕初期发现自己的阴道分泌物较往常多，这是正常现象。

阴道分泌物增多

③ 这些状况表明你可能怀孕了

如果你已经成功受孕了，那么身体会给你一些信号，比如停经、体温持续偏高或者闻到一些气味出现恶心、呕吐等现象。

- -

● 停经

停经是怀孕的第一信号。一般来说，月经正常又没有采取任何避孕措施的育龄女性，如果超过正常月经期一周没来月经，就要考虑妊娠的可能。

● 体温持续偏高

月经规律的女性，在一个月经周期中，排卵后基础体温会上升 0.5℃左右，一直维持到下次月经来潮才开始下降。怀孕后由于妊娠黄体酮对体温中枢的影响，体温会继续维持在高水平而不下降。

基础体温的测量需要把体温计（建议使用专门的基础体温计）放在床边容易拿到的地方，第二天早晨睡醒后将体温计放到舌下，闭上嘴大约 5 分钟，然后把体温数值记录下来。一定要做到坚持每天记录，而且记录的时间要固定。

● 有些恶心和疲惫

有些女性在月经期过后不久（两个星期左右）就开始发生口味的改变，经常在早晨起床后，出现恶心、反酸、食欲不振、挑食等现象。有些人甚至不吃东西都想呕吐，有些人很想吃些酸味的东西。还会感觉身体很容易疲惫，反应变得迟钝，总觉得睡不够。这些症状都是最初的早孕反应，一般怀孕 12 周后会自然消失。如果身体发生这些反应，那就要检测一下是否怀孕了。

如果上面的反应已经在你身上出现了，那么你应该买一盒早孕试纸，测试一下自己是否怀孕了。

在你用早孕试纸进行测试的时候，为了减小测试不准确的概率，在具体操作之前请仔细阅读测试卡的使用说明，按照说明操作。测试的时候放松心情，测完耐心等待结果。

早孕试纸会告诉你

下面是使用早孕试纸会出现的几种结果，你属于哪一种？

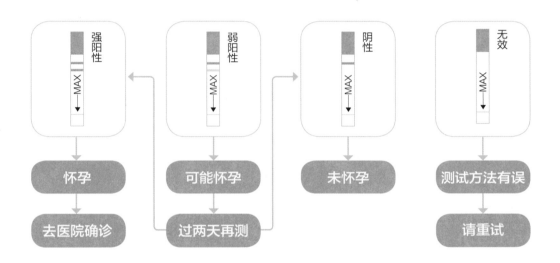

④ 去医院确认是否怀孕

已经出现早孕反应，并且在家用早孕试纸测试几次的结果均为阳性，则需要到医院进行确诊，这次确诊的目的是观察胎心、胎芽以及胚胎是否正常着床。

● 尿检

可能你已经在家里用早孕试纸做过检测了，但是医生要确认你是否怀孕，第一步还是要进行尿检。尿检和早孕试纸的原理是一样的，都是通过尿液中 hCG 是否升高来判断是否怀孕。

● B 超

尿检结果如果表明你怀孕了，正常情况下医生会给你做一次腹部 B 超。腹部 B 超检查也是确诊怀孕的重要依据，是通过观察孕囊大小、胎芽大小、有无胎心搏动及卵黄囊等胎儿发育情况来诊断正常妊娠和异常妊娠的。

腹部 B 超通常在妊娠 5 周的时候即可在宫腔内探及孕囊，妊娠 6 周即可在孕囊内观察到胎芽，妊娠 7 周即可观察到心管波动。如果你在做腹部 B 超的时候一切正常，那么你可以安心回家，等到胎儿 10~12 周的时候到医院建档。

如果你在做腹部 B 超的时候，没有在子宫内发现相应孕周的孕囊和胎心，那么医生会建议你做一个阴道 B 超。阴道 B 超可以比腹部 B 超提前一周观察到上述征象。即妊娠 4 周在宫腔内探及孕囊，妊娠 5 周在孕囊内观察到胎芽，妊娠 6 周即可观察到心管波动。通过阴道 B 超观察到孕囊和胎心则可以排除宫外孕。

● 验血（孕酮和 hCG 值）

如果你在孕早期的时候出现阴道流血等先兆流产的迹象，通常医生会给你抽血化验，主要监测血液中的孕酮和 hCG 的含量。受精卵成功在子宫内着床后，孕酮的主要作用是减少子宫兴奋，使胎儿安全生长。如果孕妈妈体内的孕酮偏低，会引起先兆流产，那么医生会开一些补充孕酮的药物，通过药物增加孕妈妈体内的孕酮含量达到保胎的效果。在吃这些药物的时候，你的身体会出现恶

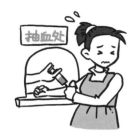

心、呕吐、头晕等反应。在吃完医生开的药物之后，你还要到医院进行检查，医生会根据你的情况调整用药或者停药，切不可因为身体反应而自行停药。

怀孕期间孕酮值和 hCG 值是怎样变化的?

　　怀孕期间 hCG 值的变化：通常受精后第六日滋养细胞开始分泌微量 hCG，在受精后 10 日可自母体的血液和尿液中测出，着床后的 10 周血清 hCG 浓度达到高峰，持续约 10 日迅速下降，至妊娠中晚期血清浓度仅为最高峰的 10%，产后两周内消失。正常情况下 hCG 是以翻倍的速度来增加的，每个孕妈妈翻倍的数值和时间都和个人的体质有关，但只要在一定的时间区间内进行翻倍都是正常的。

　　怀孕期间孕酮值的变化：孕酮是妊娠早期由卵巢妊娠黄体产生的一种天然孕激素。妊娠 8~10 周后，胎盘合体滋养细胞是产生孕酮的主要来源。母血孕酮值随妊娠进展逐渐增高，至妊娠足月达 312~624nmol/L。

 为什么阳性的妊娠试验会变成阴性呢?

　　A: 目前，在受精卵形成的时候，就可以用早孕试纸监测到身体内分泌的人绒毛膜促性腺激素（hCG）。如果正在发育的胚胎没有植入子宫、着床不成功或者停止发育的话，以后的几天再进行早孕测试，就会发现结果变成了阴性，并且身体会有少量出血，很多人会把它当作正常的月经。这种情况说明你的身体经历了"生化妊娠"，但是并不影响以后受孕。

⑤ 合理的饮食计划

　　"孕吐"，又称作"害喜"，是指孕初期孕妇所产生的恶心、呕吐、食欲不振等现象，一般在清晨起床时最为严重。女性怀孕之后，体内的荷尔蒙分泌大大增加，容易引起恶心、呕吐等反应；同时孕妇体内会分泌大量的黄体素来稳定子宫，减少子宫平滑肌的收缩，这也影响到肠胃道平滑肌的蠕动，造成消化不良，出现反胃、呕酸水等现象。心理因素一定程度上也会造成害喜现象。不是所有的孕妇都会害喜，一般情况下，体质较差、容易紧张的孕妇，害喜症状会更严重。

孕早期有效缓解孕吐的饮食方案

　　想要缓解孕吐可以从饮食上做一下调整，下面为大家介绍几种缓解孕吐的饮食方案，供孕妈妈参考。

少量多餐

　　有食欲的时候就吃点东西，不必强求用餐的时间，粗粮面包、茶点、饼干都是不错的选择，但是切忌吃过量。有的孕妈妈喜欢吃酸的，有的喜欢吃辣的，要根据孕妈妈的口味，选择烹调方法。尽量不吃太咸、油腻或有特殊气味的食物。

勤补充水分

　　每天经常性地喝水，喝水的时间最好在正餐之间。呕吐严重的孕妈妈争取每天喝水量达到 1700 毫升左右，用以预防脱水。另外，还可以增加喝水频率，让每次的喝水量降低，以减少饱腹感。如果孕妈妈吐得很厉害，可以喝一些含有葡萄糖、盐和钾的运动饮料，来补充流失的电解质。此外，在水中加薄荷或柠檬，也有缓解呕吐的作用。

可吃一些凉的食物

　　把食物放凉气味就会下降，没有那么严重的气味就可以吃下去。呕吐严重到了实在难以进食的程度，我们在临床上，往往会将食物冻成冰，让孕妇含着冰块吃。

● 吃点水果和姜

适当多点吃水果，比如，每天吃一根香蕉或者一个苹果，水果比甜食更有止吐的效果。姜可以有效缓解呕吐，泡点淡淡的姜水喝，可以起到和胃理气的作用。

● 吃易于消化的食物

动物性食物中的鱼、鸡、蛋、奶，豆类食物中的豆腐、豆浆，都是易于人体消化和吸收的食物，味道鲜美并且含有丰富的优质蛋白质，孕妈妈可以经常食用。大米粥、小米粥、烤面包、馒头、饼干、甘薯，易消化吸收，含糖分高，能提高血糖含量，改善孕妈妈因呕吐引起的酸中毒。

● 适当吃点小零食

小零食、饼干、面包及苏打饼干等食物可降低孕吐的不适。酸奶较热牛奶的气味小，有止吐作用，又能增加蛋白质的供给量，孕妈妈可适量食用。孕妈妈还可以将一些小饼干放在床头，早晨起床之前吃一两块，如果半夜醒来，吃一小块饼干还可以防止早上呕吐。

温馨提示 *Kindly reminder*

孕吐严重需要去医院

孕妈妈在妊娠 5~10 周的时候频繁恶心呕吐，不能进食、进水，体重较妊娠前减轻 ≥ 5%，需住院进行输液治疗，称之为妊娠剧吐。妊娠剧吐至今病因不明，可能与妊娠期间 hCG 值明显升高有关，也可能与雌激素有关。此外，孕妇精神过度紧张、焦虑、忧虑也会引起妊娠剧吐。所以一旦孕妈妈出现每天呕吐次数 ≥ 3 次，几乎无法进食，甚至喝水也吐；体重在一周内减少 1~2 千克，面色苍白、皮肤干燥、尿量明显减少等情况需及时去医院接受治疗。

芹菜炒牛肉

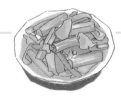

材料：芹菜 200 克，瘦牛肉 100 克。

调料：植物油 8 克，酱油、料酒、团粉、葱、姜、盐各适量。

做法：①牛肉洗干净，切细丝，用酱油、料酒、团粉调好。②芹菜洗净后，切成 3 厘米长的段，用开水焯一下；葱、姜洗净后切成丝。③将炒锅置于火上，锅内放底油，烧热后放入葱丝、姜丝爆香，倒入牛肉丝，大火快炒至熟时，把芹菜下锅，加入盐和调料，急炒一会儿即可。

水果沙拉

材料：小番茄 60 克，樱桃 20 克，草莓 15 克，苹果、鸭梨、橘子各 50 克，荔枝 2 个 15 克，菠萝 8 块 30 克。

调料：白糖 10 克、鲜奶油 5 克，葡萄酒、碎核桃仁各适量。

做法：①苹果、鸭梨洗净削皮，去核，切厚片；橘子掰小瓣；荔枝切小块；菠萝切厚片；小番茄、樱桃、草莓洗净。②切好的水果全放入瓷盘，加白糖、葡萄酒拌匀，撒入碎核桃仁，挤入鲜奶油，点缀小番茄、草莓、樱桃。

乌梅红枣汤

材料：乌梅 20 克，大枣 100 克，银耳 50 克。

调料：冰糖 10 克。

做法：①乌梅、大枣浸泡 30 分钟洗去浮尘，银耳泡发后择洗干净备用。②锅置火上，放清水、大枣、乌梅、银耳、冰糖，小火炖 40 分钟调味即可。

⑥ 孕二月——伸展运动

　　伸展运动可以使身体的各个关节得到很好的放松，可以作为单独的拉伸运动，也可以作为每项运动开始和结束的放松运动，并且能够缓解妊娠期间身体的不适，例如：腿部抽筋和身体水肿。虽然伸展运动可以增强身体的柔软度、放松肌肉，但是在运动以前还应该先活动一下四肢。妊娠初期伸展运动是不错的选择。

● ●

上臂的伸展运动

步骤

❶ 站立姿势，双腿打开与肩同宽，向上伸右臂。

❷ 曲臂，右手向后伸，手指放在肩膀中间，左手放在右肘关节上，轻轻向下压右肘关节，坚持15秒，感觉右侧背部有拉伸感。

❸ 恢复到站立姿势，换左手进行。左右手臂为1组，一次做20组，每5组动作之间可间隔10秒。

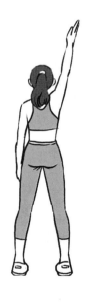
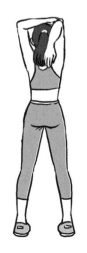

作用

这组动作可缓解肩部不适。

腿部伸展运动

步骤

❶ 两腿稍微分开，右脚后退一步，左膝稍微弯曲。

❷ 压右脚跟，上身稍微向前倾斜，直到右腿肚
有牵拉感，保持 10 秒复原。如果腿肚牵拉感
不明显，可以向后移动一下右脚，再换左脚，
两脚交替进行。左右腿分别进行一次为 1 组，
一次做 15 组。

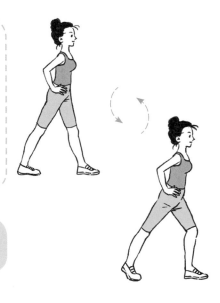

作用

这组动作可放松小腿肌肉。

大腿前部伸展运动

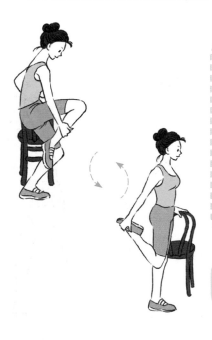

步骤

❶ 两脚分开与臀同宽，左手扶椅背，微屈左膝，
向前抬右腿，手抱小腿。

❷ 屈右膝，使右膝与左膝并列，右脚踝部位于
臀部之下。稍微向前倾斜盆骨，保持一会儿，
直到有牵拉感，然后松开。再换左腿做同样
的动作，并重复几次。左右腿分别进行一次
为 1 组，一次做 10 组。

作用

这组动作可放松大腿肌肉。

（7）本月你可能想了解的知识

在医院确诊怀孕后，一个小生命开始逐渐生长。孕妈妈会想身体为什么会发生变化，高危妊娠、宫外孕、葡萄胎等名词会围绕在孕妈妈身边，加重孕妈妈的心理负担。本节我们和大家一起了解这些名词，让孕妈妈远离焦虑。

● 妊娠需要人体哪些激素

人体里含有各种各样的激素，这些激素影响着我们生理上的各种变化。正常妊娠需要垂体、卵巢和胎盘分泌的各种激素相互配合，怀孕后孕妈妈们体内的激素水平波动较大，现在我们就来了解一下这些重要的妊娠激素。

孕酮

孕酮又叫黄体酮，是由卵巢分泌的一种天然孕激素，有助于胚盘植入，并能维持子宫内膜使其增厚。另外，孕酮可以刺激乳腺发育、分泌乳汁。而且孕酮在抑制母体对胎儿抗体的免疫反应中扮演着重要角色。早期妊娠时孕酮由黄体分泌，孕 7 周后由黄体和胎盘共同分泌，孕 12 周后完全由胎盘分泌。孕酮不仅是扩大肾脏增加尿量导致孕妈妈孕期尿频的主要因素，还会令血管扩大，使孕妈长时间站立出现静脉曲张，脚踝肿胀。

人胎盘生乳素（hPL）

人胎盘生乳素（hPL）是通过母体促进胎儿发育的"代谢调节因子"，类似于雌激素，可以产生 10% 的胎盘蛋白质，将母体多余的葡萄糖转送给胎儿，同时对乳房的发育和产后的泌乳做准备。从妊娠 5 周起由胎盘产生，随着妊娠进展分泌量持续增加，至妊娠 34~36 周达到高峰并维持至分娩，产后迅速下降。

人绒毛膜促性腺激素（hCG）

hCG 是孕早期极为重要的一种激素，保障受精卵顺利在子宫着床，刺激卵巢黄体转变成妊娠黄体，并能够维持黄体至孕后第 7~9 周，直到胎盘开始分泌孕激素和雌激素。hCG 是准确诊断早孕的指标，在妊娠过程中，尿中 hCG 含量的动态变化与血液相似。所以监测母体血中或尿中的 hCG，可判断是否怀孕。值得注意的是，hCG 并不参与妊娠全程，它从怀孕开始迅速增长，在孕 12 周的时候达到最高峰，之后便开始下降。同时 hCG 有抑制胃酸分泌的作用，使孕妈妈出现恶心、呕吐、食欲下降，喜欢吃酸味食物等早孕反应。

雌激素

孕初期雌激素与孕酮共同维持子宫内膜生长，阻止月经来潮。此后，作用于子宫内膜，使其增厚，形成胎盘。孕期中雌激素刺激子宫生长，从而支持着不断长大的胎儿。另外，雌激素还可以刺激乳腺，影响乳房组织的生长和发育，为哺乳做准备。孕期雌激素不仅会促使孕妈妈的韧带和骨盆变得松弛、关节支撑能力下降，导致孕妈妈背痛、脚踝肿胀；还会促进与皮肤色素相关的激素分泌，使孕妈妈们乳头颜色变深、脸上出现雀斑。

葡萄胎

葡萄胎是孕妈妈在妊娠过程中可能出现的情况，属于异常妊娠，本节为大家详细介绍一下葡萄胎。

何谓葡萄胎

葡萄胎是指胎盘发育不正常，形成了一团水泡状的囊肿，这些囊肿小的仅仅可以看见，大的似手指头，并且水泡之间还有细蒂相连，从 B 超上看形似葡萄，并且子宫内没有胎儿或胎盘组织，当然临床上也有一些病例可以分辨出部分胎盘。葡萄胎的发生率很低，在我国平均 1000 次妊娠出现仅为 0.78 次。

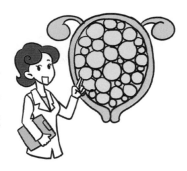

葡萄胎的一般症状

停经后阴道流血	一般在停经后8~12周左右开始不规则阴道流血,量多少不定,这是最为常见的症状。
子宫异常增大、变软	多数患者的子宫大于相应月份的妊娠子宫,但也有少数子宫符合或小于停经月份者,并且腹部质会变软,并伴有 hCG 水平异常升高。
妊娠呕吐	多发生于子宫异常增大和 hCG 水平异常升高者,出现时间较正常妊娠早,症状严重且持续时间长。
腹痛	葡萄胎增长迅速和子宫过度快速增长扩张所致,变现为阵发性下腹痛,一般不剧烈,能忍受,常发生于阴道流血之前。
卵巢黄素化囊肿	大量 hCG 刺激卵巢卵泡内膜细胞发生黄素化而造成,B 超检查可发现,常在葡萄胎清宫后 2~4 个月自行消退。
B 超监测无胎儿	闭经 8 周前后,B 超扫描显示雪片样影像,未发现有胎囊、胎心及胎儿。

葡萄胎治疗注意事项

1. 刮宫后注意调养身体。
2. 至少在两年内采取有效避孕措施。
3. 发生不规则阴道流血、咯血、头痛或其他不适时,立即到医院检查。
4. 定期随诊,与医院保持联系,在两年内定期复查,最初半年应每月复查一次,及早发现恶变。

　　葡萄胎是一种肿瘤性疾病,在一定时间内仍有恶变的可能,建议患者两年内不要怀孕。在这期间的避孕方法,应尽量不用宫内节育环和口服避孕药,以采用避孕套和阴道膈膜为宜。

●什么是宫外孕?

受精卵在子宫体腔以外着床称为异位妊娠，也就是常说的宫外孕。简单说，就是精子与卵子结合以后，没有到子宫就随便找个地方安家了！宫外孕最容易发生在输卵管；输卵管和子宫交接的地方，即间质部；还有卵巢部、宫颈部以及腹腔内。宫外孕是妇产科常见的急腹症，发病率约为 2%。

宫外孕示意图

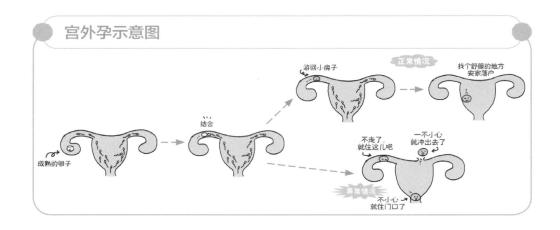

宫外孕的一般症状

腹痛

宫外孕患者的主要症状，发生率占 95%，当宫外孕的胚胎流产或者胎囊破裂时，会突然感到下腹一侧有撕裂样或阵发性疼痛，常伴有恶心、呕吐等现象。

停经

多数病人在发病前有 6~8 周的停经史，还有 20%~30% 的患者无停经史，常会把宫外孕引起的阴道流血误认为是月经，或者认为是月经推迟了数日而不认为是停经。

阴道出血

宫外孕患者的主要症状，发生率约占 60%~80%，多为点滴状，深褐色，量少，不超过月经量。

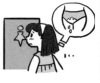

晕厥与休克

可引起头晕、面色苍白、血压下降、冷汗淋漓，因而发生晕厥与休克现象。

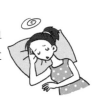

● 宫外孕的手术治疗

有休克症状或者输卵管破裂的女性，或术中保留困难，行患侧输卵管切除术。

尽可能在微创条件下清除病灶，保留输卵管。

采用 MTX 或中药杀胚对症治疗，尽可能保留输卵管。如 hCG 下降不明显，必要时也可能行手术治疗。

温馨提示   *Kindly reminder*

怀孕后不可大意

　　患过宫外孕的女性再次怀孕后，在停经后 6 周内到医院做一次全面的早孕检查。

　　遇到类似阴道流血的情况，及时去医院做检查。

　　培养良好的生活习惯，避免生殖道感染。一旦出现腹痛、阴道流血等症状，及时到医院进行诊治。

● 什么是高危妊娠？

所谓高危妊娠，即本次妊娠对孕产妇及胎儿有较高危险性，可能导致难产及（或）危及母婴者。

具有下列情况之一者属高危妊娠

1	年龄小于 18 岁或大于 35 岁。
2	有异常孕产史者，如流产、早产、死胎、死产、各种难产及手术产、新生儿死亡、新生儿溶血性黄疸、先天缺陷或遗传性疾病。
3	孕期出血，如前置胎盘、胎盘早剥。

4 妊娠合并内科疾病，如心脏病、肾炎、病毒性肝炎、重度贫血、病毒感染（巨细胞病毒、疱疹病毒、风疹病毒）等。

5 妊娠期高血压疾病、妊娠期糖尿病等。

6 妊娠期接触有害物质，如放射线、同位素、农药、化学毒物、一氧化碳中毒及服用对胎儿有害药物。

7 产道异常（包括骨产道及软产道）。

8 母儿血型不合。

9 多胎妊娠。

10 胎盘及脐带异常。

11 羊水过多或过少。

12 胎位异常。

13 多年不育经治疗受孕者。

14 早产或过期妊娠。

15 曾患或现有生殖器官肿瘤者等。

温馨提示　　　　　　　　　　　　　　*Kindly reminder*

前瞻性管理高危孕妇

　　具有高危妊娠因素的孕妇，称为高危孕妇。对于高危孕妇，我们提倡前瞻性管理，未雨绸缪。建议每位孕妈妈积极做好孕期保健，定期到医院检查，配合高危妊娠的筛查，进行系统的孕期管理，做到早预防、早发现、早治疗，及时有效地控制高危因素的发展，防止可能导致胎儿及孕妇死亡的各种危险情况出现，保证母婴顺利度过妊娠期与分娩期。

8 制订胎教方案

每一个做父母的人都期盼自己的孩子聪明健康，所以很多孕妈妈准爸爸因为听说胎教可以让宝宝出生后发展得更好，对胎教都非常重视。那什么是胎教？胎教真的有用吗？

● 为什么要进行胎教

胎教的主要目的是让宝宝的大脑、神经系统及各种感觉功能、运动功能发展得更健全完善，为出生后接受各种刺激、训练打好基础，使宝宝对未来的自然与社会环境具有更强的适应能力。同时，胎教也是孕妈妈和准爸爸们与宝宝建立亲密关系的良好契机，并不是为了培养天才、神童。

胎教，即从怀孕开始，有意识利用孕妈妈体内外的各种条件，给胎儿良好的刺激，防止不良刺激，使孩子出生后有良好的先天素质。胎教思想起源于我国。古人认为，胎儿在母体中能够感受到孕妈妈情绪、言行的感化，所以孕妈妈必须谨守礼仪，给胎儿以良好的影响。国外亦大力开展胎教的研究，并普遍认为中国是胎教的发源地。

常用的胎教方法

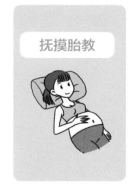

抚摸胎教

婴儿的天性就是需要抚摸，时常轻轻地抚摸胎儿，可以形成良好的触觉刺激，以促进胎儿大脑功能的协调发育。可以在每晚睡觉前先排空膀胱，平躺在床上，放松腹部，用双手由上至下、由右向左轻轻抚摸胎儿，每次持续5~10分钟，注意一定要轻柔，这样可以传递亲情，让胎儿感受到母亲的爱。抚触胎教的具体实施方法详见第173页。

语言胎教

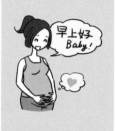

语言胎教即以语言手段来逐渐加强对胎儿的刺激和影响，激发胎儿的智力。语言胎教包括两方面的内容：日常性的语言胎教（详见第143页）和系统性的语言胎教（详见第198页）。据研究，4个月大的胎儿，大脑已经形成，会将声音当作一种感觉，开始用自己的耳朵去倾听外界的或来自母亲的声音。胎儿能敏锐地记忆母亲的声音，且母亲的声音对胎儿有安抚心情的作用。200~1000赫兹的声音，和母亲说话的声音一致，胎儿不但听得清楚，而且觉得很舒服。为了便于开展语言胎教，孕妈妈最好给宝宝取个小名。

语言胎教还可以增进夫妻的感情，还能把父母的爱传递给胎儿，对胎儿的感情发育有很大的好处。注意对话内容不要太过复杂，最好在一段时间内反复重复一两句话，便于胎儿的理解记忆。统计表明：经常与父母"交谈"的胎儿出生后的口语表达、演讲及社交能力都很好。

音乐胎教

适时适度地选取舒适的音乐给胎儿听，能够增加对胎儿的良性刺激，培养胎儿敏锐的听觉能力，有助于胎儿的生长发育，形成胎儿对外界环境的感知能力。

给胎宝宝听音乐每天1~2次，每次10~15分钟就可以了，一般在晚上临睡前比较合适，声音强度以65~70分贝为适宜，音量大小相当于成人隔着手掌听到的声音强度。

选择的音乐应该是平缓流畅、轻柔欢快的旋律，比如一些钢琴曲、古代名曲、大自然的声音等，最好选用经过医学界优生学会审定的胎教音乐，不宜用迪斯科、摇滚乐等太过刺激亢奋的音乐。

还要注意千万不能把放音机直接放到孕妈妈腹壁上给胎儿听，一定要隔至少1.5~2米的距离。音乐胎教的具体实施方法详见第254页。

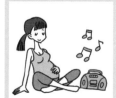

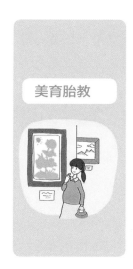

美育胎教

　　美育胎教就是通过孕妈妈感受艺术的美来对宝宝进行美的信息刺激。比如，孕妈妈通过欣赏一些有美感的绘画、书法、雕塑作品及戏剧、舞蹈、影视等文艺作品，或观赏大自然的优美风光接受美的艺术熏陶。

　　孕妈妈每天看到、听到的东西，对胎宝宝的方方面面都会产生深远的影响。宝宝的容貌漂不漂亮、情感能否愉悦宁静、品格是否高尚、性格是否稳重健全、有没有较高的审美情趣等，都与此有着很大的关系。如果孕妈妈孕期感受到美与善，宝宝也会变得美与善。美育胎教的具体实施方法详见第225页。

　　孕27周后，胎儿的大脑可以开始感知外界的视觉刺激。怀孕36周后，胎儿对光照刺激就开始有了应答反应。所以在怀孕24周时，可以每天在胎儿觉醒时用手电筒照射孕妈妈腹部胎儿的方向，每次5分钟左右，以利胎儿视觉的健康发育。但注意切勿用强光照射刺激，且照射时间不能过长。

　　特别要指出胎教必须长久坚持，有规律地做才会有效果，并且要注意让宝宝得到充分的休息，无休止的胎教也会累坏胎儿。各种胎教要相互交替使用，以利于胎儿劳逸结合。通过胎教的方法，可以对胎儿进行综合训练。光照胎教的具体实施方法详见第226页。

光照胎教

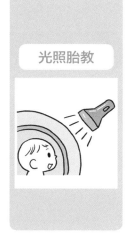

温馨提示　　　　　　　　　　*Kindly reminder*

胎教的本质是愉悦母亲，滋养胎儿

　　社会上有种类繁多的"胎教方案"，这些"方案"中有不少打着"科学""专家"的旗号误导准父母，建议准父母在备孕时从正规的专业渠道学习有关儿童发展方面的知识，包括孕期心理卫生、儿童心理与教育学及胎教早教的有关常识，使自己心中有数，冷静理性地选择适合自己的方法。

实施胎教的三大原则

适时适度

年轻的父母进行胎教，往往容易出现操之过急、过度等情况，导致过犹不及，无论哪种胎教方法，都有适宜的刺激方法和定时定量的问题。比如，抚摸胎教时，如果胎儿以轻轻蠕动做出反应，可继续抚摸；如果胎儿用力挣脱或蹬腿，则应停止拍打抚摸。目前为止，我国关于胎教失败的例子还极少见到。

科学有效

应按自然的发展规律，按胎儿的月龄及每个胎儿的发展水平做相应的胎教。具体实施胎教时还有操作技术、技巧等问题，如按摩的手法、按压的力度、进行时间、胎儿的正常或异常反应等，须在胎教专家、妇产科医生的指导下进行，以免发生意外。科学的方法是做到不放弃施教的时机，也不能过度人为干预，在自然和谐中有计划地进行胎教。

全家参与原则

胎教不是孕妈妈一个人的事情，家人也要参与进来。比如，丈夫在抚摸胎体时可与胎儿说话，使胎儿从小就能听到父亲的声音，在胎儿期就能感受到父爱，促进日后与父亲建立起亲密关系。家人的参与、体贴、关怀会使孕妈妈心情愉快，让胎宝宝健康发育。

⑨ 特别关注：早期流产知多少

妊娠在怀孕 24 周以前就结束称作流产。发生在妊娠前 12 周，称为早期流产，发生在妊娠 12 周或者以后，称为晚期流产。流产又分为自然流产和人工流产。

自然流产一般分为几个阶段：先兆流产、难免流产、不全流产和完全流产。现在由于环境和其他一些因素的影响，孕妈妈出现先兆流产的情况很多，但是只要孕妈妈在生活中对一些问题多加注意，是可以避免流产的。

什么是先兆流产

先兆流产是自然流产的一个阶段，自然流产是指由于环境或者孕妇自身身体素质原因，导致妊娠终止的一种情况。先兆流产是指妊娠 28 周前，阴道出现少量出血，颜色可为鲜红色、粉红色或深褐色，同时伴有腰酸、腹痛、下坠等现象，妇科检查宫颈口未开，胎膜未破，妊娠产物未排出，子宫大小与停经周数相符，妊娠有希望继续者。

卵巢异常、内分泌失调、胎盘功能失常、母子血型不合、母体全身性疾病、过度精神刺激、生殖器官畸形及炎症、外伤，这些情况都有可能导致先兆流产。目前国际上没有明确定论先兆流产的具体原因是什么。

发生先兆流产要不要保胎

孕妈妈要知道约有一半的流产是源于胚胎异常，人体有排斥现象，会将异常的胚胎排掉。这种流产是一种生物自然淘汰机制，如果碰上不必太伤心。

孕妈妈发现自己有先兆流产的迹象应尽快到医院检查，如果仅是因过度疲劳、体力劳动、腹部外伤等引起的先兆流产，经过医生诊断胚胎发育健康，就可以在医生的指导下进行保胎治疗；如果阴道出血量多于月经量，或其他诊断查明胎儿已死亡或难免流产，应尽早终止妊娠，防止出血及感染。保胎治疗也可根据中医原理选择服用中成药，但孕妈妈不能自行服用，要由医生诊断决定。

💬 保不保胎，关键看 hCG 和孕酮值

hCG 和孕酮值是胎儿顺利出生不可替代的两种激素。简单地说，hCG 代表孕早期胎儿的发育情况，孕酮则代表母体的健康情况。在关于妊娠激素的内容里，已经为大家讲述了 hCG 和孕酮，详见第 67~68 页。

● hCG

由于每个孕妈妈的体质不同，受精卵着床的时间也不一样，所以每个孕妈妈的 hCG 水平是不一样的，有的孕妈妈怀孕 4 周 hCG 只有几十，有的可能是几百。孕早期正常情况下 hCG 是以翻倍的速度来增加的，通常每 48 小时就会翻一倍，但是 hCG 翻倍时间不是一成不变的，每个孕妈妈的翻倍时间也不一样，hCG 基数越大翻倍越慢，一般所说的每 48 小时翻倍只是个大概。如果你出现一些先兆流产的迹象，需要判断孕妈妈的 hCG 值是否正常时，医生不会只看一次 hCG 值，而是查看你两次或两次以上的 hCG 指数。

hCG 正常翻倍时间

hCG 水平	翻倍时间
1200 以下	31~72 小时翻倍都是正常的
1200~1600	72~96 小时翻倍都是正常的
6000 以上	大于 96 小时

上表反映出 hCG 是怎样翻倍的，供孕妈妈参考。有的孕妈妈会问 hCG 翻倍不好还保不保胎，如果孕妈妈出现先兆流产的迹象，并且测出 hCG 翻倍不理想，在最初确诊怀孕的时候已经排除宫外孕了，那么很有可能是胚胎的发育情况不好。因为人绒毛是胚胎和母体的桥梁，负责给胚胎输送营养。所以出现先兆流产的迹象医生往往只让补充孕酮很少让补充 hCG，因为即使补充 hCG，也不能真正刺激胚胎的发育，一旦 hCG 下降，则表示保胎的希望不大。

● 孕酮

与 hCG 最大的区别就是，孕酮一直存在于母体内，而 hCG 则是胚胎上的人绒毛

分泌的。怀孕后，hCG 会刺激黄体产生孕酮，7~9 周逐渐过渡至胚胎产生，10~11 周胎盘产生孕酮明显增加。因此在孕早期，hCG 翻倍不好，孕酮也不会高，原因是没有足够的 hCG 刺激孕酮的分泌。

在孕早期孕酮可以起到安胎的作用，胚胎还没有在子宫着床的时候需要孕酮保护。因为孕酮可以减少子宫收缩引起的震动，让宝宝顺利着床。如果孕酮迅速降低，引起子宫内膜脱落，那么 hCG 翻倍再好，胚胎也会随着子宫内膜脱落而流掉。

如果孕妈妈出现先兆流产的迹象，检查的结果是孕酮低，要不要保胎？部分医院以 25ng/mL 为标准区分，如果孕酮低于这个数，医生就会建议保胎，也有的医院是低于 20ng/mL 才保胎。保胎方式一般是口服或者注射黄体酮，或者两者一起。当孕妈妈出现孕酮低的现象，只有找到孕酮低的原因，医生才能告诉你要不要保胎。

3 种情况让你了解是否要保胎

hCG 翻倍正常，孕酮数值低

胚胎是在正常发育，可能是 hCG 促孕酮功能不行，也可能是母体先天黄体功能不足。如果孕酮低于 20ng/mL，可能需要补充孕酮，如果在 20~25ng/mL 之间，且没有出血、无不良分泌物、无腹痛，一般也不需要补充孕酮，或者补充少量的孕酮。

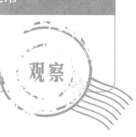

腹痛、出血、不良分泌物，但孕酮、hCG 值正常

医院的检查结果显示孕酮没有下降，需要配合医生做进一步的检查，找到出现这些状况的原因，对症下药。

hCG 翻倍不好，孕酮下降

说明胚胎的发育情况不好，或者胚胎已经停止发育。如果结合 B 超检查没有探测到胎心，或者没有发育的胎芽或者胎芽萎缩，医生会建议你尽早放弃。

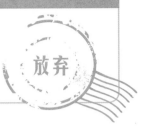

放弃

温馨提示　　　　　　　　　　　　　*Kindly reminder*

确认保胎的注意事项

● 卧床休息，严禁性生活。● 避免重复的阴道检查。● 减少下蹲动作，避免颠簸和振动。● 尽可能防止便秘和腹泻。● 焦虑、恐惧、紧张等不良情绪易加速流产，要保持心情舒畅，消除顾虑，以利安胎。

其他几种流产类型及应对

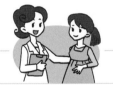

除先兆流产外还有哪些流产

类型	病史			妇科检查		
	出血量	下腹痛	组织排出	宫颈口	子宫大小	能否保胎
完全流产	少—无	无	全部排出	闭	正常或略大	否
不全流产	少—多	减轻	部分排出	扩张或有组织物堵塞	小于妊娠周数	否
难免流产	中—多	加剧	无	扩张	相符或略小	否
稽留流产	无	无	无	闭	逐渐缩小	否

Q&A 发生复发性流产怎么办?

A: 复发性流产,是指同一性伴侣连续 3 次及以上的自然流产。复发性流产多数为早期流产,少数为晚期流产。发生复发性流产,医生会通过超声波检查、内分泌检查、染色体检查、免疫检查、感染因素检查以及宫颈机能检查等六方面来逐一排查引发复发性流产的病因,并根据病因进行针对性的治疗。

● 什么是胎停育

胎停育是所有孕妈妈都不希望遇到的情况。

胎停育又称稽留流产,指胚胎发育到一定阶段便停止发育乃至死亡。一旦发生胎停育,妊娠早期的孕妈妈外在会表现为孕吐、乳房胀痛等早孕反应消失,子宫不再增大或较停经周数小。若是妊娠中期发生胎停育,则胎儿的表现为胎动、胎心消失,孕妈妈可能出现腹痛、阴道出血等症状。

目前找到发生胎停育的原因可能有

| 内分泌失调 | 染色体有问题 | 生殖道感染 |

| 子宫异常 | 免疫因素 | 环境因素 |

避免再孕胎停育的措施

1 有过胎停育的孕妈妈在末次流产后应避孕半年至一年,期间可以看中医调治体质,通过中药固先天之肾、补后天之脾,使气血畅旺、肾气充实。

2 肾虚的人非常容易胎停育,可吃以下食物:山药、韭菜、枸杞、乌鸡、大骨汤、豆制品、绿叶蔬菜,增强肾功能。

早期流产可以预防吗？

孕早期发生的流产就是早期流产，通常 80% 的流产发生在孕早期。早期流产通常是胚胎的染色体异常或者胚胎缺陷引起的，并且早期流产没有特定的人群，任何女性都可能在妊娠期间发生流产。年龄、身体情况、卵子的质量等都可能增加流产的风险。

尝试以下方法预防早期流产

注意劳逸结合，保持愉快的情绪

这是预防先兆流产的重点，另外不要做过重的体力活儿，尤其是增加腹压的负重劳动，如提水、搬重物等。

注意生殖道炎症

生殖道炎症也是诱发流产的原因之一，保持外阴清洁尤为重要。如果发生阴道炎症，应立即治疗。

禁止性生活

性生活时腹部受到挤压，同时宫颈受到的刺激也会诱发宫缩，所以在怀孕前 3 个月内应禁止性生活。

不要染发、涂口红、涂指甲油

染发剂、口红、指甲油中所含有的化学成分，会对孕妈妈和胎儿产生不利影响，影响母婴健康。

远离噪声

孕妈妈受噪声影响可使胎心加快、胎动增加。长时间高分贝噪声可损害胎儿的听觉器官，并使孕妈妈内分泌功能紊乱，诱发子宫收缩而引起流产、早产，出现新生儿体重减轻及先天性畸形。

Chapter 4

小尾巴
"消失"了
（9~12周）

胎儿已经在孕妈妈的身体里生活 3 个月了，孕妈妈的各种身体不适也达到了最高峰。幸运的是这段时间很快就会过去，孕妈妈即将迎来舒适的孕中期！

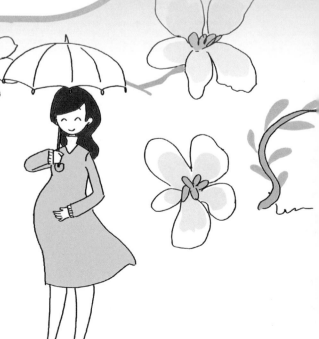

① 宝宝的发育情况

第9周

胎儿性腺形成，会根据胎儿的性别分别发育成卵巢或睾丸。手指及拇指都已出现，短小并且相互之间有皮肤皱褶相连接。手掌上指线间的沟痕已经很明显。腿部也在相应位置上生长着，每一个脚板上趾线开始出现。躯干开始伸长伸直。双眼睑形成，眼睛的结构已经发育好。肠开始从脐带里移到体腔里。

胎儿现在长约 16~18 毫米，重量约 0.94 克。

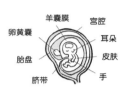

第10周

胎儿心脏发育关键时期结束，胃开始产生消化液，肝脏开始制造红细胞，肾脏也可以从胎儿血液中析出尿酸。胎儿的头部现在变圆了，眼睛半闭着，眼睑开始合拢，舌头完全成型。手指与脚趾分开，尾巴消失。现在妈妈子宫相当于一个中等橙子或一个网球那么大。

胎儿长约 25.4 毫米左右，重 1~3 克。

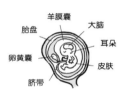

第11周

胎儿的眼睑开始闭合起来，这只是暂时的，因为他的眼睛正在着色，皮肤开始增厚。头骨中的骨化中心已建立起来。此时胎儿的身体比例越来越接近新生儿的比例。女性胎儿的阴道开始发育，男性胎儿的阴茎也可以辨认得出了。胎儿的姿势看起来更直了。

胎儿长度约 51 毫米，重量大约为 7.6 克。

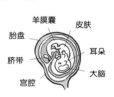

第12周

胎儿大脑结构已和出生时的结构没什么区别，只是大小不一样。现在当你触摸到胎儿的脸部时，他会把嘴张开。现在任何触摸都会让胎儿活动。胎儿的指甲从指甲床里开始生长；甲状腺、胰腺和胆囊已发育完毕；上腭中坚硬多骨的部分现在已完全形成了。

胎儿长度增加到 50~61 毫米。

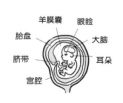

② 孕妈妈的变化

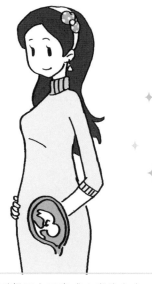

大多数孕妈妈这个月孕吐最严重，恶心、呕吐、疲倦会困扰很多孕妈妈。到月末时大多数孕妈妈的早孕反应将逐渐减轻甚至消失。

孕吐达到最高潮

子宫增大会压迫膀胱和直肠，容易引起便秘和排尿次数增多，尿频是常有的现象。

容易发生便秘

孕12周的时候子宫已有成人拳头大小，在耻骨联合上缘可以摸到。胎盘已经发育很成熟。

子宫开始增大

受孕期雌激素影响，孕妈妈情绪起伏大，可能刚刚还兴高采烈、情绪高昂，转眼就心情抑郁、情绪低落，这样的现象很常见。

情绪波动很大

乳房进一步增大、胀痛，乳晕、乳头颜色加重，乳房会有肿胀、疼痛的感觉，甚至会觉得里面有类似肿块的东西。

乳房持续增长

消化不良和烧心的情况，可能过一段时间会有所缓解，也有可能伴随孕妈妈整个孕期。

可能出现消化不良

随着乳房和子宫的逐渐增长，孕妈妈会觉得衣服在胸部和腰部变得越来越紧。

衣服开始变紧

孕妈妈的面部出现斑点，身上的胎记、雀斑、新伤痕以及深色的胎痣颜色都会加深。

斑痕加深

③ 第一次产检

定期产检能连续观察各个阶段胎儿的发育情况以及孕妇的身体变化，能够了解胎儿在子宫内生长发育是否正常、孕妇营养是否良好；也能及时发现妊娠期常见的并发症，如妊娠高血压、糖尿病、贫血等，以便及时治疗，防止疾病向严重阶段发展。

. . . .

● 第一次产检的项目

正常情况下孕妈妈要在孕 12 周左右进行第一次系统的产检。一般推荐你在计划分娩的医院进行检查，因为需要建立围产期保健档案，不同医院检查项目会稍有差异。

● 身高、体重

孕妇的身高与其骨盆的前后径特别是出口的前后径相对成一定比例。通过体重变化，可以了解胎儿发育情况，异常体重增加提示孕妇有妊娠高血压疾病的可能。

● 尿常规检查

检查项目：尿蛋白、尿糖、尿酮体，镜检红细胞和白细胞等。正常情况下，上述指标均为阴性。

◆ 如果尿蛋白阳性，需复查，仍为阳性，提示有妊娠高血压疾病、肾脏疾病的可能。

◆ 如尿糖阳性，要注意有无糖尿病的可能，需进一步检查。

◆ 如果发现有红细胞和白细胞，则提示有尿路感染的可能，需引起重视；如伴有尿频、尿急等症状，需及时治疗。

● 血液检查

检查项目：1.ABO 血型；2.Rh 血型。确定有无发生母儿血型不合的可能；也可作备血之用。

◆ 如孕妇为 O 型血或 AB 型血，丈夫为 A 型、B 型或 AB 型血，建议夫妇查免疫抗体，及早预防 ABO 溶血。

◆ 如孕妇为 Rh 阴性，丈夫为 Rh 阳性，尤其既往有过流产或分娩史而未注射抗 D 免疫球蛋白或曾分娩过有严重溶血和（或）黄疸新生儿病史者，尽早检查 Rh 系列血型抗体。

◆ 当血型抗体超过 1 ：64，应尽早诊治，必要时可行宫内输血治疗。抗体阴性者，建议孕期用抗 D 免疫球蛋白阻断，产后注射抗 D 免疫球蛋白。

● 血常规检查

检查项目：血红蛋白、血小板、白细胞等。主要是判断孕妈妈是否贫血，正常值是 110~150g/L。轻度贫血对孕妇及分娩的影响不大，重度贫血可引起早产、低体重儿等不良后果。

◆ 白细胞在机体内起着消灭病原体、保卫健康的作用，正常值是（4~10）×10^9/L，超过这个范围说明有感染的可能，但孕期可以轻度升高，一般不超过 $15×10^9$/L。

◆ 血小板在止血过程中起重要作用，正常值为（100~300）×10^{12}/L，如果血小板低于 $100×10^{12}$/L，则需及时到医院就诊。

● 梅毒血清学试验

检查项目：1.螺旋体抗体血凝试验（TPHA）；2.快速血浆反应素试验（RPR）。梅毒是由梅毒螺旋体引起的一种性传播性疾病。如果孕妇患梅毒可通过胎盘直接传给胎儿，有导致新生儿先天梅毒的可能。

◆ 当机体感染梅毒后，会出现 RPR 抗体阳性。由于 RPR 抗体阴性的特异不高，且会受到其他疾病影响而出现假阳性，此时建议做 TPHA 检查。如果该项检查阳性，则可确诊。

● 肝、肾功能检查

检查项目：谷丙转氨酶（ALT）、谷草转氨酶（AST）、尿素氮（BUN）、肌酐（Cr）等。

这些主要是为了检查孕妈妈有无肝炎、肾炎等疾病，怀孕时肝脏、肾脏的负担是否加重。如果上述指标超过正常范围，提示肝、肾功能不正常。

◆ 肝功能正常值：谷丙转氨酶 0~55U/L；谷草转氨酶 0~55U/L。

◆ 肾功能正常值：尿素氮 9~20mg/dL；肌酐 0.5~1.1mg/dL。

● 艾滋病的血清学检查

检查项目：艾滋病（HIV）抗体。

艾滋病是一种严重的免疫缺陷疾病，其病原体是 HIV 病毒。正常孕妇 HIV 抗体为阴性。

◆ 如果感染了 HIV 病毒，则结果为阳性。HIV 病毒会垂直传播给胎儿，会造成新生儿 HIV 病毒感染。

● 心电图检查

检查项目：心电图。这项检查是为了排除心脏疾病，确认孕妈妈是否能承受分娩。

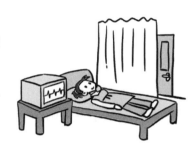

◆ 正常情况下结果为：正常心电图。如心电图异常，要及时向医生咨询，并做进一步检查。

● 阴道分泌物检查

检查项目：白带清洁度、念珠菌和滴虫、线索细胞。

◆ 正常情况下清洁度为 Ⅰ～Ⅱ度，Ⅲ～Ⅳ度为异常白带，表示存在炎症。

◆ 念珠菌或滴虫阳性说明有感染，需进行相应的治疗，正常值为阴性。

◆ 当查到线索细胞时，可诊断为细菌性阴道病。因细菌性阴道病与胎膜早破、早产关系密切，一旦诊断要及时治疗。

● 超声波检查

检查项目：NT（颈部透明带）

◆ 是胎儿颈部的一种透明液体，仅存在胎儿 11~13 周之间。它是预测胎儿染色体有无异常的软指标之一。如果超过 3mm，常提示有不良胎儿的可能。

TORCH 产前筛查检查项目

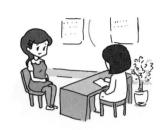

检查项目：风疹病毒（RV）、弓形虫（TOX）、巨细胞病毒（CMV）、单纯疱疹病毒（HSV）抗体。

孕妈妈在妊娠 4 个月以前如果感染了以上这些病毒，都可能使胎儿发生严重的先天性畸形，甚至流产。

◆ 最好是在准备怀孕前进行此项检查，正常为阴性。如果检查呈阳性，应治疗后再怀孕。家中养宠物的孕妈妈更要进行检查。

丙型肝炎（HCV）病毒检查

检查项目：丙型肝炎（HCV）抗体。

丙型肝炎病毒是丙肝的病原体，75% 患者并无症状，仅 25% 患者有发热、呕吐、腹泻等症状。丙型肝炎病毒也可通过胎盘传给胎儿。

◆ 正常孕妇检查结果为阴性。如果结果为阳性，说明有丙型肝炎病毒感染，需引起医生和孕妇的重视。

乙型肝炎（HBV）病毒学检查

检查项目：乙肝病毒抗原和抗体。

在病毒性肝炎中，以乙型肝炎发病率最高，在妊娠早期可使早孕反应加重，且易发展为急性重症肝炎，危及生命。乙肝病毒可通过胎盘感染胎儿，母婴传播的概率达到 90% 以上。

◆ 正常孕妇各项指标均为阴性。

◆ 所谓"小三阳"是指乙肝表面抗原（HBsAg）、乙肝 e 抗体（HBeAb）、乙肝核心抗体（抗 HBC）三项阳性。出现这种情况应检查 HBVDNA。HBVDNA 阳性，其垂直传播率较高；胎儿出生后应尽早注射乙肝疫苗及免疫球蛋白。

◆ 所谓"大三阳"，是指乙肝表面抗原（HBsAg）、乙肝 e 抗原（HBeAg）、乙肝核心抗体（抗 HBC）三项阳性。大三阳说明乙肝病毒处于活动期，垂直传播率比较高，新生儿出生后要尽早监测是否已感染乙肝病毒。

第一次产检前，你可以提前准备以下问题

1. 末次月经时间，预产期会根据这一时间计算。

2. 以往是否有受孕失败的经历，如果有，那次的妊娠是如何进行的？

3. 是否借助受孕措施？这会增加多胎妊娠的概率，需要特殊护理。

4. 这次妊娠是否出现阴道出血、阴道分泌物异常、腹痛等症状。医生会根据这些情况安排合适的检查。

5. 是否有吸烟史或吸毒史？服用什么药物吗？无论是处方药还是非处方药，或者只是营养品，都要告知医生。

6. 有内科病吗？如果你有高血压、糖尿病、哮喘、血栓症、肾脏和心脏疾病等，你应该在妊娠期间去看专科医生。

7. 有过敏史吗？任何的过敏情况都要告知医生，无论是药物、食物、花草、塑料还是碘过敏，都是非常重要的内容。

8. 有精神病史吗？妊娠对某些精神类疾病会产生深远的影响，告知医生能够预防很多的不幸。

9. 有过腹部或者盆腔手术的经历吗？家族里有过双胞胎吗？这些将影响分娩方式。

10. 有输血史吗？它将引发肝炎、艾滋病等血液传播疾病的危险。

11. 有性传播疾病史吗？有感染史吗？如果有，医生会安排一些特别的检查。

12. 有糖尿病、高血压、血栓症、结核病、先天性异常或血液病的家族史吗？它将会提示这些情况是否在你身上也有征象。

不要对医生的问题反感，更不要隐瞒你的情况。相信医生，坦诚地面对医生，这样才能让他们更好地了解你的身体状况，使宝宝更健康地在你的子宫内成长。

孕期保健卡的办理

孕期保健卡是你所在医院的孕期体检档案，它能定期记录孕妈妈每次产检中各项目的情况。它既是医生对孕妈妈孕期情况的全面监护记录，也是孕妈妈获得孕期医学咨询及保健指导的方式。

孕期保健卡对预防孕期并发症、监护胎儿生长发育很重要，对孕妈妈获得孕期营养、生活各方面的指导以及顺利度过孕期也很重要。因此，孕妈妈最好在第一次产检时建卡。

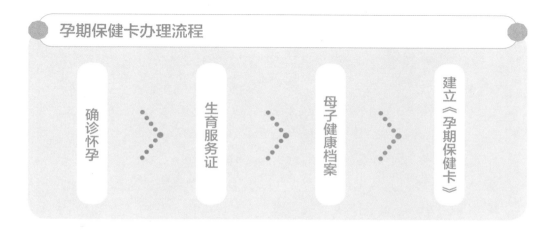

孕期保健卡办理流程

确诊怀孕 ＞ 生育服务证 ＞ 母子健康档案 ＞ 建立《孕期保健卡》

办理孕期保健卡有哪些程序？需要准备哪些材料呢？由于孕期保健卡申领所需资料以及程序各地规定不同，孕妈妈可到社区计生办咨询。

目前我国的二胎政策已经全面放开，根据 2016 年 1 月北京市卫计委发布《关于实行两孩以内生育登记的通知》，夫妻一方或双方为本市户籍，可持夫妻双方户口本、身份证、结婚证到本市一方户籍地社区村（居）或乡镇（街道）如实填写《生育登记信息采集表》，办理生育登记，领取《生育服务证》。第一个子女的《生育服务证》在生育登记 3 个工作日后即可领取，第二个子女的《生育服务证》则需要 7 个工作日。但是在办理第二个子女的《生育服务证》的时候需要携带已出生子女的《出生医学证明》。

女方持户口簿、生育服务证、母子健康档案在 84 天内到辖区内的妇幼保健机构建立孕期保健卡，进入孕产妇系统管理。

哪些情况需要孕妈妈进行特殊检查？

如果孕妈妈曾经出现过以下的某种情况，就表示你可能要进行特殊的产检。

有早产史（在 37 周前）　　习惯性流产　　有过先天性异常的孩子

糖尿病或妊娠糖尿病　　以前出生的孩子体重超过 4 千克或小于 2.5 千克

有任何家族遗传病史的孕妇　　年龄 35 岁以上的高龄孕妇　　怀有双胞胎

如果你出现过上述某种情况，医生可能建议你在怀孕 11~12 周进行绒毛活检，也就是绒毛膜绒毛采样。绒毛活检是一种遗传诊断取样手段，通过做胎儿染色体分析，可以诊断你的孩子是否有唐氏综合征，或其他染色体异常。

除此以外，医生还会根据你的情况为你安排一些选择性的检查项目。如果你有阴道流血、腹痛等异常，会进行 B 超、激素测定等检查，以了解有无流产、宫外孕、葡萄胎等异常。

其他检查还包括弓形虫抗体筛查、巨细胞病毒或其他病原体筛查，以及根据你的个人健康史需要做的肾功能、血脂、血糖浆等其他相关检查。

温馨提示　　　　　　　　　　　　　　　　*Kindly reminder*

多长时间进行一次产检？

产检的时间间隔随着妊娠时间的不断增加而缩短，初次产检通常会安排在停经后 3 个月以内；妊娠 3~5 个月可以 1~2 个月检查一次；妊娠 6~7 个月的时候要每月进行一次产检；妊娠 8~9 个月的时候需要两周进行一次产检；进入妊娠第 10 个月则需要孕妈妈每周到医院进行一次产检。

④ 合理的饮食计划

在孕早期很多孕妈妈不仅要应对身体上的变化和早孕反应，还要在心理上适应这些变化，很容易食欲不振，能够顺利进食成为孕妈妈自己及家人特别关注的一个问题，其实应对孕早期的食欲不振是有方法的。

增加食欲的方法

● **改善烹调方式**。香气扑鼻、味道鲜美、造型别致的食物，能刺激人产生条件反射，分泌出大量消化液，从而引起旺盛的食欲，所以烹调过程中多下功夫，变些花样，有助于增加食欲。另外，正确的食品加工，可以避免食物中的维生素的破坏。

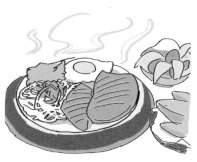

● **饭菜种类多样化**。固定不变的食物品种不会促进人的食欲，尽量多选择不同的食材促进食欲还有利于孕妈妈吸收全面丰富的营养元素。

● **吃点开胃食物**。菠萝、萝卜等都能开胃，两餐之间喝杯菠萝苹果汁，既能借助菠萝中丰富的酶来开胃，又能补充维生素 C，对健康十分有益。

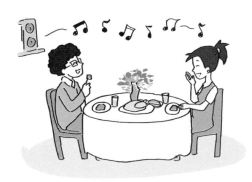

● **用好的环境来增加食欲**。装盘食物外在色彩形态要怡人，食物爽口符合孕妈妈饮食喜好；餐桌、餐具清洁卫生；优美的环境，不仅指曼妙轻柔的音乐、餐桌上摆放的美丽鲜花，还包括进餐时其乐融融的家庭气氛。

煎饺

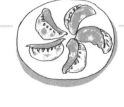

材料：面粉 500 克，猪肉末 400 克，鸡蛋 1 只。

调料：植物油、盐、葱花、白糖、料酒、葱姜汁各适量。

做法：①面粉加温开水和成面团，揉匀后搓条，切剂子，擀皮；肉末放盘内，加盐、葱花、白糖、料酒、葱姜汁和鸡蛋搅匀成馅。②馅包入皮子内捏拢成形。③平底锅倒油烧热，整齐码放饺子，加水至饺子半身位置，加盖中火煮至水干，再加少许水用中火焖干至饺子底部发脆即可。高热量、高碳水化合物食物，适宜 3 人餐。

糯米糕

材料：炒糯米粉 500 克。

调料：白糖、糖渍桂花各适量。

做法：①白糖过筛，加入炒糯米粉、糖渍桂花拌至糖分充分融合即可。②糕粉入木制印模内（模内需敷少量干粉），用力按压，使其在模内粘结。③然后用薄片金属工具刮去多余粉屑，刮平后将米糕敲出，放进低温烘房稍置即可。

豆渣鸡蛋饼

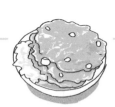

材料：豆渣 200 克，面粉 100 克，鸡蛋 2 个。

调料：盐、黑胡椒碎、大蒜粉、植物油、小葱各适量。

做法：①黄豆泡一天后打成豆浆，豆渣挤掉水备用；鸡蛋打散；小葱切末。②豆渣、面粉、鸡蛋、盐、黑胡椒碎、大蒜粉、小葱拌匀。③平底锅放少许油烧热，取一面团揉成球状再压成圆形，放入锅中煎。④两面煎熟即可。

⑤ 孕三月——办公室放松操

妊娠3个月了，孕妈妈正处于早孕反应的"折磨"中，这套办公室的放松操只需要一把普通的椅子，就能缓解孕妈妈久坐、长时间用电脑所引起的颈、肩、背部不适，使身心得到放松。

手臂运动

步骤

❶ 坐在椅子上，双腿自然垂放于地面，背部挺直，双肩自然下垂于身体两侧，双臂缓缓至下而上在体前伸展，掌心相对。

❷ 右手臂放在左手臂上方，屈肘，双手掌心相对，双臂缓缓向上伸展，保持10~20秒。

❸ 手臂放开，进行放松，换左手臂放在右手臂上。

❹ 反复练习3~5次，每次间隔10秒钟。

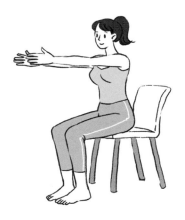

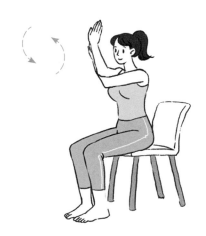

作用

这个动作用于放松两肩。

扩胸运动

步骤

坐在椅子上，臀部处于椅子前 1/3 处，双腿自然垂放于地面。双手扶在椅子靠背的底部，吸气，慢慢抬起头部，胸部往上挺，扩展胸腔，双肩向后展开，保持 20 秒，呼气时放松。反复练习 3~5 次。

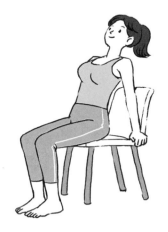

作用

这个动作可放松肩膀、扩大呼吸。

腰部运动

步骤

侧坐在椅子上，双腿自然垂放于地面。呼气，身体轻轻向左侧扭转，双手放在椅背上方，保持 20 秒，回复原位，换另一边进行。可重复练习 3~5 次。

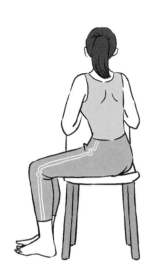

作用

这个动作用于放松腰部肌肉。

背部伸展运动

步骤

❶ 站在椅背后面，双脚大约两肩宽的距离，右脚在前，左脚在后，手臂举至头顶，双手掌心相对。

❷ 呼气，以髋部为折点，慢慢俯下上身，强度在双手落于椅背上，保持 20 秒。吸气，慢慢抬起上身，放松，换左脚在前右脚在后。重复练习 3~5 次。

作用

这个运动用于放松腰部肌肉。

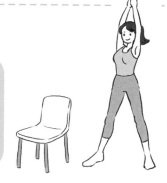
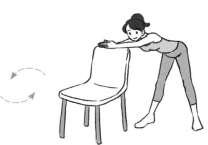

下蹲运动

步骤

双脚平行站于椅子背后，两腿分开大约一个半肩膀的距离，双手扶住椅背。

吸气时，屈双膝下蹲，同时双脚后跟向上抬，保持 10 秒。重复动作 3~5 次。

作用

这个运动用于锻炼盆骨。

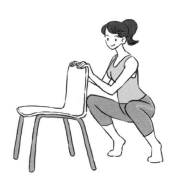

6 本月你可能想了解的知识

妊娠 3 个月了，孕妈妈不仅要面对折磨人的早孕反应，还需要考虑其他一些问题。比如：孕妈妈衣服的选择、生产医院的选择、产前课程的学习和安排等等。本节会为大家做详细的解说。

选择舒适的衣着

怀孕后孕妈妈的身体会发生较大的变化，以前的内衣会有各种不适，所以孕妈妈在选择贴身穿的内衣时，既要满足身体变化的需求，还要柔软舒适。

孕产期妈妈内衣准备清单一览

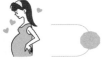

在长达 10 个月的孕期中，孕妈妈的身体会发生很大的变化，所需要的衣物有哪些呢？下面的表格为大家列出了一些孕妈妈需要的衣物，仅供各位孕妈妈和家人参考。

名称	选购重点	准备量
孕妇文胸	怀孕 2 个月开始穿	6 ~ 8 件
孕妇内裤	孕妇专用，舒适性佳	8 ~ 10 条
居家服	居家穿着，孕期、哺乳期及月子适用	2 ~ 3 套
托腹带	减轻腹部压力及腰酸背痛	1 ~ 2 件
保暖衣	保暖，肚位大容量设计	2 ~ 3 套
孕妇侧睡枕	填补肚子与床面空隙，减缓腰酸背疼	1 个
保暖拖鞋	保暖，改善脚部冰凉，防止摔跤	2 ~ 3 件
防辐射服	隔离电磁波对宝宝的影响，怀孕即开始使用	1 件

孕妈妈内衣的选择

　　为了哺乳的需要，怀孕后乳房的尺寸会逐渐变大，平均增大 5 厘米， 增重 1.4 千克。孕妈妈穿着舒适、支撑性好的文胸很重要。好的孕妇文胸需要具备以下几项：

肩带

肩带宽，防止双肩有紧绷感。

材质

全棉，透气性好。

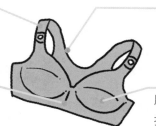

钩扣

后面有多排可调的钩扣，以适应乳房的胀大。

大小

胸罩罩窝较深、底部有支撑，能托住胀大的乳房，防止乳房下垂。

　　孕晚期也可以选用哺乳文胸。有活动式扣瓣肩带，哺乳时不用将整个文胸脱下，只需轻轻按下扣瓣，罩杯前端即可翻下，可以立即给宝宝哺乳。在孕晚期不妨选购这种有特殊设计又经济实用的文胸。

选择专用的孕妇内裤

　　由于胎儿的成长及包围子宫的保护性脂肪层加厚，增加了腹腔的体积，所以孕妇的腹部会随着预产期的临近而越来越大。这个时候普通的内裤已经不能满足孕妈妈的需要了，孕妈妈需要购买专门的孕妇内裤。舒适的孕妇内裤需要具备以下几点：

透气性好、吸水性强、触感柔软及保暖的纯棉内裤。纯棉内裤对皮肤无刺激，不会引发皮疹和瘙痒，可减少孕期卫生困扰。

前腹部分采用弹性材质，随怀孕不同阶段的体形自由伸缩变化。

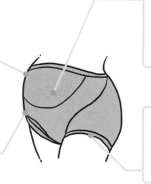

能够伸缩自如、调整腰围的纽扣式内裤。

裤腰可覆盖肚脐以上部分，包覆肚子，但不能妨碍血液循环。

孕期孕妈妈鞋子的选择

怀孕后孕妈妈无论重量还是体积都会增加，腹部的隆起导致身体重心也发生了改变，双脚承受的压力也随之增大。鞋穿得不舒服会使孕妈妈感到疲惫，影响腹中胎儿的发育。给自己准备一双舒适合脚的鞋子就显得尤为重要了。

● 选择防滑底的鞋子

舒适、具有支撑力的鞋子很重要。防滑鞋底在走路时能够产生一定的摩擦力和支撑力。因此孕妈妈可以选择带有防滑底的鞋，以免孕妈妈在雨天或遇到地面上有水渍时滑倒。

● 确保鞋内有足够的空间

在购买鞋子的时候要给脚预留一定的空间，可以买大半号或者一号的鞋子。如果孕妈妈买的鞋子刚刚好，那么在脚部浮肿的时候会感觉到鞋子很挤，影响正常走路。

● 不要选择平底鞋

在选购鞋时，除了讲究舒服、保暖外，还要考虑足弓的需要。大多数孕妈妈怀孕后会选择平底鞋，觉得平底鞋会足够舒适，却不知穿平底鞋走路时，一般是脚跟先着地，不能维持足弓吸收震荡，并且容易引起肌肉和韧带的疲劳及损伤。相对而言，选择后跟2厘米高的鞋子比较合适。

温馨提示　　　　　　　　　　　　　　　*Kindly reminder*

孕妈妈在买内衣的时候要先确定自己的尺寸

在购买内衣前测量好自己的尺寸，能帮助孕妈妈快速买到合适的内衣，节省体力。孕妈妈要测量的有：上胸围、下胸围、腰围、臀围和身长。具体测量方法如下。

上胸围尺寸：乳房隆起的最高点。下胸围尺寸：紧贴乳房隆起处的下缘。腰围尺寸：上半身最细的那部分。臀围尺寸：臀部最丰满的地方。身长：从颈部到裙下摆的长度。

怀上双胞胎

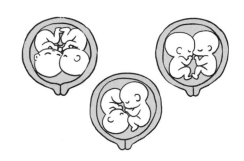

在自然情况下，双胎妊娠发生率为 3.5‰ 左右。随着辅助生育技术的广泛开展，双胎以及多胎妊娠的发生率逐渐增加。其中以双胎为多见，偶尔也会有三胎和四胎发生。

双胞胎的膜性诊断

以往双胎妊娠主要强调卵性诊断，比如传统上有单卵双胎或双卵双胎。目前采用膜性诊断，根据受精卵分化时间的不同，可以分为双绒毛膜双羊膜型、单绒毛膜双羊膜型、单绒毛膜单羊膜型三种类型。

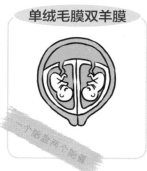

双绒毛膜双羊膜

两个胎盘两个胎囊

单绒毛膜双羊膜

一个胎盘两个胎囊

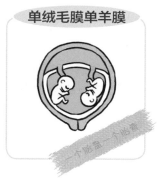

单绒毛膜单羊膜

一个胎盘一个胎囊

警惕 TTTS

单绒毛膜双羊膜、单绒毛膜单羊膜容易发生多种病变，其中最为显著的就是 TTTS。TTTS 是双胎输血综合征的简称，是因为两个胎儿共用一个胎盘，通过胎盘间的动 - 静脉吻合支，血液从动脉向静脉单向分流，使一个胎儿成为供血儿，另一个胎儿成为受血儿，造成供血儿贫血、血容量减少，导致胎儿生长受限，肾灌注不足、羊水过少，甚至营养不良而死亡；受血儿会出现血容量增多、胎儿体重增加，可发生胎儿水肿、羊水过多。一旦发生 TTTS，两个胎儿都很危险。目前最佳治疗方式是采用胎儿镜下激光凝结术，阻断交通支。而这种手术风险也较大，属于高端手术，国内仅在少数大医院开展。

● 双胞胎孕妈妈的妊娠保健

均衡饮食。为了给胎儿提供足够的营养，双胞胎孕妈妈孕期体重增加会比单胎孕妈妈多，体重正常的双胞胎孕妈妈整个孕期大概会增长 20 千克左右。所以双胞胎孕妈妈必须更加注意饮食的均衡与营养，避免贫血，确保胎儿的健康成长。

定期产检。双胞胎的孕妇及胎儿较单胎怀孕的风险高，因此产检必须更谨慎和密集。特别是血压及尿蛋白的部分，是评估是否患有妊娠期高血压的依据，平时应该多留意。

限制活动量。由于双胞胎早产的可能性较高，所以孕妈妈在日常生活中的活动量必须有所限制，尽量多卧床休息，少提重物，预防早产。

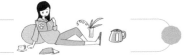

怀上双胞胎，孕妈妈要更留意

● 分娩方式

国内医院采取剖宫产的概率会更高一些。不少医院也会根据胎儿发育、胎位和母亲的身体状况安排进行阴道分娩，关于是否能够顺产一定要听从医生的建议。

● 怀孕的症状更加强烈

怀上双胞胎头晕目眩、呕吐、胃痛、失眠、劳累、腹痛、呼吸困难、骨痛、水肿等怀孕反应可能会比一般怀孕大很多。

● 需要进行更多的检查

怀上双胞胎属于高危妊娠，风险比单胎妊娠要大一些，还容易引起妊娠期高血压疾病、胎儿发育异常等并发症，所以医生会更仔细地检查胎儿的成长和健康状况。

● 需要更多的营养物质

双胞胎宝宝比一个宝宝对维生素 B、钙、铁、蛋白质等营养物的需求更多，相较于单胎孕妈妈，双胞胎孕妈妈每天应额外多摄取 300 千卡的热量。

怀孕的好处

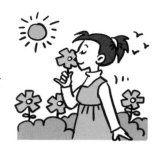

孕育后代是人的一种自然本能，是人类生生不息的保证，孕期的女性要承受生理和心理的变化，却不知怀孕有利于女性的身体健康。

减少妇科疾病

子宫肌瘤，是女性生殖器官中最常见的一种良性肿瘤，也是人体中最常见的肿瘤之一。女性怀孕能降低子宫肌瘤的发病概率，生过孩子的女性患子宫肌瘤的机会要比没有生育过的女性低。

子宫内膜异位，是指内膜细胞种植在不正常的位置而形成的一种女性常见妇科疾病。对于患有子宫内膜异位的女性来说，适时怀孕、生育是治疗子宫内膜异位最有效和副作用最小的方法。

子宫内膜癌，是发生于子宫内膜的一组上皮性恶性肿瘤。怀孕能够降低子宫内膜癌的发生概率。因为，怀孕后，排卵终止，子宫内膜也就暂停了它的周期性剥脱出血，发生癌变的机会会同时减少。

卵巢癌，是女性生殖器官常见的恶性肿瘤之一。怀孕会在女性体内产生一种抵抗卵巢癌的抗体，它能有效地阻止卵巢癌的发生。怀孕的次数越多，初次怀孕的时间越早，效果越显著。

治疗痛经及月经不调

有的女性从初次来潮开始，就伴有痛经。而生产后不久，令人烦恼的痛经会有所缓解，甚至消失了。还有一些女性长期月经不调，但是经过十月怀胎后，很多人会发现困扰自己的月经不调竟然不治而愈了。这些是因为在怀孕过程中，女性的身体如子宫、乳房会经过一个再次发育的过程，内分泌也会得到身体自发的调节，所以生产后，痛经和月经不调自然也会得到改善。

减少乳腺问题

母乳喂养能降低患乳腺癌的概率，这一说法在临床上是被证实过的。没有生过孩子的女性发生乳腺增生及其他良性乳腺病的可能性也高于经历过怀孕的女性。流行病学研究表明，未生育过的女性发生乳腺癌的危险为生育者的2倍。妇女分娩后正确哺乳能保持乳腺的通畅，对乳腺癌的发生有预防作用。但如果极少哺乳或从未哺乳，易导致乳房积乳，患乳腺癌的危险性明显增加。

● 股骨更安全

孕妈妈在怀孕过程中体位会发生改变，身体的重心和施力点也会发生变化，从而强化了股骨对于身体的支撑力度。所以生过孩子的妈妈拥有更加强壮的股骨，上了年纪之后发生股骨骨折的概率要比没有生育过的女性低很多。

● 推迟更年期

一些女性为了保持体形或者害怕衰老而不愿意怀孕，这种想法是有些偏激的。女性体内卵子的数量是固定的，排出一个就会减少一个，完全排完时也就意味着会进入老年期。但是女性在怀孕以及哺乳期内，由于体内激素的原因，会抑制卵巢排卵，这段时间可以减少一二十个卵子的排出，所以生育过的女性进入更年期的时间自然就会延长了。

● 有必要学习的产前课程

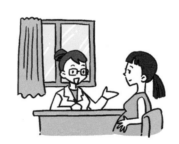

在优生优育的观念被广泛接受后，为确保宝宝的健康发育和开展宝宝早期教育，各种孕妇学校都采用系统化、科学化的授课方式给予孕妈妈们指导和辅助。同时接受咨询，为母婴提供科学的保健知识、营养测试等。

● 产前课程内容

产前培训课程基本包含了所有你在妊娠期间会关注的问题，例如胎教、孕期营养、孕期运动的指导与心理调适，还包括孕妇营养保健、孕期心理健康、骨盆操、分娩止痛选择、胎儿发育、母乳喂养、新生儿护理、产后保健和防止产后抑郁等方面。目的是希望孕妈妈及家人能够对孕期有系统而全面的了解，缓解一些孕妈妈及家人的焦虑。实践证明，产前培训能大大提高母亲和孩子的安全性，培训的内容不容小觑。

产前培训课程基本上都建议夫妻双方共同参加，准爸爸的参与可以增加男性对怀孕的参与感，从而增进夫妻感情。此外在参加课程时也可结识其他一些等待宝宝出生的夫妻，经过交流得到更多的帮助。

以下是某医院产前培训课程安排，仅供参考

August 2015

Mon 一	Tues 二	Wed 三	Thur 四	Fri 五	Sat 六	Sun 日
31					1	2
3	4 孕期生活	5 孕期营养	6	7 准爸爸学习班	8 孕期常见症状的自我保健	9
10	11 分娩方式的选择	12 康乐分娩	13	14 分娩镇痛	15 产程中常见问题的处理	16
17	18 新生儿常见问题与护理	19 康乐分娩	20	21 新生儿常见问题与护理	22 产后避孕如何坐月子	23
24	25 母乳喂养及新生儿洗澡	26 产后避孕如何坐月子	27	28 母乳喂养及新生儿洗澡	29	30

Q&A

医院安排的产前课程要怎么选择？

A：每个医院安排产前课程的时间都不一样，课程都是循环进行的，孕妈妈可以根据自己的时间参与课程。准爸爸如果有时间可以一起参加产前课程。

可以参加课程的地方

1 医院课程

课程中孕妈妈可以了解医院孕期检查和分娩
的操作流程及常规运作，甚至还会安排孕妈妈参
观产房及产科病房。有的医院还会介绍其能提供
的服务及相应的收费标准。医院将是大多数孕妈
妈选择的分娩地点，通过产前培训可以让孕妈妈
获得关于怀孕和分娩的相关信息，放松心情。但
是由于听课人多，大多采用录像、电影或幻灯片
方式讲授，不方便孕妈妈提问。

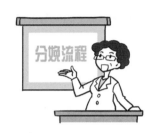

社区课程 2

有的社区也会有产前培训课程，一般是公益
性的、免费的，通常比医院课程规模小，气氛更
友好。通常社区课程的时间会不太确定，不像医
院课程会定期举行。如果想在社区听课，需要孕
妈妈向社区妇幼保健部门咨询。

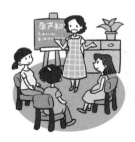

3 其他课程

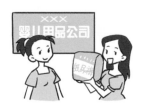

有些婴儿用品公司也会组织一些产前的培训
课程，课程内容与组织机构的推广目的联系密切，
孕妈妈可以根据自身需求选择。

生产医院的选择

通常我们会建议孕妇在产检医院分娩，所以提前选好产检医院非常重要，其中最重要的原则是保证母婴的安全。

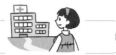

不同医院的比较

	长处	短处	适用
私立医院	私立医院从最初的检查到产后，都会由同一个医生负责，这会让孕妈妈在心理上产生很大的安全感；医生工作时间也很灵活，即使是晚上也没有问题。	价格相对昂贵，而且医疗水平有限。	孕妇没有并发症、物质准备充分，希望享受高端的服务，可以选择私立医院。
综合医院	医疗水平高，除了妇产科外还设有儿科、皮肤科、内科等门诊，怀孕期间如出现其他异常可及时联系相应专家会诊。而且价格适中。	产检和分娩时的医生是随机的。产检人很多，等的时间长。	曾有流产或早产经历，患有糖尿病、心脏病等并发症的，以及高龄分娩等孕妇，适合选择综合医院。
妇产专科医院	专业性更强，医生对孕妇的症状甚至特殊的产科并发症都更有经验。大部分专科医院还拥有针对不孕不育或畸形儿的特殊门诊，孕妇可以得到专业咨询。分娩费用与综合医院基本一致。产科病房多，且大多能提供人性化的服务，如陪产、新生儿游泳等。	一些知名妇产专科医院就诊人数众多，空余病房和等待诊疗的时间甚至比综合医院情况还差。	对绝大多数产妇都适用。

⑦ 特别关注：要好孕也要漂亮

虽然心灵美比外貌重要，但对女人来说出色的外表怡人怡己，增加自信，因此怀孕这个特殊的时期，爱美的孕妈妈会担心，我大腹便便，还能像以前一样光彩照人吗？其实只要在孕期做好简单的护理、出行选择适当的着装，孕妈妈一样可以很漂亮！

● 皮肤护理

由于激素的变化，怀孕后孕妈妈皮肤或多或少地都会出现异于平时的状况，有的孕妈妈皮肤分泌较多油脂，有的孕妈妈脸上长斑，还有的孕妈妈可能皮肤变得敏感，那么怀孕期间怎样进行皮肤保养呢？总体来说，不论是干性皮肤、油性皮肤还是皮肤粗糙、敏感脆弱，孕妈妈护肤都要以保湿为主，使用能给肌肤增加水分的护肤品，切忌用碱性的洁面产品。

不同肤质的护理方法

| 出油严重 | 注意清洁皮肤，用温和的洗面奶，营养均衡，多摄入优质动物蛋白和维生素。 |

| 皮肤粗糙 | 清洁皮肤后用手按摩 2~3 分钟，选择天然、易吸收的保湿护肤品，增加镁、钙等微量元素的摄入。 |

| 色斑沉积 | 注意防晒，避免在阳光强烈的时候外出；如果必须外出要做好防护工作（擦防晒霜、戴宽檐帽子或撑伞），饮食清单、营养，少吃或不吃刺激性食物。 |

护发建议

头发不宜多洗，洗头过频反而会使头发失去光泽，孕期每周洗发1~2次即可。多吃有益头发的食物，如核桃、黑芝麻、瓜子、海带、紫菜以及绿色蔬菜等。情绪平和稳定才适宜头发生长。曝晒会让头发的毛鳞片受损，外出注意防晒，阳光强时最好撑伞或戴帽子。每天用手指按摩头皮或用牛角梳梳头100下，能刺激头皮血液循环，是养发的好方法。头发生长需要很多营养及原料，为了让头发更健康，孕妈妈要均衡饮食，生活规律。

这样洗头既安全又健康

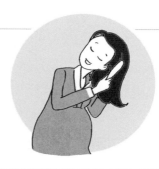

电吹风的热风会破坏头发的角质层，还有电磁辐射，洗发后最好自然晾干，也可用吸水性强、透气性好的干发帽、干发巾。

洗发后孕妈妈可以轻柔按摩头皮来促进头部血液循环，头发还湿的时候不要马上睡觉、外出，以防感冒。

怀孕后皮肤比原先敏感，不要随便更换洗发水，根据自己发质，尽量选温和无刺激的洗发水和配套的护发产品。

怀孕后孕妈妈腹部膨大，洗发时要注意姿势不能压迫腹部，可请准爸爸帮忙洗头。

温馨提示 *Kindly reminder*

少用护发产品

如果头发没有出现干燥、开叉或打结的情况，就尽量不要使用护发产品，尽量不要去理发店做头发倒膜等护理。如果孕妈妈的头发很长，打理起来比较费劲，建议孕妈妈把头发剪短，方便清洗。

孕期口腔保健

因为孕妈妈体内妊娠激素的分泌，所以孕期是维护口腔健康的重要时期。据统计，近九成的女性在产后都会出现口腔问题。若能在孕期重视口腔卫生保健，就可以避免或减轻口腔问题，维护口腔健康。研究还发现孕妈妈的口腔健康会直接影响婴幼儿的口腔健康，为了宝宝的牙齿健康，孕妈妈应做好口腔保健。这不仅关系到孕妈妈自身的健康，还会影响宝宝的健康发育。

孕期易患妊娠牙龈炎

怀孕后孕妈妈激素改变，牙龈容易充血肿胀，而进食次数又较孕前增多，口味嗜酸甜，所以刷牙时往往易出血。这时如果忽略口腔卫生保健，就容易患上妊娠期牙龈炎，疼痛不适。妊娠期牙龈炎通常在孕二月出现，孕八月激素分泌达到高峰时变得最严重。有吸烟嗜好的孕妈妈，更容易发生妊娠期牙龈炎。而原先有牙龈炎的孕妈妈，可能并发牙周问题。

来自口腔保健医生的建议

妊娠期间孕妈妈患口腔疾病会影响肚子里的胎宝宝。所以孕期孕妈妈要听从口腔医生的建议，做好口腔的清洁和保健。

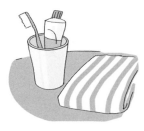

1 坚持早晚刷牙、饭后漱口。

2 选头小、毛软、磨毛的牙刷。

3 定期使用牙线清洁邻面牙菌斑。

4 选用含氟牙膏预防龋齿。

5 注意平衡膳食，少吃甜食、零食。

孕期能否化妆

怀孕后由于内分泌改变，孕妈妈身体会发生很大的变化，身体膨胀，面部可能长出妊娠斑，许多爱美的孕妈妈因此而困扰：怀孕期间能化妆吗？化妆对胎儿是否有害？在此，我们建议选用化妆品应慎重，如果使用，应注意以下方面：

● 孕期适用化妆品

保湿产品。孕妈妈护肤要以保湿为主，使用能给肌肤增加水分的护肤品，切忌使用碱性的洁面产品。

性质温和的纯天然产品。孕妈妈要选择质量有保证的，无防腐剂、色素、香料、化学药品成分和低酒精的天然化妆品。不用含防腐剂、化学成分，质量不合格的铅、汞等重金属含量超标化妆品。

● 孕期少用或者不用的化妆品

口红。口红是由多种油脂、蜡质、颜料和香料等成分组成，含羊毛脂较多。羊毛脂既能吸附空气中对人体有害的重金属元素，又能吸附各种致病微生物，还有一定渗透作用。口红经常不知不觉地被"吃"进口中，因此孕期应尽量不涂或少涂口红，涂也要选择天然优质的口红。

孕期忌用的化妆品

指甲油

指甲油含有一种名叫邻苯二甲酸酯的物质，这种物质可通过呼吸系统和皮肤进入体内,若长期使用,不仅对孕妈妈的健康十分有害,而且会通过胎盘和血液进入胎儿体内，影响胎儿健康。

美白祛斑化妆品

科学实验证明皮肤增白及祛斑类除色素化妆品中含的化学成分，很容易被正常皮肤吸收，经母体胎盘转运给胎儿，可能使胎儿发育异常。

孕期舒适时尚的装扮

怀孕后随着身体的变化，孕妈妈的衣着必须相应调整，选择服装时不仅要看穿着舒不舒适还要看漂不漂亮。选择好孕妇装，孕妈妈一样可以打扮得精神利落。孕妈妈可以从面料、颜色和款式三方面选择衣服。

● 面料选择

天然面料。怀孕期间孕妈妈的皮肤变得敏感，如果经常接触人造纤维的面料，容易引起过敏，所以选择天然面料（如纯棉、羊毛、亚麻等）的衣物是购买孕妇装不变的原则。

易于打理。柔软、免烫、易于打理的面料会让日益沉重、行动不便的孕妈妈方便轻松。

透气、吸汗性好。怀孕期间孕妈妈新陈代谢快，皮肤易出汗，透气性良好、吸汗力强、防暑保暖的面料比较适合。

● 颜色选择

色彩鲜艳的衣服穿起来能调节情绪、显得精神好，有利于孕妈妈和胎儿的身心健康；柔和的色彩，如米白色、浅灰色、粉红色、苹果绿等能让人赏心悦目；黑色是那些高雅时尚的女性钟爱的颜色，孕妈妈穿上会有意想不到的效果。

温馨提示　　　　　　　　　　　　　　　　　　*Kindly reminder*

怀孕后如何选择袜子？

选择专为孕妇设计的袜子。这些袜子有连裤袜、半筒袜及全弹型、治疗型等多种款式。

半筒袜适于孕后期，大腿过肿无法穿裤袜时穿，有利于促进血液的回流。而连裤袜则在臀部加强了提臀织法、大腿防扩张弹性压力织法及小腿至脚面处加强回流织法。加压弹性长裤能最大限度地减轻脚和脚踝的肿胀。

精心搭配，穿出时尚感

选择合适的衣服，将不同材质、不同颜色、不同花色的衣服进行精心的搭配。妊娠期的孕妈妈同样可以穿出时尚感。

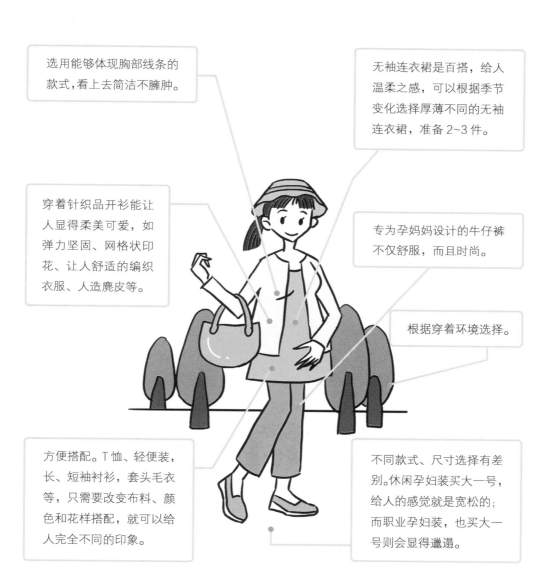

选用能够体现胸部线条的款式，看上去简洁不臃肿。

无袖连衣裙是百搭，给人温柔之感，可以根据季节变化选择厚薄不同的无袖连衣裙，准备2~3件。

穿着针织品开衫能让人显得柔美可爱，如弹力坚固、网格状印花、让人舒适的编织衣服、人造麂皮等。

专为孕妈妈设计的牛仔裤不仅舒服，而且时尚。

根据穿着环境选择。

方便搭配。T恤、轻便装，长、短袖衬衫，套头毛衣等，只需要改变布料、颜色和花样搭配，就可以给人完全不同的印象。

不同款式、尺寸选择有差别。休闲孕妇装买大一号，给人的感觉就是宽松的；而职业孕妇装，也买大一号则会显得邋遢。

巧用丝巾点缀

丝巾是非常好的配饰，搭配得当可以给衣服增添色彩和层次，特别是怀孕后以宽松和舒适为主的衣服，可以选用不同的丝巾来增加衣着的变化。

丝巾要选佩戴舒适的，根据自己的脸型系法，如长形脸最好颈项间系小丝巾，脸型短应戴向下垂的丝巾。此外还要考虑与服装的搭配，图案繁多的丝巾可配单色或纯色衣服，图案简单的丝巾可配色彩丰富的衣服。

显得脸部修长的系法

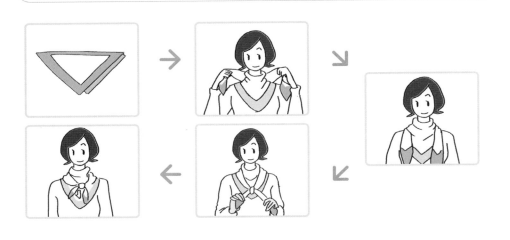

显得脸部圆润的系法

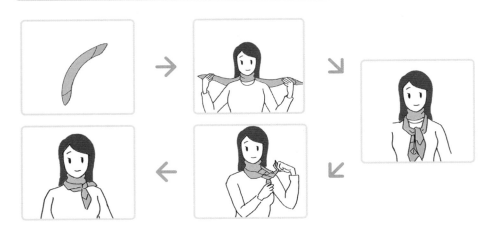

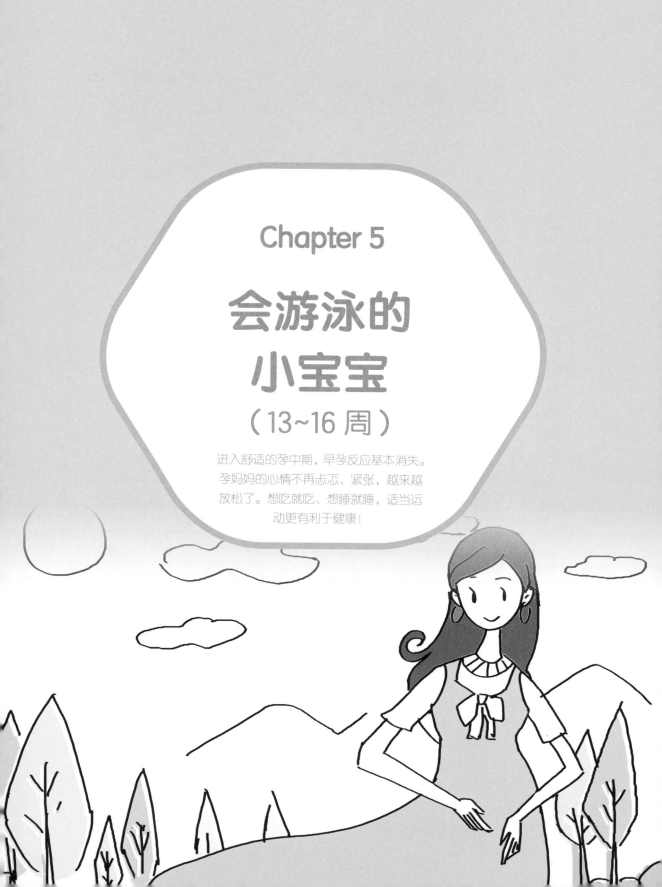

Chapter 5

会游泳的
小宝宝
（13~16 周）

进入舒适的孕中期，早孕反应基本消失。
孕妈妈的心情不再忐忑、紧张，越来越
放松了。想吃就吃、想睡就睡，适当运
动更有利于健康！

第 13 周

胎儿的肝脏开始分泌胆汁，胰腺也开始产生胰岛素。胆汁虽由肝脏分泌但却贮藏在胆囊（已经形成）里。目前胎儿只能通过血管吸收经你加工过的食物，所以他体内的消化系统内是完全没有食物的，直到宝宝开始用嘴（而不是通过脐带）进食为止。

虽然可能你的肚子很快会变得明显起来，但你的宝宝却只有一只大虾的大小。

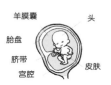

第 14 周

胎儿开始活动大拇指与其他手指，外生殖器清晰可见。牙肉里已经出现牙床，食道及气管已呈现出来，喉也开始形成。他的唾液腺开始发挥作用，很快就会开始进行呼吸、吮吸、吞咽动作。他的肌肉反应从机械式、木偶式开始转变得像新生儿一样顺畅。现在，胎儿的心跳可以用多普勒探测到。

胎儿现在身长 87 毫米，体重 43~60 克。

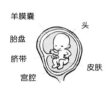

第 15 周

胎儿已经有了轮廓分明的脖子，他的头不再长在双肩上，而是脖子上。他比以往更加灵巧活泼，可以转头、张嘴和咂嘴唇，还会踢腿，把脚朝里转又朝外转，弯弯脚趾头或摇摇脚趾头。到这个月月底，不断增长的子宫将会提升到髋骨之上。

胎儿现在的体重约 70~90 克。

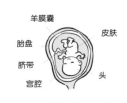

第 16 周

胎儿的头和脖子会变直，头部与颈部日趋发育成一直线。这是因为有更多的骨头形成了，背肌也会变得更强壮一些。胎儿的脚指甲开始从指甲床里长出来。由于控制胎儿体内血液供应的交换原理，胎儿不可能将母亲血液中的营养尽数吸收，所以你自身体内仍有营养供给。

胎儿现在身长 120 毫米，体重 104.5 克，无论在长度还是重量上，都是两周前的 2 倍。

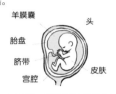

② 孕妈妈的变化

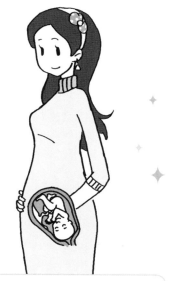

随着增大的子宫向前凸起，为了保持身体平衡，孕妈妈往往会将双肩后移、脖子前伸，导致背部弯曲，引起背部肌肉紧张。所以孕妈妈会觉得腰背部疼痛或不适。

腰背部疼痛

随着早孕反应消失，尿频与便秘现象逐渐恢复正常，基础体温逐渐呈现低温状态。

早孕反应结束

子宫与新生儿头部大小相当，宫高10厘米。孕妈妈下腹部明显隆起，俗称"显怀"。

开始显怀

子宫改变了位置，缓解了对膀胱的压力，孕妈妈尿频的现象有所好转。

尿频现象好转

妊娠期间鼻腔黏膜肿胀，孕妈妈会出现鼻塞，甚至流鼻血的现象。这是一种常见现象。

偶尔鼻子流血和鼻塞

孕妈妈会发现内裤上的"白带"越来越多，这是阴道分泌物增加引起的，是自然现象。

"白带"增多

孕妈妈感觉胃部有强烈的烧灼感，这种症状称为"胃灼热"。由于子宫对胃部的压迫，这些症状会随之加重。

可能出现的胃灼热

孕妈妈下腹部、屁股、大腿及胸部会出现红色或者粉红色的细小纹路，即妊娠纹。约有90%的女性在怀孕期间会产生妊娠纹。

出现妊娠纹

③ 孕妈妈的产检

　　不少孕妈妈在产检的时候会遇到很多疑惑，比如，有的觉得自己的检查太少，有的觉得自己的检查太多。其实到了孕中期（4~6个月），通常只需要每月去医院进行一次产检。检查包括常规检查和特殊检查。常规检查是每次检查都必须做的，所检查的项目每次基本都是一样的；特殊检查主要针对一些特殊的状况或并发症，例如唐氏综合征筛查或者孕妈妈有高血压、孕妈妈的血型是 O 型之类的情况。下面我们一起来看看常规检查和特殊检查都有哪些项目。

● 常规检查

● 体重

　　一般怀孕期间体重会增加 10~14 千克。初期（0~3 个月）增加 1~2 千克，中期（4~6 个月）增加 5~6 千克，末期（7 个月～出生）增加 4~5 千克。孕妈妈体重增长太快可能引发糖尿病、高血压等各类疾病，并且胎儿过大也会影响分娩，甚至引起新生儿低血糖；体重增加太少则无法给胎儿提供充足必要的营养，导致胎儿发育不良。

● 血压

　　怀孕时的血压可能比怀孕前略低。如果血压高于 18.62/11.97kPa（140/90mmHg），可能为慢性高血压。若兼有蛋白尿或水肿时，则可能是先兆子痫，严重时会全身痉挛成为子痫症，危及孕妈妈与宝宝的生命安全。血压偏高时应卧床休息，控制饮食，必要时可住院以药物控制并适时生产。

● 有无水肿

　　一般来讲，28 周以后出现水肿是正常现象，只要不是特别严重；如果在 13~16 周就有水肿，需要结合看是否有血压增高的情况，包括尿检中是否有尿蛋白，以排除先兆子痫的可能性。

● 测量宫高、腹围，检查宝宝的胎位

测量子宫底与耻骨联合的距离可估计胎儿生长发育的情况。如果对胎儿大小有怀疑，还可做 B 超检查。检查胎位是为了判断宝宝的胎头位置。

● 听胎心

心脏是胎儿全身器官中最早开始工作的，怀孕 5 周左右，胎儿的心脏就开始跳动，6~8 周可由 B 超看到心跳，不过从腹部听到胎心要到怀孕 10~12 周。12 周后每次产检医生都会用多普勒胎心仪为宝宝听胎心，这是监测宝宝健康的一种方法。如果怀孕 12 周以上听不到胎心，就要做 B 超检查诊断。最初的胎心跳得非常微弱和缓慢，一分钟只有六七十次。怀孕 8 周后，胎心跳动每分钟能达到 180 次左右。怀孕 14 周以后，胎儿的心跳速度下降为每分钟 140 次左右，以后就一直保持在每分钟 120~160 次。

有可能的特殊检查

特殊检查不是所有的孕妈妈都需要做的，通常医生会根据孕妈妈的具体情况安排，在这里为大家集中介绍一下常见的特殊检查项目。

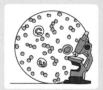

ABO 溶血检查

O 型血的孕妈妈如果丈夫血型为 A 型、B 型或者有自然流产史及前一胎新生儿有黄疸史者，最好在孕前 3 个月进行 ABO 溶血检查，以避免宝宝发生溶血症。如果 O 型血孕妈妈怀孕之前没有做过这项检查，那么医生一般会安排现在做。检查时通过抽取静脉血化验检查血型和 ABO 溶血滴度。

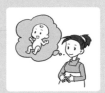

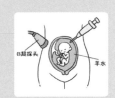

胎儿先天性异常与监测

胎儿先天性异常通常是由基因引起的，也可能是妊娠期间的环境因素造成的，还有一些不明原因的先天性发育异常。最为大家所熟知的唐氏综合征，便是由于染色体出现异常所引起的，此外一些新生儿的外观缺陷也是染色体异常导致的。

发生胎儿先天性异常的高危人群为第一胎在 35 岁以上的孕妇，因女性过了 35 岁以后怀孕，年龄越大，所受到外界环境因素干扰程度越大，受精卵在分裂过程中发生病变的概率随之增加，从而导致胎儿异常的概率加大。另外，过去曾有过胎儿异常或是反复流产者都是胎儿异常的高危险群。产检对于发现胎儿先天性异常意义重大，下面几种产检的方法对于了解胎儿健康、发现胎儿异常有很大的帮助。

● B 超检查

检查时间：整个孕期

B 超是大家熟知的检验方式，属非侵袭性的检查。理论上孕妈妈整个孕期至少要进行 4 次胎儿 B 超检查。时间分别为：

11~13^{+6} 周：第一次 B 超检查，了解胚胎发育情况，测量胎儿 NT（胎儿颈项透明层）

厚度，双胞胎孕妇须进行绒毛膜性的判断。21~24周：胎儿系统B超检查，筛查胎儿畸形，俗称"排畸"。30~34周：胎儿的生长发育测量，胎儿形态检查的补漏，检查有无胎盘和羊水的问题。38周以后：胎儿生长测量，检查胎位、胎盘位置、脐带绕颈情况和羊水量。

B超检查作用

主要为检查胎儿是否有结构性异常，可能发现的结构性异常包含唇腭裂、脊膨出、腹壁裂，或是手指、脚趾不健全等。若是发现结构性异常，会根据异常去推测可能有的基因或染色体缺失部分。

B超检查并非100%准确

B超检查是靠水和其他软组织来传导，无法穿过骨头或空气的阻隔，因此，检查会受到许多限制，比如，母亲腹部脂肪组织太厚或胎儿姿势遮挡，导致无法看到某些器官，就可能造成无法判读。而羊水的多少也会影响超声波检查的准确性，若羊水过多会导致影像不清，羊水过少则可能阻碍声波进入，因此B超检查并非100%准确。

高层次B超检查需自费

胎儿B超检查又可分为普通B超检查和高层次B超检查。通常产检进行的是普通B超检查，高层次B超检查可看得更为精细，但不在医保范围内。通常进行普通B超检查怀疑有异常时，才会进行高层次B超检查，以辅助诊断。

● 绒毛膜取样术

检查时间：10~11周

实施方式

绒毛膜取样进行的时间较羊膜腔穿刺早，若母体血清经检验后，风险偏高，就会进行此项检查，以确认胎儿染色体异常的可能性。进行绒毛膜取样时，会将一根细长针穿入胎盘组织内，抽取少量的绒毛，以进行染色体、基因的分析。

绒毛膜取样术监测指征

通常经孕早期筛查后为高危险群者是绒毛膜取样术监测适用对象，也就是后颈部透明带太厚或B超发现胎儿结构异常者，或高龄产妇担心胎儿可能异常、前次怀孕有过染色体异常者，抑或是夫妻两人有一人有染色体异常者。

实施风险

若是绒毛膜取样术早于怀孕 10 周内实施，会导致某些胎儿肢体异常，为了避免此风险，会在 11 周后才实施绒毛膜取样术。但若绒毛膜取样结果为正常，也不百分百代表会生出健康的胎儿，因人类肢体先天的缺陷占了约 2%~3%，这部分都不在绒毛膜取样术的检验之内。

● 孕早期唐氏综合征筛检

检查时间：10~14 周

实施方式

孕早期的唐氏综合征筛检为颈部透明带厚度及孕妇血清检验。

颈部透明带是指胎儿颈部后方皮下积水的空隙，进行 B 超扫描时，医生会详细测量介于皮肤和组织之间的空隙厚度，医学研究已证实，当胎儿后颈部透明带越厚，染色体异常的概率就越高。孕妇血清检验则是分析两种生化血清，分别是"游离型人类绒毛性腺激素"和"妊娠血浆蛋白－A"，将会合并计算孕妇年龄及这两种生化血清检验值和胎儿颈部透明带厚度，估算染色体异常的风险。若是经估算后其风险概率高于 1/270，则被称为高危险群，建议进一步做侵袭性的检查以确认。

孕早期诊测率高达 70%~80%

专家表示，一项超过 10 万名孕妇参与的前瞻性跨国际合作研究计划报告显示，怀孕初期 B 超筛检唐氏综合征（胎儿颈部透明带）可达到 70%~80% 的诊测率，比起只依母亲年龄的 20%~30% 的诊测率或仅以母血筛检的 55%~65% 诊测率，要明显增加筛检的准确性。一般测量胎儿颈部透明带的时间约为 15 分钟，但有时胎儿的姿势不容易被测量到，因此必须细心等待才能量到准确的厚度。

● 孕中期唐氏综合征筛检

检查时间：15~20 周

目前实施的两种方式

一种是以传统的两种指标进行检验，母亲年龄为 35 岁以上的就会采取血清筛检，准确度约达 45%，进行完此项检验后若是合并实施羊膜腔穿刺，准确度则可达 99% 以上。第二种则是在 2008 年引入的 4 种指标，分别是检验母亲血清绒毛性腺激素、雌三醇、胎儿甲型蛋白与抑制素，根据国外的报告，可筛检出 80% 的唐氏综合征、95% 的三染色体 18（第 18 对染色体异常）与 95% 的脊柱裂。

两种孕期唐氏综合征筛检的差异

孕早期和孕中期的唐氏综合征筛检，最大差异除了时间上的不同之外，第一次筛检后 3 天就可得知报告，若是风险超过标准值，可尽快进行绒毛膜取样，以确认怀有唐氏儿的可能性，以及早决定是否终止妊娠；而孕中期则要等待两周才能获取结果，再加上进行羊膜穿刺的时间，若是要终止妊娠，胎儿可能已接近 24 周。

● 羊膜腔穿刺术

检查时间：16~20 周

实施方式

羊膜腔穿刺术是在 B 超的导引下，将一根细长针穿过孕妇肚皮，经过子宫壁，进入羊水腔，抽取羊水进行分析检验。羊膜腔穿刺主要能检验出唐氏综合征和一些基因疾病。

一般进行羊膜腔穿刺术的最佳时间是 16~20 周，抽取出来的细胞必须经过培养，使其分裂到足够的数量才能进行检验分析，因此羊膜腔穿刺的检验报告结果约在两周后才可获取。若小于 14 周进行羊膜腔穿刺术，羊水较少会提高风险；而若是超过 20 周，等检验报告出来时，胎儿已经太大，此时决定要终止妊娠会有更大的风险。

羊膜腔穿刺术无法检出非染色体引起的疾病

和绒毛膜取样一样，羊膜腔穿刺检验报告正常，仅代表染色体没有异常，不能排除其他非染色体引起的疾病，如先天性心脏病、智力障碍或唇腭裂等。

羊膜腔穿刺术监测指征

一般建议进行羊膜腔穿刺术者为年龄 35 岁以上的高龄产妇，或前胎曾是染色体异常胎儿的孕妇。另外，夫妻其中一人有染色体异常者，或是过去曾经流产过的孕妇，也应接受羊膜腔穿刺术监测。

● 脐带血检验

实施方式

脐带血检验属侵袭性的检查，主要是通过 B 超导引，经由孕妇的腹部，抽取胎儿之脐带血以供检验。胎儿的脐带血可检查胎儿的染色体、基因、生化机能、血红素、凝血机能、缺氧状态以及病毒感染等情况，准确度极高，两天内即可获得详细的检验报告。

脐带血检验指征

脐带血检验可以迅速地得到染色体疾病的诊断结果，适用于急需诊断结果的病例，有时也用于胎儿感染、胎儿贫血的诊断。

实施风险

脐带血检验的执行方式是直接侵入胎儿的脐带抽取脐带血，因此风险极高。专家表示，胎儿脐带血检验应少用，若非急迫性，一般不建议进行此项检验。

● 无创 DNA 产前监测

检查时间：12~26 周

实施方式

给孕妈妈进行静脉采血，从孕妈妈的血液中分离出胎儿的 DNA 以供监测，因为妊娠 8 周以上孕妈妈的血液里会漂浮着少量胎儿的 DNA。无创 DNA 产前监测可以准确地监测出胎儿的性别和血型，如果胎儿患有唐氏综合征其诊断的准确率高达 99%。这项技术最终会取代标准唐氏综合征、胎儿其他染色体或基因缺陷的监测方法。

无创 DNA 产前监测指征

适用于唐氏筛查报告显示高风险，主要用于筛查 21 - 三体、18 - 三体、13 - 三体，但是不能代替羊膜腔穿刺。

实施风险

无创 DNA 产前监测的风险较低，它的无创伤性可以避免因为侵入性诊断带来的流产、感染等。

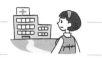

产检频率	常规检查及保健	备查项目	健康知识储备
第1次检查（6~13^{+6}周）	1.建立妊娠期保健手册 2.确定孕周、推算预产期 3.评估妊娠期高危因素 4.血压、体重指数、胎心率 5.血常规、尿常规、血型（ABO和Rh）、空腹血糖、肝功和肾功、乙肝病毒表面抗原、梅毒螺旋体和HIV（人类免疫缺陷病毒）筛查、心电图等	1.HCV（丙型肝炎病毒）筛查 2.地中海贫血和甲状腺功能筛查 3.宫颈细胞学检查 4.宫颈分泌物监测淋球菌、沙眼衣原体和细菌性阴道病的监测 5.B超检查，妊娠11~13^{+6}周B超测量胎儿NT（胎儿颈项透明层）厚度 6.妊娠10~12周绒毛活检	1.避免接触有毒有害物质和宠物 2.慎用药物和疫苗 3.改变不良生活方式；避免高强度、高噪音环境和家庭暴力 4.继续补充叶酸（0.4~0.8mg/d）
第2次产检（14~19^{+6}周）	1.分析首次产检结果 2.血压、体重、宫底高度、腹围、胎心率 3.妊娠中期非整倍体母体血清学筛查（15~20^{+0}周）（用于筛查胎儿染色体异常）	羊膜腔穿刺检查胎儿染色体	1.如果贫血，需要补充铁元素 2.开始补钙
第3次产检（20~23^{+6}周）	1.血压、体重、宫底高度、腹围、胎心率 2.胎儿系统B超筛查（20~24周） 3.血常规、尿常规	宫颈评估（B超测量宫颈长度，早产高危者）	认识、预防早产

产检频率	常规检查及保健	备查项目	健康知识储备
第4次产检 （24~27⁺⁶周）	1. 血压、体重、宫底高度、腹围、胎心率 2.75g OGTT（75g葡萄糖耐量试验） 3. 血常规、尿常规	1. 抗D滴度复查（Rh阴性者） 2. 宫颈阴道分泌物fFN（早产测试）监测（早产高危者）	1. 认识、预防早产 2. 妊娠糖尿病筛查
第5次产检 （28~31⁺⁶周）	1. 血压、体重、宫底高度、腹围、胎心率、胎位 2. 产科B超检查 3. 血常规、尿常规	B超测量宫颈长度或宫颈阴道分泌物fFN监测	1. 分娩方式 2. 注意胎动 3. 母乳喂养知识 4. 新生儿护理知识
第6次产检 （32~36⁺⁶周）	1. 血压、体重、宫底高度、腹围、胎心率、胎位 2. 血常规、尿常规 3. 骨盆测量	1.GBS（产科B族链球菌）筛查（35~37周） 2. 肝功、血清胆汁酸监测（32~34周，怀疑妊娠期肝内胆汁淤积症者） 3.NST（胎心监护）检查，（34周开始） 4. 心电图复查（高危者）	1. 分娩相关知识 2. 分娩前的营养和运动
第7~11次产检 （32~41⁺⁶周）	1. 血压、体重、宫底高度、腹围、胎心率、胎位、宫颈检查 2. 血常规、尿常规 3.NST（胎心监护）检查（每周1次）	1. 产科B超检查 2. 评估分娩方式	1. 新生儿疫苗接种 2. 产褥期知识 3. 胎儿宫内情况监护 4. 超过41周，住院并引产

注：不同地区，不同医院会有所差异。

④ 合理的饮食计划

为了能够在孕期更好地控制孕妈妈及胎宝宝的体重，每个时期孕妈妈的饮食都会做一点改变，使宝宝能够摄入均衡的营养。

· ·

● 孕中期的营养摄入

孕中期宝宝身体发育迅速，内脏器官不断分化、完善，已形成的器官虽未成熟，但有的已具有一定的功能，此时孕妈妈在热量和营养素方面的需求比怀孕早期要多得多，因此安排孕妈妈饮食时需要特别注意以下几个方面：

● 多吃蔬菜、水果，补充多种维生素，还利于体重控制

维生素是人体不可缺少的元素，对维持和调节人体正常生理机能和代谢作用很大，维生素不足或过量都不利于妈妈和胎儿健康。孕期通过食物补充维生素远胜药物，因为食物中的维生素是天然的，按照一定比例存在的，而且相比谷类、肉类等食物种类，蔬菜、水果不仅含有能满足孕期需要的大量维生素和矿物质，还富含体积大、能量密度低的水分和膳食纤维，通过蔬菜、水果补充维生素时容易有饱腹感，可避免食物摄入量增加引起体重过度增长，利于孕期体重控制。需要提醒的是蔬菜和水果各有其营养价值，不能相互代替，进入孕中期后每天至少应吃 300~500 克蔬菜、200~400 克水果。

● 饮食均衡，膳食多样化

孕中晚期一些妈妈自己体重增加不少，但是宝宝体重却不足，导致这种情况的原因很多，但妈妈摄取了过多高热量食物、饮食不均衡是其中一个常见的因素。因此，孕妈妈选择食物时，要尽量多样，并确保食品健康、天然。避免摄入热量高、油腻的油炸食品，如炸鸡腿、炸薯片等，以及含糖量高的甜食、饮料。

增加富含蛋白质、钙、铁食物的摄入

铁质摄入

怀孕 6~8 周后血容量开始增加，32~34 周达到高峰时，大约增加了 1450 毫升，其中血浆的增加量多于红细胞的增加，这种生理性血液稀释，使孕妈妈成为缺铁性贫血的高危人群，发生率高达 30%。因此，孕中期要多摄入含铁丰富的动物性食物，并多食维生素 C 含量丰富的蔬菜、水果促进铁的吸收。

钙质摄入

孕中期是胎儿骨骼生长的关键期，钙需要量明显增加，胎儿每日需沉积至少 110 毫克的钙。2000 年《中国居民膳食营养素参考摄入量》建议，孕中期钙的适宜摄入量为1000 毫克 / 天，孕晚期为 1200 毫克 / 天。这样孕妈妈才不致于因满足胎儿的钙需要，导致自身骨骼中的钙被大量消耗，引发产后骨密度降低。为此从孕中期开始，孕妈妈饮食补充 700 毫克左右的钙外，还应每天至少喝 250 毫升的牛奶，才能满足需要。

蛋白质摄入

孕中期胎儿生长发育加快，对优质蛋白的需要增加。2000 年《中国居民膳食营养素参考摄入量》建议孕中期孕妈妈每天增加蛋白质 15 克。鱼、禽、蛋、瘦肉中的优质蛋白质含量高，其中鱼类除提供蛋白质外，还含有对胎儿脑细胞和视神经发育有促进作用的花生四烯酸（ARA）、二十二碳六烯酸（DHA）及 n-3 多不饱和脂肪酸等营养素。蛋类中，蛋白质外的其他营养成分，如卵磷脂、维生素 A 和维生素 B_2 也都是胎儿生长发育不可缺少的。所以进入孕中期后，孕妈妈最好每天摄入增加总量 50~100 克的鱼、禽、蛋、瘦肉。其中鱼类最好每周 2~3 次，鸡蛋每天 1 个。

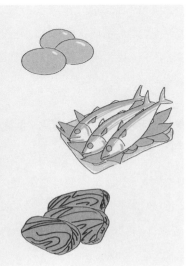

富含维生素的美味菜肴

什锦西芹

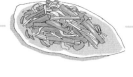

材料：西芹 300 克，水发冬菇、豆腐干各 100 克，笋片 50 克。

调料：白糖 2 克，香油、盐、姜末各适量。

做法：①将西芹去根择洗干净，切成小段，放入沸水中焯一下，再用凉水浸透，捞出控水。②将水发冬菇、笋片、豆腐干切成丝，放入沸水中焯一下，捞起，连同西芹段一起放入盘内。③加入盐、白糖、姜末，淋入少许香油，拌匀即可。

柚子炖鸡

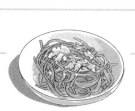

材料：柚子 1 个，白条嫩鸡 1 只 800 克。

调料：盐、姜片、葱段、料酒各适量。

做法：①柚子剥皮，去掉白膜，掰成小瓣；嫩鸡处理干净。②把柚子瓣放进鸡腹内，再一起放进炖锅内，放入姜片、葱段、料酒、盐，炖约 3 小时即可。高热量适宜两人餐。

蒜泥海带

材料：水发海带 200 克。

调料：蒜泥、醋、酱油、盐、香油各适量。

做法：①海带洗净，切成细丝，加清水煮透、煮软。②蒜泥、醋、酱油、盐、香油一起调成味汁。③调好的味汁和海带丝一起搅拌均匀即可。

⑤ 孕期可以适度练习瑜伽

怀孕 4~7 个月进入了比较舒适的孕中期，胎盘已经形成，胎儿发育趋于稳定，不太容易造成流产。大多数怀孕 4 个月的孕妈妈，由于肚子里的宝宝还小，刚开始"显怀"，所以身体比较灵活。没有流产史、身体健康的孕妈妈，只要觉得准备好了就可以进行一些轻柔的增强身体力量和提高肌肉柔韧性与张力的锻炼，瑜伽是很好的选择。

孕期瑜伽练习的好处

孕期有意识地通过瑜伽锻炼腹部、腰部、背部和骨盆的肌肉，缓解紧张感，使腰部及骨盆的关节更柔软、肌肉更富弹性，可以避免由于妊娠体重增加和重心改变而导致的腰腿痛，并有助于减轻临产时的阵痛，促进孕妈妈顺利地自然分娩。

但需要注意的是，妊娠中晚期，孕妈妈不适宜长时间做弯腰或下蹲的动作，以免压迫腹部而造成盆腔充血。

关于孕期瑜伽练习的侧重点

早期	侧重瑜伽静心的练习	安定孕期情绪
中期	强化腰腹部力量的练习	缓解腰背疼痛
晚期	强化呼吸力的练习	呼吸深长舒缓 具有助产作用

适合孕中期的瑜伽动作

→ 促进骨盆内部血液循环的爬行练习（辅助工具：瑜伽垫）

1 趴在瑜伽垫上，用手掌撑地，双手、双腿打开至与肩同宽。

2 吸气，抬头，腹部向地板靠拢，下巴和臀部尽量向上顶，视线可看到天花板。

3 呼气，低头，背部弓起，下巴和臀部尽量向中心靠拢，视线可看到自己的腹部。

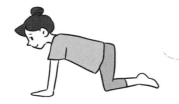 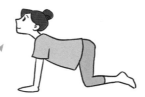 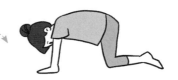

→ 强化手臂及背部肌肉的上半身练习（辅助工具：瑜伽球）

1 坐在瑜伽球上，背部挺直，双手握拳，手臂弯曲向后拉伸，感觉肩胛骨用力。

2 拳头展开，双手手臂向上举过头顶后交叉，手掌朝向正前方。

3 重新握拳，同样肩胛骨用力，双手手臂向后拉伸，回到①的姿势。

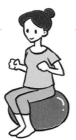 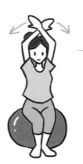 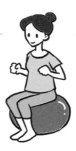

→ **促进全身血液循环的侧压练习（辅助工具：瑜伽垫）**

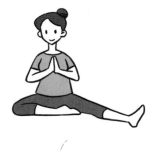

1

坐在瑜伽垫上，一只脚伸直，另一只脚的脚后跟靠在耻骨上，双手于胸前合掌。

2

呼气，双手举过头顶向上伸直，背部挺直。

3

利用侧腹部的肌肉力量回到②的姿势，再将双手缓缓放下。

4

利用侧腹部的肌肉力量回到②的姿势，再将双手缓缓放下。

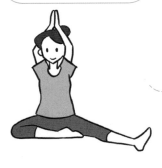

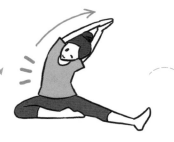

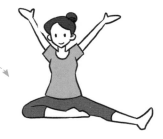

5

双手放下，休息片刻，以同样的方式向另一侧进行侧压。

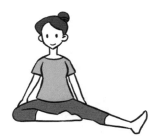

→ 强化大腿内侧肌肉的腿部练习（辅助工具：瑜伽球）

 坐在瑜伽球上，双脚向外打开，保持身体平衡。

 利用球的弹力，身体在球上做轻微弹跳，弹跳过程中脚不要离地。用左脚靠近右脚，左腿膝盖靠在右腿膝盖上。

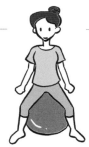 继续弹跳，换右脚靠近左脚，右腿膝盖靠在左腿膝盖上。

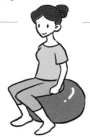
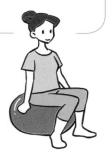

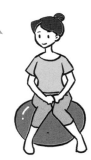

4 最后可在球上以顺时针或逆时针方向活动腰部。

温馨提示 *Kindly reminder*

孕妈妈运动一定要量力而行

　　孕妈妈要根据自己的情况来做运动，不要强行运动。如果以前一直没有运动，那么可以做一些轻微的活动，比如散散步、坐坐健身球；如果以前一直坚持运动，可以游泳。但切记不要做爬山、登高、蹦跳之类的剧烈运动，以免发生意外。

8 种不适合孕期做的瑜伽动作

怀孕期间练习瑜伽要避免做幅度大的动作，一切动作应以缓和而从容的心情去做。毕竟每个人体质不同，情况也不太一样。若是担心自己身体出状况，或是自知体质较弱，最好不要在家自己练瑜伽，尤其是完全没接触过瑜伽的初学者，最好在受过专业训练的孕妇瑜伽老师的指导下练习。下面是一些孕期不适合做的动作，可供孕妈妈参考。

● 后弯类动作

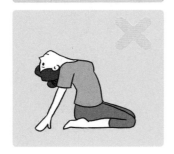

● 倒立类动作

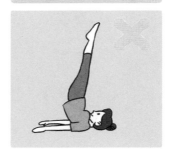

● 躺姿类动作

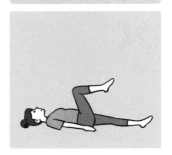

● 深度扭转类动作

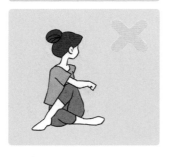

● 过度拉伸类动作

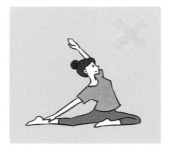

● 腹部着地类动作

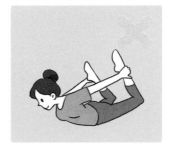

● 特别的收腹动作

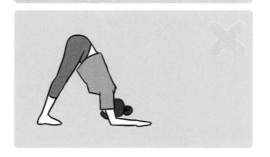

● 外八字站法

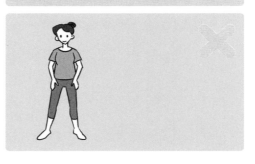

⑥ 本月你可能想了解的知识

妊娠4个月了，大多数孕妈妈的早孕反应已经消失了。本月开始孕妈妈的肚子会不断增长，所以孕妈妈的坐立行走姿势要发生改变；并且要根据季节的不同，更好地照顾自己。

●●

孕妈妈的坐立行走姿势

整个孕期，孕妈妈的行与动都要以"慢"为主。孕早期胎儿小的时候还不明显，到了孕中期，尤其是孕晚期，膨胀的子宫会影响孕妈妈的日常行动，为了胎儿和自己的健康，孕妈妈要注意坐立行走的姿势。

坐姿

深坐椅中

后背笔直靠着椅背，大腿成水平状，膝关节成直角，双脚掌踩地。椅子不应过高、过矮，应以40厘米为宜。

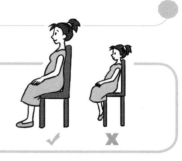

立位改为坐位

先用手在大腿或扶手上支撑一下，再慢慢坐下，然后脊背靠在椅背上，双脚平行叉开。

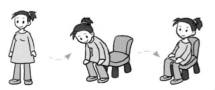

坐位改为立位

先用手在大腿或扶手上支撑一下，再慢慢站起。

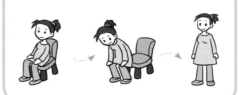

站姿

放松肩部，两腿平行，两脚稍微分开，距离略小于肩宽，双脚平直。

若站立时间较长，则两脚一前一后站立。

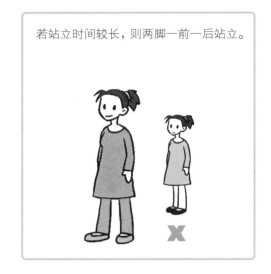

行走姿势

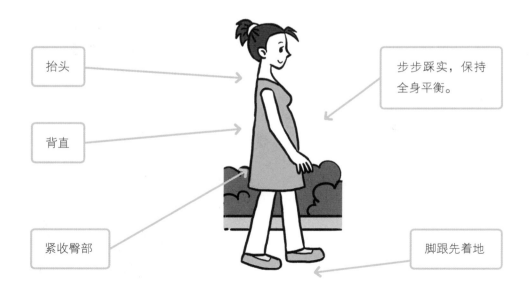

抬头

背直

紧收臀部

步步踩实，保持全身平衡。

脚跟先着地

下蹲姿势

捡东西

先屈膝，然后落腰下蹲，把东西捡起来，双手扶腿慢慢起立。

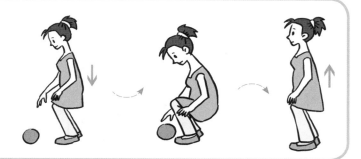

放东西

同样需要先屈膝，然后落腰下蹲，放下东西后，双手扶腿慢慢起立。

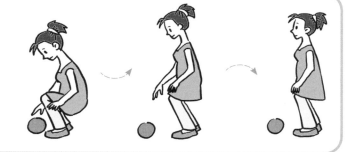

睡姿（左侧位）

随着胎儿的成长，孕妈妈的子宫越来越大，睡眠时可多采用左侧卧位，这样可以减少增大的子宫压迫大血管。
为了让孕妈妈安全舒适地度过孕期，建议孕妈妈使用护腰枕。它可以托腹护腰，减轻孕妈妈的不适感。

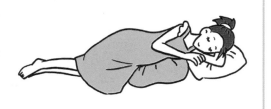

上下楼梯

上

扶着楼梯扶手

腰部要挺直

脚尖先踩地，脚跟再落地

落地后立即伸直膝关节

将重心移到该脚上后，再抬起另一只脚

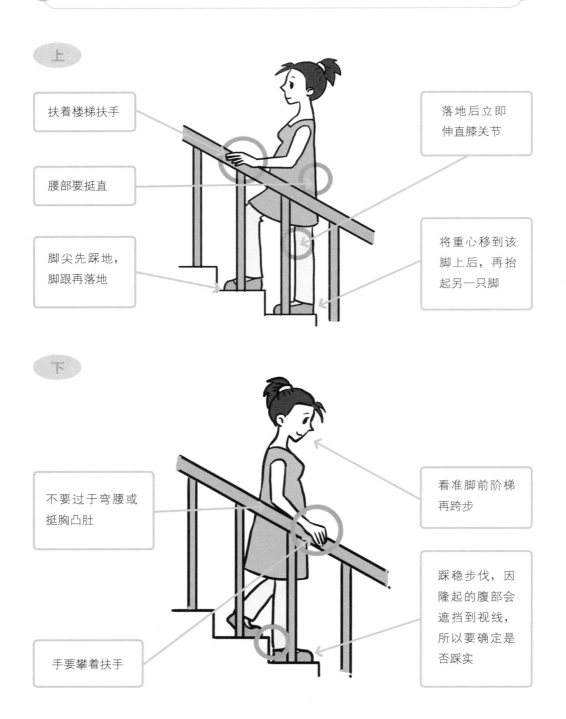

下

不要过于弯腰或挺胸凸肚

手要攀着扶手

看准脚前阶梯再跨步

踩稳步伐，因隆起的腹部会遮挡到视线，所以要确定是否踩实

四季孕期保健大不同

怀孕是一个漫长又特殊的过程，要想胎宝宝能够健康地成长，孕妈妈的整个孕期保健也要顺应四季的变化而变化。

春季孕期保健

● 注意保暖

春季是乍暖还寒的时令，温度起伏大，因此孕妈妈要特别注意保暖，春捂秋冻，防范感冒。

● 谨防过敏

春暖花开，空气中花粉含量高，敏感体质的孕妈妈要特别注意。同时，孕妈妈还要特别注意紫外线过敏。科学家的统计表明：一年四季中，春季阳光紫外线含量最高，冬季阳光紫外线含量最低。因此，人们对紫外线的敏感性以春季为最高，冬季则最低。

● 警惕病毒感染

春天是病毒高发季节，所以日常生活中孕妈妈要做好个人卫生，勤洗手，避免不洁饮食，不到人多拥挤的地方以减少病毒感染的机会。

● 早睡早起防春困

早睡早起不仅精神好，还有助于提高夜间的睡眠质量。有条件的孕妈妈可以午睡。

● 饮食清淡，养肝为先

春季，人体阳气顺应自然，向上向外疏发，肝气最旺，而肝气旺会影响脾，且春季气候干燥，所以饮食上要减酸增甘，健脾壮阳；同时注意补充水分，不要过度食用干燥、辛辣的食物，可食用香蕉、雪梨、百合、蜂蜜、冰糖等滋阴润燥的食物。

● 调节情绪

春季气候多变，容易干扰人体固有的生理功能，导致心理混乱。孕妈妈要注意调节情绪保持心情舒畅、乐观豁达。

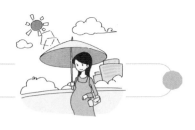

孕妈妈夏季的衣食住行

衣

孕妈妈夏季的衣服要简洁宽松，面料轻薄柔软，最好是天然材料质地，款式要选择便于脱穿的。内衣尤其要选择柔软、吸湿性强的。切忌选择过紧、透气性差的化纤织物，这样不仅会影响皮肤散热，还会引起皮肤瘙痒。

孕妈妈在夏季时，还要做到勤洗澡、勤换衣，贴身内衣更要常换洗，以保持身体清爽。

食

孕妈妈夏季饮食首先要注意食物的营养卫生，防止食品污染；其次要少吃辛辣食物，多吃清淡、易消化和富含维生素的水果、蔬菜；第三平时多喝温开水、绿豆汤、酸梅汤等清凉解暑的饮品，至于夏季常见的冷饮、冰糕则要少吃；最后要比平时补充更多的水分以防脱水。

住

首先，居所要保持良好通风，室温最好维持在25℃~30℃之间；其次，不可过度贪凉，不要在冷气较足的房间待得过久，或直接对着电风扇吹，应避开风扇和空调的出风口；第三，空调房间最好间隔一定时间关机开窗，让居室空气流通；第四，晚上睡觉的时候，千万不能整夜地开着空调或对着电风扇吹，以免着凉感冒。

行

孕妈妈的生理负荷大，机体代谢产生的热量增多，所以酷热天气外出时，孕妈妈一定要注意防范中暑。孕妈妈在夏季外出的时候要注意：1.避免阳光直射，尽量避开中午最热的时段，并做好防晒措施；2.随身携带温水及手机，一旦出现中暑征兆，要立即移到阴凉、通风处，松开衣物，多喝水，同时积极寻求他人帮助；3.午间最好休息，工作时需注意不要太劳累；4.注意防蚊虫，尽量不去草丛多的地方，或者去时穿长袖长裤。

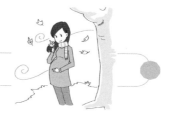

秋季要"三防"

对孕妈妈来说，秋天是比较舒服的季节。不过，要想做个健康的孕妈妈，一定得做好"三防"——防腹泻、防便秘、防呼吸道疾病。

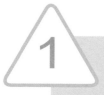

防腹泻

秋天正是天气逐渐转凉的时候，经过夏季的炎热，孕妈妈抵抗力相对比较差，这个时期如果不注意食品卫生就容易发生腹泻。所以孕妈妈一定要做好个人卫生，饭前便后洗手，避免不洁饮食。睡觉时注意盖好腹部，以防受凉。

防便秘

秋天气候干燥，加上孕后的身体变化，孕妈妈容易便秘。预防便秘，孕妈妈要注意均衡饮食，摄入肉类要适量，适当增加新鲜水果和蔬菜的比例。另外，要多喝水，养成定时排便的习惯。

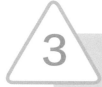

防呼吸道疾病

感冒是秋天孕妈妈最容易得的疾病之一。预防感冒孕妈妈一定要：及时增减衣服，注意保暖；尽量避免或者少去人多拥挤的地方，居室要保证空气流通；多吃富含维生素 C 的食物，适量运动提高免疫力；如果孕妈妈不慎感冒，用药需谨慎，原则上是能不用药就不用药，千万不要滥用抗生素；即便服用，也应该在医生的指导下，不要自己买药服用。

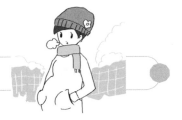

安全过冬要做到

冬季草木凋零，气候干燥寒冷，此时，孕妈妈要注意防寒保暖，谨防抵抗力下降染上各种疾病，影响自身的健康与胎宝宝的生长发育。

● 防寒保暖

寒冷会刺激血管收缩，影响身体供血。冬季孕妈妈最好减少外出，必须外出时要注意做好保暖措施，及时添加衣服，防止受凉感冒影响胎儿生长发育。当然，保暖也要适当，在有暖气或者空调的地方，要适量减少衣服，防止身体冷热不适应而感冒。

● 保持室内空气流通

冬季气候寒冷，人们大部分时间待在有暖气或炉子的屋子里。如果门窗紧闭、不及时换气，会使室内空气污浊。所以冬季孕妈妈要注意室内空气质量，预防一氧化碳中毒。阳光比较好、白天温度相对较高的时候，开窗通风半个小时左右，是简单有效净化室内空气的方法。

● 防病毒感染

冬季人们经常待在密闭的房子里，各种传染性疾病更容易传播，孕妈妈要避免去人群集中的公共场所。中午天气暖和时孕妈妈可到户外呼吸新鲜空气，做一些适宜的活动。

● 多晒太阳

冬天穿得多，光照少，可能会影响钙质的吸收。所以阳光温暖时，孕妈妈要到户外多晒晒太阳。阳光中的紫外线能帮助人体内钙质的吸收，又有杀菌消毒的作用。

⑦ 胎教让宝宝感受到爱

很多研究表明，胎儿在母体内不是"恬然入梦"，而是有知觉的。胎儿可以根据母亲情绪的变化而随之发生变化；也可以接受外界的刺激，如声、光、触摸等，并做出反应；能存储记忆，一直到出生。这些都为胎教提供了科学依据。而孕中期是进行胎教的最佳时期。

● 孕中期是胎教开始的最佳时期

孕中期，胎儿的中耳发育已完成，不仅能听到母亲的血流声、心音、肠蠕动音等，还能听到外界的音乐、噪声等各种音响，并能做出反应。同时，胎儿对来自外界的声音、光线、触动等单一刺激更为敏感。若借助胎儿神经系统飞速发展的阶段，给予胎儿各感觉器官适时、适量的良性刺激，就能促使其发育得更好，为出生后的早期教育奠定良好的基础。

进入妊娠第四个月，宝宝逐渐长大，头发也已经长出，脊柱形成，肝、肾及其他消化腺已开始发挥作用。宝宝活动的幅度与力量越来越大，有的孕妈妈已经可以感觉到胎动。由于这时宝宝已有了精神活动，这个时期孕妈妈除需要像妊娠前 3 个月那样继续把饮食、生活调节好，做好营养胎教外，还可以增加一些新的胎教内容。如与宝宝说话、抚摸宝宝或者让宝宝听音乐等。

● 最初的语言胎教：和宝宝说话

孕妈妈或者是准爸爸，经常与腹中的宝宝说说话，是一种非常有益的胎教手段。据研究，4 个月大的胎儿，大脑已经形成，会将声音当作一种感觉，会开始用自己的耳朵去倾听外界的或来自母亲的声音。胎儿能敏锐地记忆母亲的声音，且母亲的声音对胎儿有安抚心情的作用。

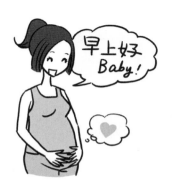

和宝宝说话可以随时进行，内容可灵活掌握。例如，早上醒来以后，先抚摸一下宝宝，说声："宝宝，早上好！"当孕妈妈闻到饭菜的香味，可深吸几口气让宝宝也闻一闻，并对宝宝说："宝宝，我们吃的菜真香，对不对？"

上下班途中，孕妈妈不妨将自己的所见所闻一一对宝宝描述，小心行事的心意也可以告诉宝宝："哦，宝宝，不要怕，我们靠右边慢慢走。"

准爸爸对孕妈妈的关心也可以对宝宝说。下班时，丈夫来接了，孕妈妈见到丈夫，可以告诉宝宝："宝宝，你爸爸真好，又来接我们了。"散步时，把你所看到的景色描述给宝宝，让宝宝和你一起领略大自然的美好。睡觉前准爸爸抚摸孕妈妈的腹部，同时告诉他："宝宝，一天又过完了，我们要准备睡觉了，晚安，明天见。"

每天定时或不定时地和宝宝讲话，不仅可以增添家庭欢乐和谐的气氛，让宝宝感受到父母对他的爱，同时对宝宝的正常发育也有颇多好处。随着胎儿的增长，对话内容可以灵活地调整和增减，让宝宝能够更快地参与到你的生活中来。

宝宝喜欢的音乐胎教

定时地播放舒缓的音乐给胎儿听，能够增加对胎儿的良性刺激，培养胎儿敏锐的听觉能力，有助于胎儿的生长发育，加强胎儿对外界环境的感知能力。音乐胎教既可以随时进行，也可以每天固定的时间进行。

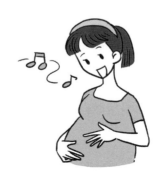

孕妈妈在心情舒畅时唱歌给胎宝宝听，才会饱含母爱，闭上眼睛想象宝宝听到妈妈唱歌的表情，相信胎宝宝在妈妈肚子里也会感觉到妈妈对自己的爱。

给宝宝唱歌的时候轻声哼唱即可。唱歌的时候，孕妈妈还可以随着音乐节拍轻轻摆动，当然动作幅度不要过大，以保证自身的安全。

古典音乐适合胎教

古典音乐的复杂性及其模式有利于培养胎儿及婴幼儿的认知能力，有助于帮助他们随着年龄的增长学习有关数学、科学和语言方面的知识。

其次，钢琴和交响乐的熏陶中成长的胎儿及婴幼儿，有强烈的时间感和空间感，这有助于开发孩子在智力游戏、解决难题甚至进行科学实验中的潜力，还能锻炼婴幼儿的语言能力，因为音乐的节奏、音调和反复性能增强孩子的表达能力。

事实表明，接受古典音乐熏陶的婴幼儿学东西更快。

怎样给宝宝听古典音乐

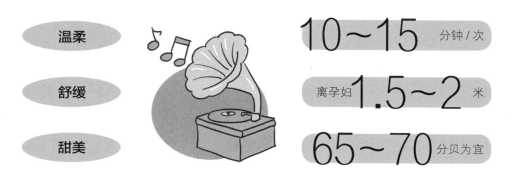

温柔
舒缓
甜美

10~15 分钟/次

离孕妇 1.5~2 米

65~70 分贝为宜

 注意 ● 避免出现 2000 赫兹以上的高频声音；不要把音响直接放在腹壁上。

知道吗

准爸爸对孕妈妈的关爱也是胎教的一种

孕妈妈的情绪对胎儿的影响远甚于疾病造成的影响。根据英国产科学家研究，如果孕妈妈患有高血压，对胎儿的影响以"1"来表示的话，那么夫妻吵架、相处不好，就会产生6倍的影响。因此，孕妈妈妊娠中准爸爸应多给予关爱和协助，这样不仅能增进夫妻之间的感情，使妻子保持良好的心情，也能间接帮助胎儿的成长，这也是一种很好的胎教方式。

准爸爸可以选择适合自己的方式表示对妻子的关心体贴，比如，经常对孕妈妈说声"辛苦了"，帮助孕妈妈整理、打扫房间，和孕妈妈一起准备宝宝的婴儿用品，周末的晚上带孕妈妈到外面享受一顿烛光晚餐或者看场电影、听场音乐会等等，这些都会让孕妈妈很高兴。当然准爸爸也可以直接承担起一部分的胎教事务。

8 特别关注：职场孕妈妈

职场女性自身的压力就很大，怀孕以后所要面临的问题更多，这些都需要准爸妈一起去面对。本节和大家一起聊聊职场孕妈妈应该怎样做才能更舒适地度过妊娠期。

孕妈妈的职场生活

在工作期间怀孕的女性，大部分都会坚持到生产前一两个月才停止工作，有的孕妈妈甚至会工作到生产前半个月。在此期间孕妈妈不仅要适应身体和心理上的变化，还要奔波与医院和工作单位之间。下面介绍的一些小方法可以帮助孕妈妈在职场中过得舒适一点。

宣布消息之前需要考虑的因素

● **早孕反应**

有的孕妈妈早孕反应小，有的孕妈妈早孕反应大。如果你是前者则可等到胎儿稳定后公布消息；如果你是后者就可以早一点公布消息。

● **工作安排**

已经确诊怀孕了，但你的工作正处于升职观察或考核调薪阶段，那么在身体可以承受的范围内可以考虑度过这个阶段再公布。

● **工作性质**

工作环境不利于胎儿的健康成长；在工作中需要接触一些化学、放射性物质；工作强度大、需要经常外出等等。如果你的工作中出现上述因素，那么在发现自己怀孕时要立刻说出来，向公司申请调换岗位或者考虑辞职。

● **公司制度**

向之前生过宝宝的同事或者人力资源部的同事咨询一下公司关于女性怀孕以及产假方面的规定。如果公司有明确规定或者支持女性怀孕，那么你可以早点宣布怀孕的消息；反之，你就要针对可能出现的结果想好应对的办法。

确保工作中的安全

　　孕期坚持工作的孕妈妈不仅要克服生理上的不适，还要做好心理方面的准备，同时还要在工作中保护好自己，例如避开办公环境中的不利因素，确保孕期的顺利和宝宝的健康。

电脑

孕早期是宝宝细胞分裂的关键期，建议孕妈妈尽量少接触电脑；3个月后，宝宝的细胞分裂基本完成，这时适量运用电脑工作，影响不大。需要注意的是电脑键盘细菌特别多，使用电脑后要清洁双手，尤其是吃饭之前。

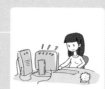

复印机

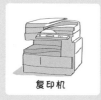

复印机会产生静电，在空气中放出臭氧，使人头痛和晕眩，需要用到复印机时可以请同事帮忙，尽量减少与复印机接触。

电话

公用电话是最容易传播疾病的用品。职场孕妈妈应尽量使用自己的手机，或者需要使用公用电话前用酒精擦拭听筒和拨号键盘，防止病毒传播。

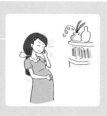

空调

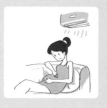

空调使室内空气流通不畅，职场孕妈妈如果经常在开着空调的环境中工作，那么隔两三个小时最好到室外呼吸一下新鲜空气。

工作中如何让自己感觉更舒服

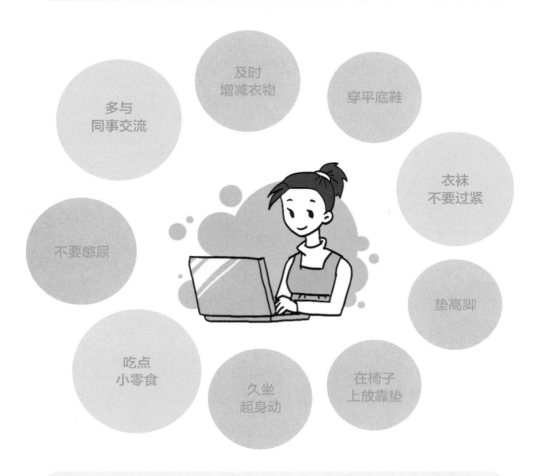

多与
同事交流

及时
增减衣物

穿平底鞋

衣袜
不要过紧

不要憋尿

垫高脚

吃点
小零食

久坐
起身动

在椅子
上放靠垫

职场孕妈如何减压？

　　职场孕妈妈不仅要接受身体上的变化，还要面对工作上的考验，很多时候会感到压力很大。这个时候孕妈妈可以采取一些减压的方法，孕期瑜伽是很好的选择，不仅能够锻炼身体，瑜伽中的冥想和呼吸方法还能起到放松的作用；也可以在晚上的时候去看一场电影而不是在家待着；还可以找周围已经生产过的同事或朋友取取经。

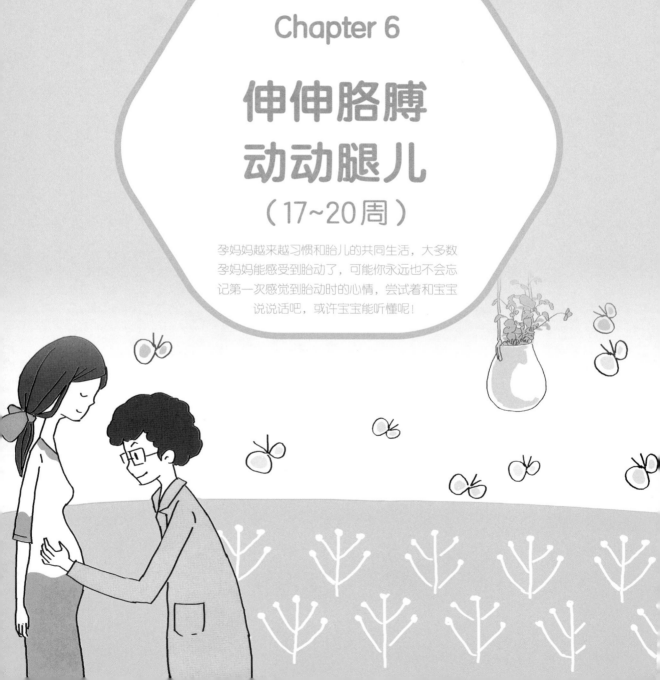

Chapter 6

伸伸胳膊
动动腿儿
（17~20周）

孕妈妈越来越习惯和胎儿的共同生活，大多数
孕妈妈能感受到胎动了，可能你永远也不会忘
记第一次感觉到胎动时的心情，尝试着和宝宝
说说话吧，或许宝宝能听懂呢！

第17周

宝宝靠脐带和胎盘连接在一起，只有胎生动物身上才会有胎盘和脐带，换句话说，鸡没有肚脐。在胎盘和脐带的帮助下，胎儿的身体系统已能像初生儿那样动作。目前胎儿正练习着这3种反射行为：吮吸、吞咽和眨眼，他还在尝试着合并其他的反射行为。

胎儿现在大概142克重，12.7厘米长。

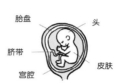

第18周

胎儿的指尖和脚趾上会出现肉垫，很快小垫子将会发育成手指及脚趾上各具特色的指纹。胎儿的耳朵将移动到其最终位置。胎儿大部分骨骼开始变硬。如果胎儿是个男孩的话，前列腺就已经发育完毕。胎粪（早期胎儿的废物）会开始在胎儿的肠内积聚，它由脱落的细胞、消化分泌物及吞下的羊水组成。

现在胎儿的重量约为190克。

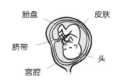

第19周

胎脂开始形成，这是一种覆盖在胎儿皮肤表层的物质，它可以保护皮肤和不断发育的腺体及感官细胞等。胎毛（暂时的头发）开始在胎儿的头上出现。如果胎儿是个女婴，那么她的卵巢里已经存在最初的卵子了。胎儿偶尔也会打嗝，一般半小时就会停止。

现在胎儿的重量约为241克。

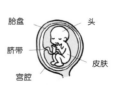

第20周

胎儿眉毛会开始形成，头上开始长出细细的头发（这些是永久性头发而不是胎毛）。即使是"永久性头发"也会在出生后第二周开始脱落，逐渐被更粗更密的头发代替。现在胎儿已经能和新生儿一样时睡时醒了。如果你的宝宝是女儿，那她的子宫就已完全形成。

现在胎儿的重量约为360克。

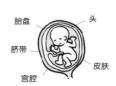

② 孕妈妈的变化

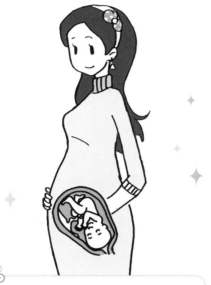

孕妈妈的乳房因为乳腺的发达而变得更大，乳头及乳晕的颜色变得更深，呈深褐色。

乳头颜色加深

一些孕妈妈的鼻翼周围、颧骨或者嘴唇周围出现色素沉着，俗称妊娠斑，皮肤白皙的孕妈妈尤其明显。

出现妊娠斑

子宫大小像成年人的头部，子宫高度为15~18厘米左右（脐下一横指）。

腹部隆起明显

子宫增大压迫肠胃，使其蠕动不好，容易造成持续便秘，很容易引起痔疮。

可能会生痔疮

孕妈妈不仅要负担自身机体正常运作，还要提供胎儿所需营养，导致心脏供血量增加，使心脏负担加重。

心脏负荷增加

由于身体为了支持妊娠而增加了额外的血液，孕妈妈会发现静脉曲张越来越明显，可能会感到疼痛和不适。

容易静脉曲张

孕妈妈的皮肤和黏膜因为心脏供血量的增加导致血管扩张，所以身体会出现发热、鼻塞、容易流汗的现象。

身体感觉热

随着胎儿的发育、子宫的不断增大，孕妈妈的肚脐会越来越突出，这是妊娠期的正常现象。

肚脐突出

③ 孕妈妈的产检

又到产检的时间了，除了常规的检查项目外，医生还会安排一项特殊检查，通过检查观察宝宝的发育是否健康。本节重点为大家介绍 B 超上的数据怎么看。

● ●

● 常规检查项目

本月的常规检查有身高、体重、宫高腹围、血压、血常规、尿常规和 B 超。从这个月开始你去检查的时候，医生会给你听胎心。

胎心就是胎儿的心跳，胎心音可以直接反映胎儿的情况。8 周后能听到胎心，但这时候的胎心音很轻，用多普勒胎心仪才能听到。4 个月后，用听诊器可听到胎心。用胎心听筒要 18 周时才可听到胎心。正常的胎心音是每分钟 110~160 次。

● 特殊检查

羊膜腔穿刺术，关于羊膜腔穿刺术的知识详见第 123 页。

温馨提示 *Kindly reminder*

产检注意事项

尿常规化验最好在饭后两个小时后进行。饭后很短时间内进行检查，尿里糖分偏高，容易误导医生的诊断。

检查时身体的任何不适孕妈妈都要告诉医生，包括有无呕吐现象，有无头痛、眼花、浮肿、阴道流血或腹痛等症状。

为防遗漏，可将要问医生的问题列出清单，最想了解的问题排在前面。

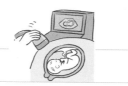

B 超项目

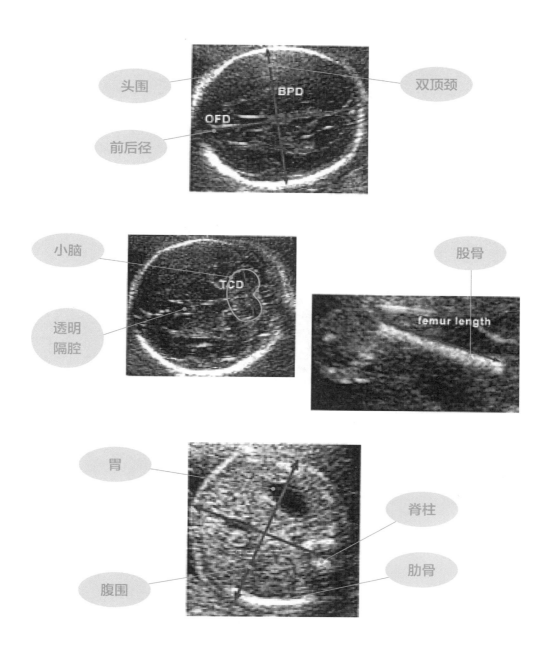

图上所标识的是 B 超的常见项目，不能作为诊断结果使用

项目	内容
胎囊	位置：胎囊位置在子宫的宫底、前壁、后壁、上部、中部都属正常； 大小：在孕 1.5 个月时直径约 2 厘米、2.5 个月时约 5 厘米大小为正常； 形态：圆形、椭圆形、清晰为正常。 如果 B 超发现胎囊为不规则形、模糊，且位置在下部，孕妈妈同时有腹痛或阴道流血时，则有流产的风险。
双顶径	双顶径按一般规律，在孕 5 个月以后，基本与怀孕月份相符，也就是说，妊娠 28 周（7 个月）时 BPD 约为 7.0 厘米，孕 32 周（8 个月）时约为 8.0 厘米，以此类推。孕 8 个月以后，平均每周增长约 0.2 厘米为正常，怀孕到足月时应达到 9.3 厘米或以上。
股骨长	它的正常值与相应的怀孕月份的 BPD 值差 2~3 厘米左右，比如，BPD 为 9.3 厘米，股骨长度应为 7.3 厘米；BPD 为 8.9 厘米，股骨长度应为 6.9 厘米。
胎头	轮廓完整为正常，缺损、变形为异常，脑中线无移位和无脑积水为正常。
胎心	有、强为正常，无、弱为异常。胎心频率正常为每分钟 120~160 次。如果 B 超报告单上出现低于 120 次 / 分钟或高于 160 次 / 分钟，或者心律不齐的情况，则宝宝心脏可能有问题。医生一般会间隔 1~2 小时再做一次，如果还是有问题，可能需要进一步检查。 需要注意的是胎心率是指相对静息状态、没有任何刺激时候的胎心率。如果听胎心时宝宝有胎动，那么他的胎心便有可能加速，甚至超过正常范围的数值。如果对宝宝的胎心有疑问，可以向医生咨询。
胎动	有、强为正常，无、弱可能胎儿在睡眠中，也可能为异常情况，要结合其他项目综合分析。

项目	内容
胎盘	B 超报告中，一般会描述胎盘在子宫壁附着的部位及分度。如果胎盘附着在子宫下段，尤其是附着在子宫颈内口上方，则表明胎盘低置或前置。在妊娠期及分娩期可能发生出血的风险。B 超报告中胎盘成分为 0 级、Ⅰ级、Ⅱ级和Ⅲ级，这些表示胎盘的成熟度，是依据胎盘的超声回声信号强弱而定的。0 级为未成熟，多见于孕中期；Ⅰ级为胎盘开始趋向成熟，多见于妊娠 29~36 周；Ⅱ级为胎盘成熟期，多见于妊娠 36 周以后；Ⅲ级表示胎盘已成熟并趋向老化，多见于妊娠 38 周以后。
胎方位	B 超报告单胎位的写法由 3 位字母来表示。 第一个字母，代表先露部位在骨盆的左侧或右侧，左侧简写为"L"，右侧简写为"R"； 第二个字母，代表先露部位的骨名称，如果宝宝的先露部位为头顶，则简写为"O"；先露部位为臀部则简写为"S"；先露部位为面部则简写为"M"；先露为肩部则简写为"Sc"。 第三个字母，代表宝宝先露部位的指示点在骨盆的位置，前部简写为"A"，后部简写为"P"，如果是横向则简写为"T"。 举个例子，如果宝宝是头部先露出，在骨盆的左侧，朝前，则胎位为左枕前位（LOA），这是最常见的胎位。 不过在目前这个阶段，宝宝在子宫里翻转调整的空间还很大，即使宝宝屁股冲下，只要分娩前转为头朝下，就不用担心胎位不正。
羊水	B 超报告单中评价羊水量的指标有羊水指数（AFI）和羊水最大暗区垂直深度（AFV）。羊水指数（AFI）是以脐水平线和腹白线为参照，将子宫分成四个象限，测量每个象限最大羊水池的垂直深度，四个值相加得出来的数值即为羊水指数。 通常 AFI 在 8~20 厘米，AFV 在 2~8 厘米属于正常范围。如果 B 超显示 AFV ≥ 8 厘米或者 AFI ≥ 20 厘米，则提示为羊水过多；AFV ≤ 2 厘米或者 AFI ≤ 5 厘米，则表示为羊水过少。在医学上，准确评价羊水的多少还要看最终羊水量的值，通常如果羊水量的值大于 2000 毫升为羊水过多，小于 300 毫升则为羊水过少。如果羊水过多，就有出现合并胎儿畸形，及并发胎位异常、子宫收缩乏力、产程异常、产后出血等情况的风险。如果羊水过少，则可能会出现胎儿畸形。

项目	内容
脐带	正常情况下，脐带一般是一端连于胎盘的胎儿面，另一端连于宝宝的脐部。正常脐带内部有三根血管，包括两根脐动脉和一根脐静脉。在测量脐动脉血流时，可见 PI、RI 和 S/D 等测量值，这些测量值都表示血流阻力情况。PI 为搏动指数，RI 为阻力指数，S/D 为 S/D 比值。这些数值都随着妊娠周数的增加而下降，相应孕周有相应的测量值。 B 超检查报告单上，有时写有胎儿"颈部有压迹"，这可能是脐带绕颈的情况。根据脐带缠绕颈部的圈数可见 U 形、W 形和品字形。脐带绕颈在孕期 B 超中比较常见，一般不需要特殊处理。医生只要在妊娠晚期通过加强产检，以及在产程中通过定时胎心检查就可及时排除和处理胎儿宫内窘迫的情况。
脊柱	如果在超声报告单中，显示脊柱排列整齐、连续性好，说明宝宝的脊柱发育正常。如果显示有局部膨大且伴有回声紊乱、皮肤回声中断等信息，那么宝宝有可能有脊柱裂的情况发生。

面对 B 超单上那么多数据，我们最需要关心的是哪几项呢？

　　一般情况下，我们要关心的主要是胎儿的几个发育测量的指标，如：双顶径、头围、腹围和股骨长度；孕晚期则要注意羊水指数、胎盘位置、脐血流指数等指标。

④ 合理的饮食计划

孕中期是胎儿骨骼发育的关键时期，骨骼肌发育、骨骼开始钙化，对钙、维生素 D 的需求增加，决定了孕妈妈对钙的需求量增加了 40%。

● ●

● 孕期补钙不能忽视

胎儿得不到足够的钙，很容易发生新生儿先天性喉软骨软化症，当新生儿吸气时，先天性的软骨卷曲并与喉头接触，很易阻塞喉的入口处，并产生鼾声，这对新生儿健康是十分不利的。更为重要的是，胎儿摄钙不足，出生后还极易患颅骨软化、方颅、前囟门闭合异常、肋骨串珠、鸡胸或漏斗胸等佝偻病。

● 孕期补钙分阶段

时间	孕早期	孕中期	孕晚期
摄入量	普通摄入 800 毫克 / 天	增加摄入 1000 毫克 / 天	进一步增加 1200 毫克 / 天
补钙方法	每天喝 250 毫升鲜牛奶或者酸奶，再加上其他食物中提供的钙以及多晒太阳，一般能够满足机体每天钙的需求。无需额外补充钙剂。	每天要喝 500 毫升牛奶或酸奶，对于不习惯喝奶的孕妈妈，每天可以补充 500 毫克左右的钙片，再吃一些虾皮、腐竹、黄豆以及绿叶蔬菜等钙含量丰富的食物。同时进行日光浴，促进钙的吸收。	每日喝 500 毫升牛奶或酸奶，补充 500 毫克钙片，再吃一些含钙丰富的食物。晒太阳冬天一般每天不少于一个小时，夏天则为半个小时左右，并且尽量避开上午 10 点 ～ 下午 3 点这段紫外线最强烈的时间。

小腿抽筋	牙齿松动	妊娠期高血压综合征	关节、骨盆疼痛

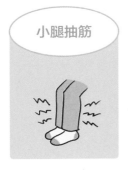 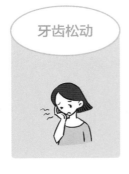 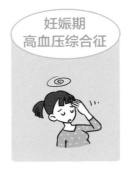 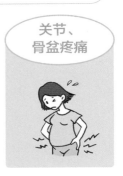

● 怎么知道缺钙呢？

可通过化验微量元素以及自觉症状判断，比如出现腿抽筋、牙齿松动等情况。

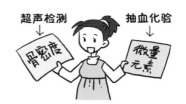

● 这些物质影响钙质吸收

含有草酸的蔬菜。菠菜、苋菜、竹笋等蔬菜。建议用水先焯一下，去掉涩味后再烹饪。

富含磷酸的食物。碳酸饮料、可乐、咖啡、汉堡包等，大量含磷，磷会把钙"挤"出体外。

盐。过多盐会影响身体对钙的吸收，同时还可能导致人体骨骼中钙的更多流失。

富含钙质的食物

牛奶和奶制品	虾米和小鱼	豆腐	骨头汤	紫甘蓝和花椰菜

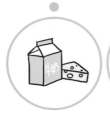   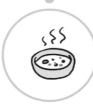 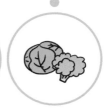

三道补钙的菜肴

蛋黄虾

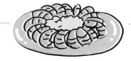

材料：虾300克，咸蛋黄3个。

调料：油、葱丝各适量。

做法：①虾洗净，入锅炒成红色后盛出（锅内不加油）。②炒锅内加油烧热，至五成热时，放入咸蛋黄，边炒边研成泥，把虾和葱丝倒进去一同翻炒，熟透入味后起锅即可。

功效：含丰富的蛋白质、钙、矿物质和多种维生素，有补肾生血、润燥暖胃、减少胆固醇、预防高血压、增强人体免疫力的功效，且有很好的通乳作用。

烧二冬

材料：冬菇200克，冬笋片100克。

调料：植物油、葱花、姜末、酱油、料酒、白糖、水淀粉、香油各适量。

做法：①冬菇去根，洗净，挤去水分备用。②炒锅放适量油，烧热，放入冬笋片炸一下，捞出控油；冬菇用开水余一下捞出。③炒锅留底油，放葱花、姜末煸出味，倒入冬菇、冬笋片煸炒，加酱油、料酒、白糖调味，最后用水淀粉勾芡，淋上香油即可出锅。

功效：富含氨基酸、维生素、烟酸、铁、磷、钙，有降血压、降胆固醇、强心保肝、宁神定志、促进新陈代谢及加强体内废物排泄等作用，适宜高血脂孕妇食用。

清蒸排骨

材料：排骨600克，熟火腿50克，水发玉兰片60克。

调料：盐、料酒、葱丝、姜丝、高汤各适量。

做法：①排骨剁成4厘米长的段，用开水烫一下洗净；火腿、玉兰片均切成小片备用。②排骨块放到盘内，再放上火腿片、玉兰片、葱丝、姜丝、料酒、盐、高汤，上蒸笼用大火蒸1小时即可。

功效：可促进胎儿骨骼发育，具有滋阴润燥、益精补血的功效。

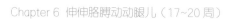

⑤ 孕五月——舒展运动

妊娠已经 5 个月了，在这个月孕妈妈已经很习惯带着一颗 "球" 的生活了，但还是会出现一些身体上的不适。本月为孕妈妈介绍一些舒展的运动，可以帮助孕妈妈放松心情，缓解身体上的不适。

- -

基本姿势

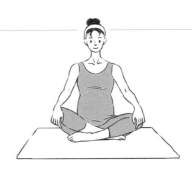

步骤

孕妈妈盘腿坐在瑜伽垫上，背部挺直，身体保持中正，慢慢调整呼吸。采用腹式呼吸，节奏为：吸气——憋 10 秒——呼气——憋 10 秒。调整呼吸 3~5 个回合。呼吸全部采用鼻腔，匀速缓慢地吸气和呼气。

作用

这个动作可以使呼吸平缓、放松心情。

盘腿侧身运动

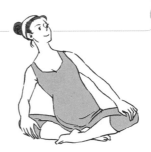

步骤

保持基本姿势，双手放在膝盖上。吸气，向上伸展脊柱，胸部向前挺，打开胸腔。呼气，利用腰部肌肉的力量，将身体靠向右侧，眼睛向左上方看。吸气时还原，换另一边。整个动作重复 5~10 次。

作用

这个动作可以缓解孕妈妈腰背部肌肉酸疼的情况。

颈椎运动

步骤

保持基本姿势，吸气的时候头向上仰，伸展脊柱，展开胸腔。呼气的时候低头，眼睛看向地面，放松一下。重复练习5~10次。

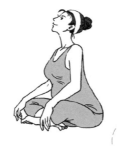
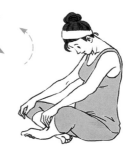

作用

这个运动能缓解颈椎的压力，非常适合每天久坐的孕妈妈。

四肢伸展运动

步骤

双腿打开，尽量打到最大，双手垂直放在身前，背部挺直。
①吸气，双臂从前向上打开，掌心朝前；呼气双臂下落，上身微微前倾，背部保持挺直。②吸气，双臂向两侧打开，掌心朝上；呼气，双臂落在体后臀部外侧，双肩向后打开，头部往上抬。每个动作重复练习5~10次。

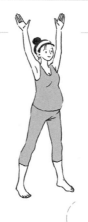
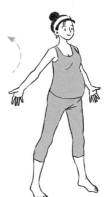

作用

这组运动可以促进腿部肌肉的伸展，同时能够打开孕妈妈的髋区，帮助孕妈妈放松手臂和肩部。

6 本月你可能想了解的知识

到妊娠 5 个月，孕妈妈可能已经很习惯孕期的生活了，身体上可能还会出现一些其他的不适，但是基本上不会觉得特别难受。本月孕妈妈就能清晰地感觉到胎动了。

胎动：宝宝的健康晴雨表

胎动是胎儿在孕妈妈子宫内的活动，如在子宫内伸手、蹬腿、冲击子宫壁等。胎动其实早在孕妈妈有感觉前就已经发生了，据研究，胎儿在妊娠 8 周以后，至少 13 分钟就会有一次胎动，只是孕妈妈感觉不到而已。怀孕满 4 个月之后，即从第五个月开始母体可明显感到胎儿的活动，一般第一胎大约在 18~20 周，第二胎大约在 16~18 周孕妈妈会开始感觉到胎动，夜间尤其明显。胎动的次数多少、快慢、强弱等都预示着胎儿的安危。

胎动的规律

你知道吗，每天的胎动其实也是有规律可循的。你是不是也跟大多数孕妇一样，感觉到宝宝动得白天少晚上多呢？

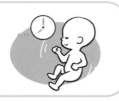
上午 8-12 时
胎动均匀

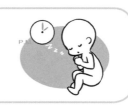
午后 2-3 时
胎动最少

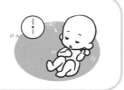
晚上 6 点以后
开始逐渐增多

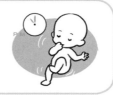
晚上 8-11 时
最为频繁

胎儿是怎么动的?

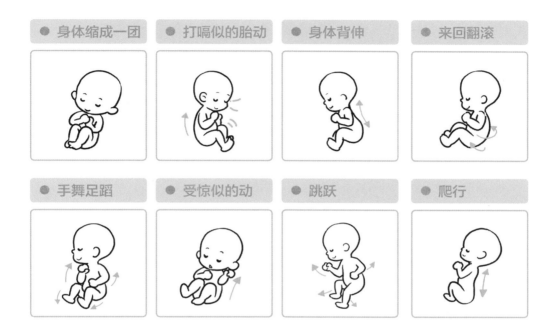

| ● 身体缩成一团 | ● 打嗝似的胎动 | ● 身体背伸 | ● 来回翻滚 |

| ● 手舞足蹈 | ● 受惊似的动 | ● 跳跃 | ● 爬行 |

● 孕 16~20 周的胎动特点

孕 16~20 周是孕妈妈刚刚开始能够感知到胎动的时期。这个时候的胎动是很轻微的，因为宝宝的运动量不是很大，动作也不强烈，没有经验的孕妈妈常常会把它忽略。如果胎动明显，孕妈妈通常会觉得这个时候的胎动像鱼轻柔地游过，又似乎感觉肚皮突然被电到了，或者跟胀气、肠胃蠕动的感觉有点像，有的孕妈妈甚至会认为是肚子饿了。此时胎动的位置主要在下腹中央，比较靠近肚脐眼。

● 胎动的频率因人而异

随着宝宝的长大，胎动会越来越明显和密集。胎动的强弱及频率，因个体的不同而有很大的差异，有的 12 小时多达 100 次以上，有的则 30~40 次。若胎动 12 小时内少于 30 次或 2 小时少于 10 次，则表示胎儿可能有缺氧的情形，孕妈妈最好到医院做详细检查；但有时在发生缺氧时，胎动有可能先过于频繁，接着才是变少的情形。

● 容易感觉到胎动的时间

夜晚睡觉前。一般宝宝在晚上是最活跃的，一方面胎宝宝比较有精神；另一方面，孕妈妈能静下心来感受宝宝的胎动。每天数胎动的工作可以在这个时候进行。

吃饭以后。饭后，孕妈妈体内血糖含量增加，宝宝也"吃饱喝足"，有力气了，胎动会比饭前要频繁。平时胎动不明显的宝宝，饭后动得可能会明显一些。

洗澡的时候。可能是因为在洗澡时孕妈妈会比较放松，这种情绪会传达给宝宝，他就比较有精神。可见孕妈妈的情绪对宝宝影响还是较大的，所以孕妈妈好的情绪不可缺少。

准爸爸和孕妈妈在对着肚子里的宝宝说话的时候。宝宝能听到，会用胎动的方式表达自己的感觉。所以从妊娠中期开始，准爸爸就要多多和宝宝交流。

听音乐的时候。受到音乐的刺激，宝宝会变得喜欢动，这也是传达情绪的一种方法。所以准爸妈最好每天给胎宝宝听一段优美的音乐。

胎动次数的多少、快慢、强弱等预示着胎儿的安危

胎动有规律、有节奏，变化不大，即证明胎儿发育是正常的。胎动正常表示胎盘功能良好，输送给胎儿的氧气充足，胎儿在子宫内生长发育健全，很愉快地活动着。

胎动频率减少或停止，可能表示胎儿在子宫内有慢性胎儿窘迫的情况，如缺氧等，应该紧急处理。如果胎动减少是发生在先前胎动正常的胎儿身上，则可能反映出胎盘功能有障碍，或显示胎儿健康状况有不良的变化，应尽快到医院检查。这些情况更要注意：12 小时无胎动，或一天胎动少于 1 次，或与前一天相比较胎动减少一半以上，则更应小心处理。如果不予理会，则有可能会胎死腹中。

胎动的次数并非恒定不变，孕妇的运动、姿势、情绪以及强声、强光和触摸腹部等，都可能引起胎动的变化。

静脉曲张

静脉曲张即指静脉肿胀，常见部位为腿部，但也可见于外阴部或其他部位。静脉曲张症状明显，常表现为皮肤表面凸出，呈蓝色或紫色，看起来弯弯曲曲的。

孕期静脉曲张的原因及危害

孕期之所以容易出现静脉曲张是由于妊娠期血容量增加，加上子宫的重量影响了下半身的血液循环。当静脉壁过度牵拉，瓣膜不能关闭引起局部血液积聚时，就出现了静脉曲张。因此，腿是最常见静脉曲张的部位，其他如踝部及外阴部也会出现，像出血痔实际上是直肠部位静脉曲张。

大约 40% 的孕妈妈孕期会发生静脉曲张。虽然，孕期静脉曲张不会造成孕妈妈及宝宝全身性循环系统的障碍或凝血。但皮肤可能瘙痒、破损或者留下疤痕。孕期静脉曲张最严重的后果是容易引发血栓。如果既往得过血栓类疾病，风险更高。因为孕妇本身血液呈高凝状态，再加上巨大的子宫压迫，静脉回流受阻，孕期很容易形成血栓。一旦血栓形成后脱落，就容易形成肺栓塞，甚至有生命危险。

易得静脉曲张的孕妈妈

体重超重或者一天中大部分时间保持相同的坐着或站立姿势的孕妈妈，容易发生静脉曲张。同时，静脉曲张有遗传性，如果母亲有过静脉曲张，女儿也可能出现。

乳房和肚子上出现了蓝色的静脉血管是正常现象吗？

A: 这是孕期身体的正常表现，因为孕妈妈不仅要负担自身机体的运作，还要给胎儿提供足够的营养，使孕妈妈血液供应增加，引起身体血管扩张，导致静脉血管凸现。通常体形苗条、皮肤白皙的孕妈妈会更早、更明显地体现出来，肤色较深、身体偏重的孕妈妈看上去不太明显或者孕晚期才会变得明显。

5个生活细节预防静脉曲张

1

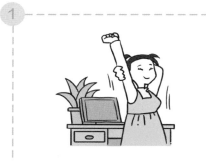

锻炼身体和做伸展运动

2

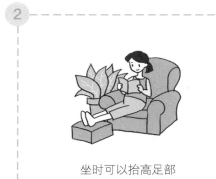

坐时可以抬高足部

3

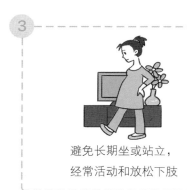

避免长期坐或站立，
经常活动和放松下肢

4

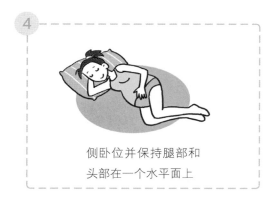

侧卧位并保持腿部和
头部在一个水平面上

5

交叉双腿或穿过膝甚至
过大腿的长筒袜会导致
血流阻断，尽量避免

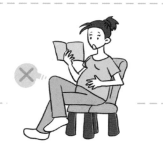

孕期阑尾炎

孕中期肚子疼，除了可能是流产的征兆之外，也有可能是一些内、外科急症所造成的，急性阑尾炎是最常见的外科急症之一。孕妈妈要有足够的认识，提高警惕。

● 孕期阑尾炎的症状

孕妇出现右下或右侧腹痛且持续不缓解，有时难以忍受；同时伴有恶心呕吐、发热等症状；再加上按压右侧腹有明显疼痛，腹肌也较硬，是急性阑尾炎的征象，应立即去医院检查，千万不能拖延耽误了治疗。

● 如何预防孕期急性阑尾炎

据统计，妊娠期阑尾炎的发生率是 0.1%~0.3%，其中 20%~40% 孕妇有慢性阑尾炎病史。孕妈妈应注意休息，保持心情愉快，做好孕产期保健，并且适当进食蔬菜、水果，辅以适量的运动，以改善肠道运动，减少腹胀，改善血液循环，这些措施可以预防孕期阑尾炎的发生。

● 孕期发生急性阑尾炎怎么办？

孕期阑尾炎一定要做手术，早发现，早治疗，现在许多综合性的大医院切除阑尾时采用腹腔镜技术，这种手术方式伤口小、恢复快，对母体和胎儿的影响小，而且手术后医生会给予抑制流产或早产发生的药物，一般不会留下后遗症。因为孕期感染容易扩散，甚至造成穿孔。这种穿孔因为刺激宫缩，还可能导致流产、早产。

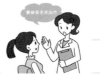

不同阶段孕期阑尾炎的手术治疗

孕早期	手术治疗急性阑尾炎对子宫干扰小，对继续怀孕影响小，一旦确诊合并急性阑尾炎，不论其临床表现轻重，孕妈妈均应手术治疗。
孕中期	胎儿已经比较稳定，手术对子宫干扰不大，可继续怀孕。孕 4~6 个月是手术切除阑尾的较佳时机。
孕晚期	有因手术刺激引起早产的可能，但此时因为绝大多数宝宝发育已接近成熟，故手术对宝宝的存活及孕妈妈的影响也不大。如果妊娠已近预产期，可以选择腹膜外剖宫产手术和阑尾切除手术一起进行。

● 孕期水肿怎么办

水肿是孕妈妈在孕期常见的生理现象，90%以上的孕妈妈会出现水肿现象，主要表现为手肿胀和下肢浮肿。如果无子痫前期的症状，水肿不用过分干预。不过如果生活习惯能有所调整，是可以减轻孕期水肿，让身体更舒适的。

● 孕期水肿的原因

孕期出现水肿的原因主要有以下几种：

怀孕后血容量的增加。 怀孕后，孕妈妈从 6 周开始血容量就逐渐增加，34 周达到高峰，在高峰值的时候会一直保持到产后两周才能恢复孕前的水平。血容量要比非孕期增加40%左右，导致身体组织中间液增加，容易水肿。

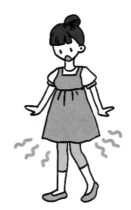

孕期血浆渗透压要比非孕期低。 由于血液增加时，血浆的增加比血球等的增加要多，所以，血液成分会相对稀释，血浆白蛋白的相对浓度也比非孕期时要低，使血流中的水分容易渗透到组织间液中，从而造成下肢水肿（血浆白蛋白是维持血浆渗透压的主要成分）。

子宫增大。 逐渐增大的子宫，使骨盆内压力增高，从而使下肢静脉血流受到影响，下肢出现浮肿。往往在休息或睡眠后见轻，属于生理性的，不必担心。

出现以下异常水肿现象，需到医院检查

1　肿胀部位在脸部及眼周围时；

2　脚面、脚踝、手指或手背肿胀程度很严重时；

3　肿胀的发生很突然，且是在短时间内形成的；

4　一只脚肿胀比另一只脚明显严重，尤其是伴有小腿或大腿的触痛感时；

5　水肿的时候伴有心悸、气短、四肢无力、尿少等不适症状。

缓解孕期水肿的方法

● 充分休息，注意保暖

消除水肿最好的方法莫过于静养。研究表明，人在静养时心脏、肝脏、肾脏等负担会减少，水肿自然会减轻或消失。注意保暖可保证血液循环畅通、气息顺畅，消除水分积存。

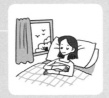

穿着合适的衣服

孕妈妈在怀孕期间应选择宽松的衣服，要穿着让胀大的脚感到舒适的鞋子，选择孕妇专用的袜子。如果想穿可预防或治疗水肿的弹性袜时，应选择高腰式，并在早晨醒来离开床之前先穿好。

食用低盐餐

怀孕后身体调节盐分、水分的机能下降，因此在日常生活中要尽量控制盐分的摄取，保持每日摄取量在 12 克以下。对于已经产生水肿的孕妈妈，食盐量每日应限制在 5 克以下。

抬高双腿，多运动

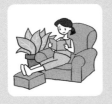

孕妈妈在睡前（或午休时）把双腿抬高 15~20 分钟，不仅能缓解孕期水肿，还可以预防下肢静脉曲张等疾病的发生。不要长时间坐或站，经常走一走、动一动，以增加下肢血流。

站在深及腋窝的水中 30 分钟

如果孕妈妈会游泳的话，可先在深及腋窝的水中走路 5 分钟暖身，随后上肢附着在泳圈上，下肢在水中泡 10 分钟，接着双脚夹着圆筒漂浮 10 分钟，最后 5 分钟缓缓停下来。

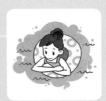

孕期痔疮

怀孕期间容易出现痔疮，而怀孕前就患有痔疮的
孕妈妈痔疮会加重。痔疮有时发生在肛门内，有时发
生在肛门外，痔疮发作时会有瘙痒、出血、疼痛难忍
等症状，导致孕妈妈难以坐下或行走，影响正常的生活。

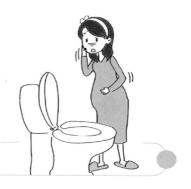

调整生活方式，阻击孕期痔疮

高纤维、多喝水

多吃高纤维的食物（如麦片、蔬菜、
粗粮），多喝水（每天8~10杯），
经常锻炼。

增加通便食物

孕妈妈排便困难，可食用蜂蜜或含植
物油、有润肠通便作用的食物，如芝
麻、核桃仁、香蕉等。

血流畅

减少长期站立或坐的时间，让全身血
液循环更顺畅。

少吃辣

避免吃辛辣的食物，如酒、辣椒、花
椒等。

定时排便

定时排便，每次便后轻柔地按摩肛门。

尝试用药

在医生的指导下使用润肠通便的药物。

温馨提示　　　　　　　　　　　　　　　*Kindly reminder*

促进肛门局部血液循环的运动

　　孕期痔疮通常以保守治疗为主，必要的时候医生才会采取手术治疗。妊
娠期孕妈妈还是要以预防为主，可以做一些促进肛门局部血液循环的运动：
收缩肛门后放松，再收缩、放松，连续8~10次，每日数次，随时都可以进行，
不需要单独找时间做。

妊娠胃灼热

有的孕妈妈会感觉自己的肠胃功能好像变差了。吃了东西不能消化，咽喉部及食道胸段常有灼热感，非常不舒服。

妊娠胃灼热的原因

胃灼热就是我们常说的"烧心"，孕妈妈在妊娠期间发生胃灼热，主要有以下几方面原因。

● 胃肠蠕动减弱

孕后胎盘产生大量孕酮，引起全身平滑肌松弛，使肠胃蠕动大大减弱，无形中造成胃排空的时间加长，从而导致反射性地引起胃酸分泌过多，产生"烧心"感。

● 胃里的食物进入食道

孕妈妈由于贲门——食道括约肌松弛，导致胃里的食物返流进入食道，如果胃里的食物反复逆流进入食道，则食道的下段在胃酸的刺激下，就会引起孕妈妈的上腹部或前胸下部出现烧灼的感觉。

● 子宫压迫胃肠

到了妊娠晚期，日益增大的子宫会极大地压迫胃肠器官，或直接把胃向上推移，造成腹内压升高，从而会更加减缓食物的运输速度，加重食物逆流现象，导致出现灼热症状。

● 食用过多刺激性食物

孕妈妈若过多食用酸性、辛辣、油腻的食物以及巧克力、浓茶、咖啡或者芳香性等刺激性食物，就会降低食管下段平滑肌张力，使食管返流加重，更加刺激食管黏膜，导致出现烧心的症状。

妊娠期间"烧心"的调理

在妊娠期间出现"烧心"感，一般不需治疗。但为了避免食管反流，减轻烧心症状，孕妈妈要注意穿宽松舒适的衣服，多饮水，保持大便通畅，并积极预防呼吸道感染，以免增加腹内压力。

1　晚上睡觉时，将头部床脚抬高15~20厘米，这样上身可以抬高10°~15°。

2　如果烧心症状严重，喝点牛奶或吃点可口的食物，能有效缓解"烧心"感。也可在医生的指导下服用一些无副作用的碱性药物或保护胃黏膜的药物，如：乐得胃、硫糖铝等。

3　三餐不要过饱，注意少食多餐。晚餐更要注意不要过饱或过晚，不要在睡前2~3小时进食。

4　餐后两小时内，不要平躺，可以在沙发上坐一会儿，然后散散步帮助消化。

5　多吃易消化的高维生素食物，尽量少吃油腻、高糖、高脂的食物，不吃酸性、辛辣刺激及过冷、过热的食物。

6　天气好的时候，孕妈妈要适当进行一些户外活动，比如散步等，保持愉悦的心情。

温馨提示　　　　　　　　　　　　　　　　Kindly reminder

妊娠胃灼烧要注意

应避免食用辛辣食物和油腻食物以免加重烧心感。常见的如碳酸饮料（苏打水）、豆类、大红肠、柑橘、辛辣食物和油脂类食物等。

避免进餐时大量喝水。另外，对许多孕妈妈来说，餐前少量吃些酸乳酪有助于减轻烧心感。

⑦ 本月胎教：对宝宝进行触觉刺激

当宝宝5个月时，神经系统迅速发育，四肢已具备运动的能力，能够通过触觉神经来感受体外的刺激，并且做出逐渐灵敏的反应，这时的胎教以抚触为主。通过与宝宝的触摸沟通，建立宝宝反射性的躯体蠕动，促进宝宝大脑功能的协调发育，增强宝宝出生后动作的灵活性与协调性。

🗨 环境准备

触觉胎教最好在每晚睡觉前进行，此时胎动最频繁，孕妈妈可以清楚地感受到宝宝的胎动。孕妈妈洗漱完成后，仰卧在床上，做几个深呼吸，放松身体，如果感觉仰卧不舒服，可以把枕头放在腰背部，垫高上半身，采取半卧姿势；放一些舒缓的音乐，将房间的灯光调暗，营造一种温馨的氛围，准备好后就可以进行触觉胎教了。

🗨 胎教进行时

以下四种常用的触觉胎教法，希望准爸妈共同进行，让宝宝感受到你们对他的爱。

触压拍打法

感受到宝宝胎动后，在抚摸腹部的基础上可以进行轻轻地触压拍打。

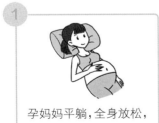

① 孕妈妈平躺，全身放松，尤其要放松腹部。

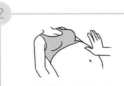

② 用手在腹部从上至下、从左至右来回抚摸，并用手指轻按然后抬起。

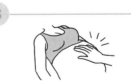

③ 轻轻地、有规律地按压和拍打腹部，给宝宝以触觉的刺激。

来回抚摸法

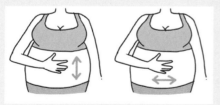

在孕妈妈腹部完全松弛的情况下，孕妈妈或准爸爸用手从上至下、从左至右，来回抚摸。抚触时动作要轻柔、时间不要过长。

推动散步法

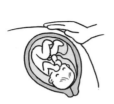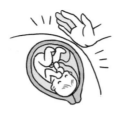

孕妈妈或准爸爸轻轻地来回抚摸、按压、拍打腹部；也可以用手轻轻地推动胎宝宝，让胎宝宝在宫内"活动活动"。

此练习一定要在医生的指导下进行，如果练习不当，严重的甚至会引发早产。练习时动作要轻柔自然，用力要均匀适当。如果胎宝宝反应剧烈，要立刻停止，并用手轻轻抚摸腹部，让胎宝宝尽快平静下来。

踢肚游戏法

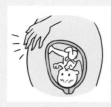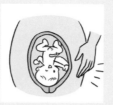

准爸妈先用手在腹部从上至下、从左至右轻轻地、有节奏地抚摸和拍打，当胎宝宝给予还击时，再在对应部位轻轻拍两下。一会儿胎儿就会再次还击，这时可以改拍离原位置不远处，胎儿会很快在拍打位置还击。如此反复几次。

每次5分钟即可，胎宝宝做出反应后，每次可延长至5~10分钟。动作要轻柔，要注意胎儿的反应，如果感觉到胎儿用力挣扎或蹬腿，则说明他不喜欢，要立刻停止。

8 特别关注：孕期体重管理

孕期为了给腹中的宝宝提供足够的养分，孕妈妈要适当增加营养，然而并不是吃得越多、体重越重越好。其实，孕期进食过多、营养成分比例搭配不当，极易营养过剩，使体重超出正常范围，反而增加患上妊娠并发症的风险，不利于顺产。

· ·

孕期体重增长多少

怀孕前体重指数 BMI 决定孕期体重增加量，下表是在孕前标准体重的基础上给出的孕期体重增长数值，可供孕妈妈参考。其实孕妈妈只要合理饮食，体重不会增长太多。体重值只要维持在合理区间内就可以，不要太在意数字。（标准体重的计算方法详见本书第 14 页）

孕期体重增长表

妊娠前 BMI	18.5 以下	18.8~22.9	23 以上
类型	偏瘦型	标准型	偏胖型
孕期体重增加目标	12~15 千克	10~14 千克	7~10 千克
体重增长提示	注重饮食的均衡，防止营养不良	要注意不要让体重急剧增长	严格控制体重，严防营养过剩

上述的体重增长值主要针对的是体内只有一个宝宝的孕妈妈。如果你的体内有两个甚至两个以上的宝宝，那么你的体重还要继续增加。通常在理想体重增加量的基础上再增加 4~5 千克左右，是双胞胎孕妈妈的理想体重，所以胎数越多，孕妈妈需要增加的重量也会越多。

孕期体重应该怎样增加

孕期体重增加的速度与重量一样重要，"慢而稳"这三个字非常适用于孕妈妈的体重增加。因为胎儿在子宫内的生长需要稳定持续的营养和能量，有时过多、有时不够的能量供给不利于胎宝宝的生长。从孕妈妈的角度来讲，体重的平稳增长可以让你的身体逐渐适应体重增加所带来的压力，从而缓解孕期的一些身体不适。

孕期分阶段体重增长

孕早期	孕妈妈体重应该增加1~2千克。但是很多孕妈妈的体重会出现不增反降的现象。这是因为孕早期宝宝比较小，你不必增加过多的营养就可以满足他的生长需要；另一个原因就是早孕反应，会让孕妈妈的食欲下降，导致体重减轻。
孕中期	正常情况下孕妈妈的体重大约每周增加0.5千克左右。这个时期孕妈妈和胎宝宝的体重增长会非常稳定，孕妈妈要均衡地摄入各种宝宝生长所需要的营养，千万不要因为胃口好或者想要补充孕早期掉下去的体重而暴饮暴食。
孕晚期	胎宝宝的体重还在持续增加，但是孕妈妈要有意识地控制体重的增长，保持每周增加0.5千克的重量。很多孕妈妈在第九个月的时候体重会稍微减轻，这也是正常现象，因为肚子的空间基本都被子宫占据了，你的胃变小了。

体重增长过多或过少都不好

孕期体重增长过多会使孕妈妈皮下脂肪堆积过多，不利于医生测量、评估宝宝的大小，并且会加重很多孕期不适，比如，烧心、背痛、静脉曲张；增加早产以及患妊娠期糖尿病、妊娠期高血压的风险；可能生出巨大儿，不易顺产。

孕期体重增长过少，孕妈妈供给胎儿的营养就会受到限制，胎儿大小可能会比实际孕周小，会出现宫内发育迟缓等问题，出生后的婴儿容易出现抵抗力低的问题。

所以孕妈妈应该常称体重，随时观察自己的体重变化，科学地控制好体重。

Chapter 7

能听到外面的声音了

（21~24周）

胎宝宝的稳固成长，使孕妈妈的身体变得臃肿起来。适度运动、均衡饮食，控制体重增长，可以使你远离一些妊娠期疾病。当出现水肿等不适时，准爸爸要给予孕妈妈更多的关怀！

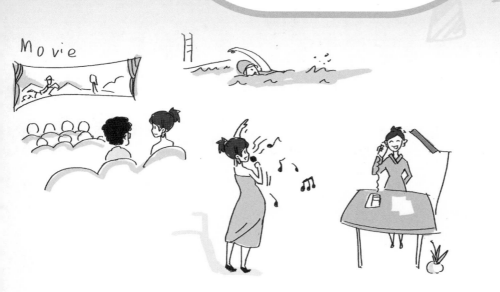

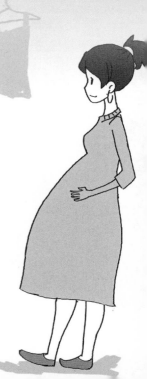

① 宝宝的发育情况

第21周

胎儿在羊水里可以任意移动脑部及肌肉方向：时而弯曲，时而转身，时而翻筋斗。羊水可以保持胎儿轻盈、温暖和清洁，甚至可以让胎儿偶尔吞咽下一些东西，来练习消化和排泄功能。胎儿的心脏越来越强壮，用听诊器可以听到胎心音。现在的胎儿看上去就像一个缩小的新生儿。

胎儿的味蕾开始工作，正在品味着羊水的味道呢！

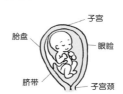

第22周

胎儿会被外界的声音或活动惊醒：突然发出的噪音、喧吵的音乐，甚至汽车或洗衣机的动都会吵醒宝宝。如果你的宝宝是男孩，他的睾丸就开始从骨盆里下降到阴囊里。如果你的宝宝是个女孩，她的子宫已完全形成并且刚刚经历了发育最迅速的时期。卵巢和睾丸都是从同一组织发育而来。

尽管胎儿的眼皮现在是合上的，他现在已经可以眨眼睛。现在胎儿的重量为360～590克。

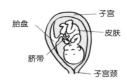

第23周

胎儿的身形变得比较匀称了。即使对整个身体而言，头看起来仍旧大一点，但腿、手臂和躯干并不显得太短。细细的胎毛布满全身，包括脑袋。下周，胎儿的味蕾就会在舌面和脸颊内部形成。人类的味蕾一出生就开始减少，而且再也不会增加。

现在胎儿的重量刚刚500克。

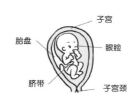

第24周

胎儿的皮肤不仅起皱，因为太薄了，还是透明的。如果在这个时候能看到胎儿，就会看见骨头、器官和血管。胎儿每天都能听见你心跳的声音、你说话时声音回响、你呼吸的声音以及你肠胃的蠕动声。宝宝的胎心音变得越来越强，把耳朵贴近腹部会听到胎心音。

现在胎儿的重量约为610克。

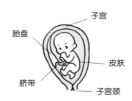

② 孕妈妈的变化

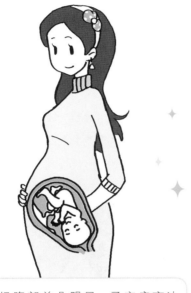

变大凸出的腹部和日益增加的体重会加重孕妈妈的身体负担，使孕妈妈容易疲劳。

容易疲劳

受孕激素影响，孕妈妈的手指、脚趾和全身关节韧带会变得松弛，髋部变宽，盆骨更容易分开。

韧带变松弛

孕妈妈腹部前凸明显，子宫底高达18~21厘米（约平脐高或脐上一指）。

子宫更大了

逐渐增大的子宫会压迫肺部，妨碍血液循环，孕妈妈的呼吸会变得粗重急促。

呼吸急促

妊娠中期孕妈妈的体重会迅速增加，所以在生活中要注意控制体重增长过多。

体重增加迅速

头发会受到孕激素的影响而产生变化，会明显觉得头发比以前浓密了。

头发变多了

孕激素也会刺激指（趾）甲生长的速度，新生的指（趾）甲会比较软，很容易断裂，也有一些孕妈妈会感觉指（趾）甲比孕前硬一些。

指（趾）甲变化

随着子宫的增大，孕妈妈挺起腹部走路，腰椎向前突出，背部的韧带和肌肉形成比较大的牵引作用，导致孕妈妈腰背部疼痛。

重心前移，腰背疼痛

3 孕妈妈的产检

本月产检除了常规的检查外，医生还会安排血常规、尿常规复查以及葡萄糖耐量试验等三项检查。常规检查反复进行的目的是对孕妈妈的身体状态进行持续的观察，以发现潜在问题，保证孕期安全。因为从医生的角度而言，妊娠是非常艰辛的过程，危险无处不在，因此，孕妈妈每一次产检都要尽可能按照医生的要求去做。

血常规复查

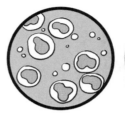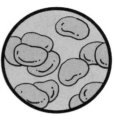

孕中期孕妈妈血容量和血红蛋白增加，容易导致贫血，血常规复查项目包括血红蛋白、血小板、白细胞等。血红蛋白检查的主要作用在于判断孕妈妈是否贫血，血红蛋白正常值是 100~160g/L，小于 100g/L 就说明孕妈妈贫血了。轻度贫血对孕妇及分娩的影响不大，重度贫血可引起早产、低体重儿等不良后果。

白细胞在机体内起着消灭病原体、保卫健康的作用，正常值是（4~10）×10^9/L。孕期会轻度升高，但一般情况不会超过 15×10^9/L。

血小板在止血过程中起重要作用，正常值为 100~300×10^{12}/L。如果血小板低于 100×10^{12}/L，则会影响孕妈妈的凝血功能。

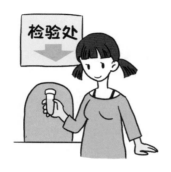

尿常规检查

尿常规可以了解孕妈妈尿液中有无蛋白、糖及尿比重和有无泌尿系统及其他系统的疾患。检查项目有尿液中蛋白、糖及酮体，镜检红细胞和白细胞等。

正常情况下，上述指标均应为阴性。如果蛋白呈阳性，提示有妊娠高血压、肾脏疾病的可能。尿蛋白偏高可能肾功能不良，要检查是否有肾脏病。若伴有高血压则为子痫前期。如果糖或酮体呈阳性，说明有糖尿病的可能，需进一步检查。如果发现有红细胞和白细胞，则提示有尿道感染的可能，需引起重视，如伴有尿频、尿急等症状，需及时到医院接受治疗。

葡萄糖耐量试验（OGTT）

葡萄糖耐量试验是一种妊娠糖尿病筛查试验，简称糖筛。是通过血液监测来筛查孕妈妈是否有患妊娠期糖尿病的风险，医生一般会安排在 24~28 周进行。

● 50 克 OGTT

具体做法： 口服含 50 克葡萄糖的水，一小时后抽血监测血浆血糖值。试验时孕妈妈不需要禁食。

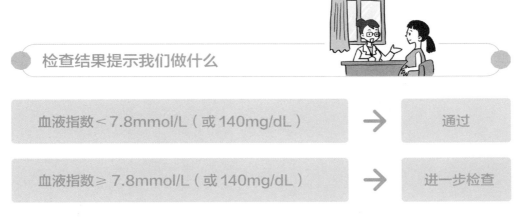

检查结果提示我们做什么

血液指数＜7.8mmol/L（或 140mg/dL）	→	通过
血液指数≥7.8mmol/L（或 140mg/dL）	→	进一步检查

筛查结果呈阳性时，需进一步进行 75 克葡萄糖耐量试验，以明确有无妊娠糖尿病。

● 75 克 OGTT

具体做法： 前一天晚餐后禁食 8 小时以上，检查当天早晨先空腹抽血，然后 5 分钟内喝下 300 毫升含 75 克葡萄糖的糖水，静坐 1 小时后抽血一次，2 小时后再抽血一次，测定血浆葡萄糖水平。如果三项血糖值中任何一项达到或超过下列参考值，即代表孕妈妈有妊娠期糖尿病。

空腹血糖值	服糖 1 小时后血糖值	服糖 2 小时后血糖值
5.1mmol/L	10.0mmol/L	8.5mmol/L

如果孕妈妈没有定期做孕期检查，首次检查在 28 周以后，建议直接进行 75 克 OGTT 检查。当然不同医院采用的标准不一样，所选用的筛查方法也不一样。具体的检查要以你所在的产检医院为准。

如果检查确认孕妈妈有妊娠糖尿病，在治疗上，医生通常会建议通过饮食来控制，如果饮食控制没有缓解，则会通过注射胰岛素来控制，千万不可使用口服的降血糖药物来治疗，以免造成胎儿畸形。

为何很多检查项目要反复进行？

从第一次产检开始，之前提到的多项常规检查，如血常规、尿常规等，医生会要求反复检查，主要目的就是对孕妈妈的身体状况进行持续的观察，进而发现潜在的问题。比如，怀孕期间出现血压的异常，或是宫高腹围的增长较孕期正常值快，这些都是很容易被忽略的细节。但是医生通过反复进行多项检查，能够及时发现隐藏的问题和异常情况，从而保证孕妈妈整个妊娠期的安全，这也是每隔一段时间就要到医院检查的原因。

也许很多次的检查结果都显示一切正常，但是孕妈妈仍然要认真对待每次产检，尽可能按照医生的要求去做，因为随着妊娠时间的增加，出现妊娠疾病的概率也会有所增加。临床上有很多妊娠疾病都是女性在怀孕到一定阶段时才会出现的。每一位孕妈妈都要清楚地认识到这一点：无论多么小的概率，如果降临在自己身上，那么就是 100%。这也是为了更好地保证孕妈妈和胎宝宝的健康。

④ 合理的饮食计划

铁是造血原料之一，是血红蛋白、肌红蛋白、细胞色素酶类以及多种氧化酶的组成成分。它与血液中氧的运输和细胞内生物氧化过程有着密切的关系。孕妈妈不仅自身需要铁，还要供应胎宝宝的铁质需要，所以孕妈妈要注意孕期铁质补充。

● 孕中期饮食加强补铁

妊娠期铁质的需求量增加导致孕妈妈容易出现缺铁的现象。以每毫升血液含铁 0.5 毫克计算，妊娠期血容量增加需铁 650~750 毫克。胎儿生长发育需铁 250~350 毫克，故妊娠期需铁约 1000 毫克。孕妈妈每天需铁至少 4 毫克。但是孕妈妈对铁的吸收利用率仅为 10%；进入孕中晚期的最大吸收率可达 40%。

所以食物中的铁不能满足孕妈妈对铁的需求量，会导致妊娠期间孕妈妈铁质摄入不足，最明显的表现就是缺铁性贫血。妊娠期轻度贫血，可以通过饮食补充，多吃含铁丰富的食物。如果食补的效果没有预期的好，则可到医院咨询医生，在医生的指导下服用一些补铁的药剂。医生会告诉你口服铁剂每日一次，服用时，须与食物分开 1 个小时以上。同时为了促进铁的吸收，医生会建议你适度补充维生素 C。当然重度贫血或因胃肠道反应无法口服铁剂的，可采用静脉注射铁剂，但要记得在医生的指导下进行。

孕妇贫血和孕周的关系

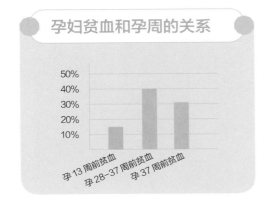

常见的补血食物

红枣、红豆、大红樱桃

动物血液，如猪血豆腐汤

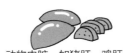
动物内脏，如猪肝、鸡肝等

新鲜果蔬

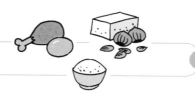

常见食物铁含量表

食物名称	含量 （mg/100g）	食物名称	含量 （mg/100g）	食物名称	含量 （mg/100g）
黑木耳	185.0	黑豆	7.0	山楂	2.1
海带	150.0	蛋黄	7.0	菠菜	1.8
羊肾	111.0	南瓜子	6.7	韭菜	1.7
芝麻	50.0	鸡胗	6.6	干枣	1.6
紫菜	33.2	去皮蚕豆	6.2	萝卜缨	1.4
猪肝	25.0	豌豆	5.7	猪肉	1.4
海蜇	17.6	小米	4.7	鲜蘑菇	1.3
虾皮	16.5	松子	5.2	海棠	1.3
腐竹	15.1	鸡肝	5.0	黑枣	1.2
羊舌	14.4	荠菜	4.8	豇豆	1.2
海米	13.2	豆腐干	4.8	油菜	1.1
海参	11.4	红小豆	4.5	带鱼	1.1
黄豆	11	羊心	4.5	鸡肉	1.5
牛肝	9.0	面粉	4.2	瘦牛肉	0.9
青豆	8.5	金针菜	3.4	杏	0.8
芹菜茎	8.5	雪里蕻	3.4	胡萝卜	0.7
牛肾	8.4	兔肉	2.9	菜花	0.7
鸡心	8.2	鸡蛋	2.7	苦瓜	0.8
猪血	8.7	糯米	2.6	芋头	0.6
干贝	7.3	猪舌	2.4	大白菜	0.5
冬菇	7.3	油豆腐	2.3	杏干	0.3

注：家庭医疗百科，（美）61 位医学博士著；傅贤波等译 . 北京：中国人口出版社，1998

三道美味补铁菜

家常猪肝

材料：猪肝、黄瓜各150克，辣椒、大蒜各少许。

调料：植物油、米酒、酱油、盐、白糖各适量。

做法：①猪肝洗净，切成小片；黄瓜洗净，略拍一下，切成段；辣椒和大蒜都切成小片。②锅内加少量油烧热，把黄瓜段入锅煸炒一下，捞出备用。③锅内另加油烧热，下辣椒片和大蒜片爆香，加入米酒、酱油，再把猪肝片入锅炒至变色，加盐、白糖调味，快熟时倒入黄瓜段，翻炒均匀即可。

炒腰花

材料：鲜猪腰250克，水发木耳30克。

调料：植物油、青蒜段、酱油、料酒、葱姜丝、高汤、水淀粉、香油、盐、醋各适量。

做法：①猪腰一剖两半，片去腰臊，剞麦穗花刀，改为三角刀块。②碗中放葱姜丝、酱油、料酒、盐、醋、水淀粉、香油及高汤兑成芡汁。③腰花用开水焯去血水，捞出控水，锅放油烧至八成热，将腰花爆炒，捞出控油。锅留底油，倒入腰花，下入木耳、青蒜段翻炒，烹入芡汁速炒，待芡汁裹住腰花时淋香油即可。

葱油乳鸽

材料：乳鸽2只。

调料：葱末、料酒、啤酒各少许，酱油、盐、白糖、胡椒粉、姜、高汤各适量。

做法：①乳鸽洗净，控水，抹上酱油、料酒，入炒锅炸透后捞出。②乳鸽放盆内，加入所有调料，入蒸笼蒸熟，取出切成块，按原形摆入盘中。③炒锅内加油烧热，入葱末爆香，倒入适量蒸鸽的原汤，浇在盘中即可。

⑤ 孕六月——办公室放松操

妊娠 6 个月，孕妈妈的肚子越来越大，每天上下班也会更辛苦。本节为职场孕妈妈们介绍一些在办公室随时可做的放松动作，使孕妈妈能够得到放松。

· ·

侧弯腰运动

步骤

保持站立，双脚打开与肩同宽，双手放在脑后十指交叉。吸气时慢慢向左侧弯腰，保持腰部挺直，感觉右侧腰部有拉伸感，坚持 10 秒钟，呼气时恢复站立姿势，换右侧进行。左右为一次，重复练习 5 次。

作用

这个运动可以使孕妈妈腰部肌肉得到放松。

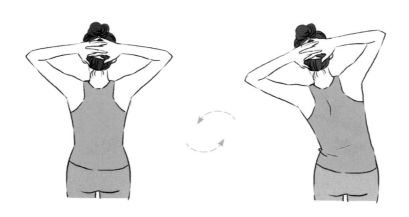

扭腰运动

步骤

保持站立，双脚分开10厘米，双眼目视前方。
两臂在体侧缓缓平举，与肩平行。
吸气时左手放在右肩上，脖子向右转，眼睛看
向右手，感觉腰部向右转，保持10秒。
呼气时，恢复双手体侧打开姿势，换右手进行。
左右为一次，重复练习5次。在扭转的时候，
背部要保持挺直。

作用

这个运动可以缓解孕妈妈腰背部肌肉的酸疼。

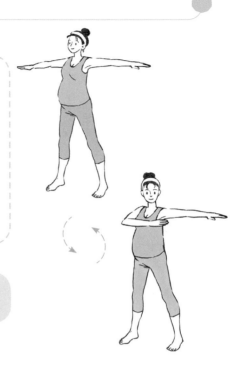

脊柱伸展运动

步骤

坐在椅子上，上身挺直，双手放于脑后十指交
叉。
吸气时，双肘抱头，脑袋向下，下巴靠近锁骨，
慢慢将背部拱起。呼气时身体恢复坐姿，可重
复进行5~10次。在拱起背部时，不要过多地
向腹部施压。

作用

这个运动可以帮助孕妈妈放松颈椎。

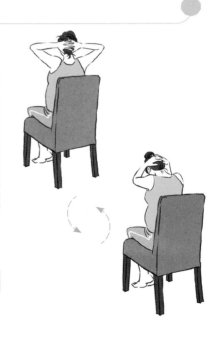

髋部运动

步骤

保持站立，双脚平行打开，与肩同宽，双手叉腰。

吸气时，双膝弯曲。呼气时将髋关节从左往右顺时针转动，身体重心随转动转移。

顺时针、逆时针方向各转动 5 次。

作用

这个运动可以让孕妈妈的盆骨更灵活。

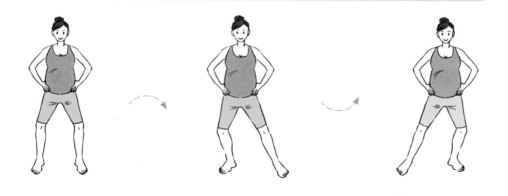

温馨提示　　　　　　　　　　　　　　　　*Kindly reminder*

孕中期可以进行适当的游泳

　　游泳是一种非常好的有氧运动，能改善孕妈妈的心肺功能，促进血液流通，增强体力和提高身体的耐力和柔韧性，有助于正常分娩。相对于其他运动，游泳时水的浮力可以支持孕妈妈的体重，使肌肉更放松，从而减轻由于怀孕而加大的关节负担。游泳时全身肌肉都参加运动，能促进血液流通，让宝宝更好地发育。需要注意的是，游泳虽然很适合孕期进行，但仅限于孕前就已经会游泳的妈妈。

⑥ 本月你可能想了解的知识

妊娠 7 个月开始进入孕晚期。从现在开始孕妈妈要多注意胎动的变化，同时也要护理好乳房，为宝宝的哺乳做好准备。还有很多孕妈妈已经迫不及待地给宝宝准备了很多可爱的婴儿用品。

● ●

🌸 缓解孕期腰背疼痛

约有 80% 的孕妈妈怀孕后会有腰背酸疼的经历，有的孕妈妈甚至因为腰背酸疼影响了日常生活。下面我们一起来看看缓解孕期腰背酸疼的方法有哪些。

缓解腰背疼痛的按摩方法

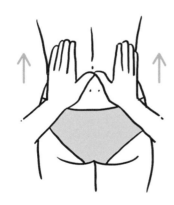

两手对搓发热后，重叠放在腰椎正中，由上而下推搓 30~50 下，致使局部产生发热感。

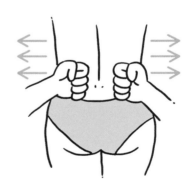

两手握拳，放在腰部向四周滚动、按摩，自下而上，自上而下，反复多次。头部配合前倾后仰，可以起到放松腰背部肌肉的作用。力度不可太大，以免发生意外。

1　坚持适当地运动。孕妈妈从孕早期开始坚持做适当的运动，如散步、简单的舒展运动等，可以增强肌肉与韧带的张力和耐受力，加强腰背部的柔韧度。

2　注意保暖，避免腰背部受凉。

3　生活中不管是坐、站立、走路或者锻炼时，都要"慢"字当先。

4　避免提重物。提物时，避免腰部弯曲用力，弯曲腿部，靠腿部的力量，支撑身体取物，过重的物品请人帮忙。

5　控制体重，避免体重过度增长，身体过重会增加脊柱及腰脊肌的负荷。

6　使用托腹带和侧睡枕。托腹带可以将肚子托高，减轻腹部的负担；侧睡枕则可以睡觉或坐着时使用，避免腰部悬空，减轻腰部的压力。

孕期便秘

便秘是妊娠期间孕妈妈常见的一种现象。妊娠时间的增长，孕妈妈肠蠕动及肠张力会减弱，肠道排空的时间被延长，肠内物的水分会被肠壁吸收。尤其到孕晚期随着胎儿的入盆，子宫对肠道下段的压迫，会导致便秘的发生，使整个消化系统功能受阻。

缓解便秘的瑜伽动作

站立猫伸展

站直，双脚打开比臀部略宽，两手轻轻撑住膝盖略上的位置。吸气，拉伸脊柱。吸气，伸展脊椎。抬头抬臀，反复做7次以上。

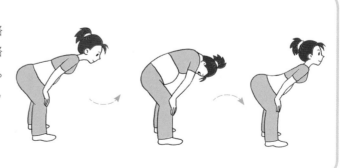

平躺在垫子上,弯曲双腿,双脚打开与臀同宽,脚掌贴地。吸气,双臂平展与肩成一条直线,掌心向下。

呼气,双腿倒向右侧,头转向左侧,尽量保持双肩贴地,腹部轻微扭转。

三角侧伸展

站立,吸气,双脚打开一腿长距离,双臂向两侧平展,左脚尖朝左(左脚旁放一块瑜伽砖),右脚尖稍微内转,保持髋部朝向正前方。

进入孕晚期后,可以不用瑜伽砖,而是将肘部直接垫放在大腿上做,这样可以减轻难度和避免对腹部的过度挤压。

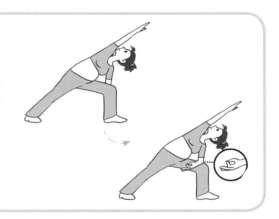

温馨提示   *Kindly reminder*

如何预防孕期便秘?

孕妈妈在妊娠期间预防便秘可以每日起床后喝一杯水,以刺激肠胃的蠕动;日常饮食多吃易消化并且含有丰富纤维素的蔬菜、水果和全谷物;保证每天 2 升的饮水量,即用 250 毫升的杯子喝 8 杯水;适当增加活动量,以医生允许的最大运动量有规律地进行锻炼,比如每天坚持快走半小时或者做一些刺激肠道运动的瑜伽;养成按时排便的好习惯,注意排便时不要用力过猛。如果孕妈妈妊娠期便秘严重,可以在医生的指导下使用缓解剂,如开塞露、甘油栓等,使得到粪便润滑容易排出。切忌使用峻泻剂和进行灌肠,以免引起流产或早产。

孕期眩晕

孕期眩晕是孕妈妈在妊娠期常见的症状，轻者头晕目眩、身体失衡；重则眼前一黑，突然晕倒。尤其是在空气流通不好，人群拥挤、集聚的地方更容易发生。

孕妈妈眩晕的原因及对策

低血糖

原因	对策
宝宝生长所需要的热量、维生素、蛋白质，都来自孕妈妈所摄取的食物，导致孕妈妈新陈代谢加快，有的孕妈妈在食物摄取不足时，会出现头晕、心悸、乏力、手颤和出冷汗等低血糖症状。	● 一日三餐的营养补充非常必要，尽可能多喝牛奶、鸡蛋、肉粥、蛋糕等高蛋白和高碳水化合物类食物，以保证营养和热量的供给，满足宝宝对养分的需求。必要时一天可吃 4~5 餐。 ● 最好随身携带些饼干、糖块和水果等方便食品，一旦出现头晕、心悸、乏力、手颤和出冷汗等低血糖症状，立即进食。

仰卧位综合征

原因	对策
妊娠期子宫增大，使膈肌上升，不仅会压迫心脏，使心脏向左上方移位，还会压迫下腔静脉而使静脉回流受阻，导致回心血量减少，心搏出量也随之减少，容易因脑部供血、供氧不足而出现头晕、眼花等症状。	● 日常生活中要特别注意坐卧的姿势。到了妊娠中期子宫增大后，最好采取侧卧位，左侧及右侧都可，最好不要仰卧。妊娠后期，增大的子宫逐渐占据大部分的腹部及盆腔，最好采用左侧卧位睡觉。 ● 孕妈妈坐时尽量采取平坐位，如长时间平坐累了则可改为侧卧位，尤其是采取左侧卧位的方式。

贫血	原因	对策
	妊娠中晚期对铁的需求量增多，如果日常饮食中摄入的铁不能满足孕妈妈的需求，很容易出现贫血。孕妈妈贫血时也会出现头晕、眼花和无力等症状。	● 适当多吃富含蛋白质、铁、铜、叶酸、维生素 B_{12}、维生素 C 等"造血原料"的食物。诸如猪肝、蛋黄、瘦肉、牛奶、鱼虾、贝类、大豆、豆腐、红糖及新鲜蔬菜、水果，还有海带、黑木耳、花生等（常见食物含铁量详见第 184 页）。 ● 平时煮菜少用铝锅，多用传统的铁锅，以使铁离子溶解于菜肴中随菜食入；必要时可在医生指导下补充铁剂。

低血压	原因	对策
	妊娠早、中期是胎盘形成和发育的时期，胎儿会分流孕妈妈身体内的部分血液，导致孕妈妈的血压下降，影响大脑供血，出现头晕、眼花和眼前发黑等脑供血不足的症状。一般在孕二月左右出现，6~7 个月时恢复正常。	● 日常饮食中适当高钠、高胆固醇饮食，有利于提高血胆固醇浓度，增加动脉紧张度，使血压上升；每日应摄足 12~15 克食盐，含胆固醇多的肝、蛋、奶油、鱼卵、猪骨适量常吃。 ● 日常行为多注意。姿势变换时宜缓慢；不要长时间站立，以避免下肢水肿；洗澡时水温不能过高，尽量控制在 38℃左右，15 分钟为宜；头晕时要立即坐下或侧卧休息；不要穿过紧的衣裤和袜子，因为容易影响身体血液循环，甚至引起下肢静脉曲张，限制胎儿活动。

温馨提示 *Kindly reminder*

眩晕症状频繁，需及时就医

　　除上述症状之外，孕期发生眩晕的原因还有很多，比如妊娠高血压综合征、植物神经功能紊乱、精神疲倦和心理因素等。孕妈妈要注意自身监护，如果眩晕症状频繁，经上述措施处理后仍不见效，应立即前往医院请医生诊治，以免延误病情。

妊娠期高血压

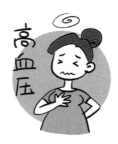

妊娠期高血压疾病是产科常见的疾病，常发生在妊娠 20 周后，产后 12 周恢复正常，因此产后才能确诊，目前临床上没有详细的病因。

妊娠高血压疾病的分类

高血压。同一手臂两次测量，收缩压 ≥ 140mmHg 和（或）舒张压 ≥ 90mmHg，尿蛋白（－），则被认定为高血压。如果孕妈妈的血压较基础血压升高 30/15mmHg，但是低于 140/90mmHg 时，医生不会作为诊断妊娠期高血压疾病的依据，但是会进行严密的监控，约有 16%~18% 的孕妇会患有此病。

子痫前期（先兆子痫）。出现妊娠期高血压，并伴有蛋白尿和进行性下肢、足部水肿则可能为子痫前期。约有 8%~10% 的孕妇出现此病，其中有 85% 为初次怀孕。

通俗地说就是妊娠期高血压疾病没有控制好，出现蛋白尿，会转变为子痫前期甚至子痫，危害母婴健康。

子痫。最明显的表现是在先兆子痫的基础上发生不能用其他原因解释的抽搐。

妊娠期高血压疾病的预防

● 适度锻炼

妊娠期间每天要进行适度的运动，以保证身体的健康，同时避免体重增长过快，可以在饭后进行 30 分钟散步。

● 合理饮食

妊娠期间医生不会严格限制孕妇饮食中盐和热量的摄入，但是会建议孕妈妈在饮食中要注意均衡营养。

● 注意休息

妊娠期间的孕妈妈要合理安排休息时间，充足的睡眠能够使孕妈妈保持好的心情，得到充分的放松。

● 情绪稳定

过于兴奋、低落或者愤怒的情绪，都会影响血压的变化，所以孕妈妈要保持情绪的稳定，防止血压骤然升高引起不适。

● 妊娠期糖尿病

妊娠期间的糖尿病分为两种情况：一种是糖尿病合并妊娠，即孕妈妈在原有糖尿病的基础上妊娠；第二种是妊娠期糖尿病（GDM），即孕妈妈妊娠前糖代谢正常，妊娠后首次发现或发病的糖尿病。目前临床上患有糖尿病的孕妈妈约有80%为妊娠期糖尿病。妊娠糖尿病对母儿均有较大危害，必须引起重视，比如：母亲容易发生流产、感染，或羊水过多等；胎儿则易出现畸形、发育受限、巨大儿等情况；新生儿容易发生呼吸窘迫综合征及低血糖。其对母儿的影响及影响程度，主要取决于糖尿病病情及血糖控制情况，所以已确诊为妊娠期糖尿病的孕妈妈要放松心态，认真按时进行产检，听取医生的建议，相信医生会帮助你。在生活中合理饮食，认真监控血糖量，也可以安然度过整个孕期。妊娠期糖尿病的诊断详见第181页。

● 妊娠期糖尿病的早期症状

● 严重的恶心、呕吐

呕吐加重，可成为剧吐，甚至会引发脱水及电解质紊乱。

● 疲乏无力

这是因为吃进的葡萄糖不能充分利用而分解代谢又增快，体力得不到补充的缘故。

● 体重变轻

虽然补充了营养丰富的食物，但是因体内胰岛素缺乏，食物中的葡萄糖未被充分运用即被排泄掉了，而由脂肪供给热能，蛋白质转化为葡萄糖的速度加快，体内糖类、蛋白质及脂肪均大量耗损，致使患者体质差、体重轻。

● 易感染

由于葡萄糖的异常代谢加速，引起血液、尿液葡萄糖的含量加大，妊娠糖尿病易产生真菌感染。

● 其他

有些患者无症状，肾排糖阈值高，即使血糖浓度已经很高，尿中也没有葡萄糖。这样更危险。

● 易患妊娠期糖尿病（GDM）的高危因素

孕妇因素。孕妈妈年龄 ≥ 35 岁、妊娠前超重或肥胖，有 OGTT（口服葡萄糖耐量试验）异常史，以及患有多囊卵巢综合征。

家族因素。有患糖尿病的家族史。

妊娠分娩的因素。有巨大儿分娩史，以前发生过不明原因的死胎、死产和流产，以及曾出现胎儿畸形、羊水过多史或者 GDM 史。

本次分娩的因素。妊娠期发现胎儿大于孕周或者出现羊水过多的情况，母体出现反复霉菌性阴道炎等情况。如果孕妈妈存在妊娠期高血压（GDM）的高危因素，在妊娠期间一定要及时和医生沟通，做好产检和生活管理，以保证母子的健康。

妊娠糖尿病生活管理

1　少量多餐，做到定时定量。

2　粗细粮搭配，品种多样，适当吃点醋。

3　增加膳食纤维：如魔芋、芹菜、扁豆、豆制品以及各种菇类，增加主食中的蛋白质。

4　进餐顺序：汤—菜—蛋白类—主食。所摄入食物全部要计算热量。

5　适当运动，如果无产科禁忌证，建议每餐 30 分钟后适当运动。

6　监测餐后血糖、体重和胎儿增长情况。

7　餐后两小时血糖低于 6.7mmol/L，加餐可以吃水果，每日 200 克；血糖高于 6.7mmol/L，加餐用黄瓜、西红柿代替水果，每日 150~200 克。

温馨提示　　　　　　　　　　　　　　*Kindly reminder*

尿糖测试数值高不一定是糖尿病

　　孕晚期由于肾脏中的肾糖阈值降低，会使监测时的尿糖数值偏高。要判断是否是妊娠糖尿病还应该去做糖耐量的进一步监测，如果糖耐量正常，而尿中又没有出现酮体，则不是妊娠糖尿病。

● 了解升糖指数（GI）

不同的食物有不同的升糖指数，通常把葡萄糖的血糖生成指数定为100。升糖指数大于70为高升糖指数食物，进入胃肠后消化快，吸收率高，转化为葡萄糖的速度快，血糖迅速升高；升糖指数低于55为低升糖指数食物，在胃肠中停留时间长，吸收率低，转化为葡萄糖的速度慢，血糖升高慢，人体有足够时间调动胰岛素的释放和合成，使血糖不至于飙升。GI值高的食物，若其含碳水化合物的量较少。日常食用少量（300~400g）并不会引起血糖大幅度的变化。另外，同样的食材调理方法不同，GI值不同。如：粥的GI比米饭高，打汁水果的GI比切盘水果高。所以避免过多食用粥品或水果打汁。

推荐

低升糖指数食物（GI ≤ 55）

五谷类：藜麦、全蛋面、荞麦面、粉丝、黑米、黑米粥、粟米、通心粉、藕粉；

蔬菜：魔芋、大白菜、黄瓜、芹菜、茄子、青椒、海带、鸡蛋、金针菇、香菇、菠菜、番茄、豆芽、芦笋、花椰菜、洋葱、生菜；

豆类：黄豆、眉豆、鸡心豆、豆腐、绿豆、扁豆、四季豆；

水果：苹果、水梨、橙、桃、沙田柚、雪梨、柚子、草莓、樱桃、金橘、葡萄；

奶类：牛奶、低脂奶、脱脂奶、低脂乳酪；

糖及糖醇类：果糖、乳糖、木糖醇、麦芽糖醇。

高升糖指数（GI ≥ 70）

五谷类：白饭、馒头、油条、糯米饭、白面包、燕麦片、拉面、炒饭、爆米花；

肉类：贡丸、肥肠、蛋饺；

蔬菜：薯蓉、南瓜、焗薯；

水果：西瓜、荔枝、龙眼、凤梨、枣；

糖及糖醇类：葡萄糖、砂糖、麦芽糖、汽水、柳橙汁、蜂蜜。

中升糖指数（GI：56~69）

五谷类：红豆米饭、糙米饭、西米、乌冬、麦包、麦片；

蔬菜：番薯、芋头、莲藕、牛蒡；

肉类：鱼肉、鸡肉、鸭肉、猪肉、羊肉、牛肉、虾子、蟹；

奶类：奶油、炼乳、鲜奶精；

水果：木瓜、提子、菠萝、香蕉、芒果、哈密瓜、奇异果。

糖及糖醇类：蔗糖、红酒、啤酒、可乐、咖啡。

⑦ 本月胎教：语言胎教

孕六月时，胎儿的听觉神经与听觉系统迅速发展，胎儿的听觉功能已初步发展起来，胎儿对外界的声音变得很敏感，具有记忆能力和学习能力。孕妈妈可以很好地利用这段时间，有意识地对胎儿进行相应的听觉训练。听觉训练中语言胎教十分必要。

● 系统性的语言胎教

系统性的语言胎教指的是有选择、有层次地给胎宝宝阅读、朗诵文学作品，包括讲一些幼儿故事或读一些朗朗上口的简单儿歌等。孕妈妈要选择能激发爱子之情的、意境优美的、情韵宁静的，有助于摆脱烦恼情绪、改善精神状态、能促进身心平衡作用的作品。童话、寓言、幼儿画册等都是好的选择。需要注意的是过于缠绵悱恻的小说，即使思想性、艺术性都好，也不适宜。因为会加重思虑，耗费心力，不利于安胎。至于描写暴力、色情的小说，以及会引发恐惧、悲伤、愤恨情绪的，一概避免。

知道吗

胎宝宝更喜欢准爸爸的声音

虽然，孕妈妈亲切、甜美的声音宝宝喜欢听，但准爸爸低沉、宽厚、温柔的声音，宝宝更容易接受。准爸爸的声音，不仅可使胎宝宝的记忆力迅猛增长，而且还能使准爸爸与胎宝宝更早地亲近，有助于日后建立亲密友好的父子（女）关系，为培养出性格良好的宝宝奠定基础。此外，准爸爸主动参加语言胎教，对孕妈妈也是一种关心和安慰，有利于增加夫妻之间的感情。

需要注意的是，准爸爸讲话时，不要与孕妈妈离得太远，保持50厘米左右的距离，这样利于把说话的感情传递给宝宝。一开始，要以柔和、平缓的语调与宝宝交谈，要避免一下发出很大的声音。随着内容一点点接近平时说话的声音，以免使宝宝受到惊吓，带来不良影响。

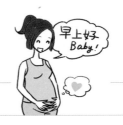

语言胎教怎样做才能更生动？

● 视觉化

孕妈妈进行语言胎教时，不能简单对宝宝念文字，而要把每一页内容视觉化，再细细地讲给宝宝听。宝宝的领悟是用脑不是用身，虽然宝宝不能看到外界事物的形象，但通过妈妈把看到的东西用生动的语言描述出来，宝宝可以用脑"看"到，即感受到。所以，孕妈妈看东西时受到的视觉刺激，一定要通过语言视觉化，这样宝宝也就能感受到了。

● 形象化

像看到影视的画面一样，孕妈妈先在头脑中把所讲的内容形象化，然后用动听的声音将头脑中的画面讲给宝宝听。这样的话，就是"画的语言"。如此通过形象和声音，宝宝才能和妈妈一起进入讲述的世界，理解要表现的中心内容，并在头脑中留下相应的信息。

● 情感化

孕妈妈无论阅读还是和宝宝进行交流时，一定要倾注情感，通过富有感情的声调把一切喜怒哀乐都传递给宝宝，干巴巴是收不到好效果的。孕妈妈要善于创造情境相生的意境，例如，在大自然中散步，一边走一边看，心情轻松愉快，情绪安详、宁静，就把这样的感觉和心情，结合所见所闻讲给宝宝听：看红花和绿草多么美丽，宝宝快快长，妈妈期待着和你一起来这里。

● 简单清晰

不管讲什么，孕妈妈吐字都要清楚，语句短小易于理解，以便给宝宝一个良好的刺激印记。

正常的妊娠并非疾病，孕期有性欲，说明孕妈妈的身体健康状态良好，适宜的性生活带来的不仅仅是夫妻双方的性满足和感情上的和谐，同时有助于妻子保持愉快、稳定的情绪，更有利于胎儿的生长。让我们一起了解关于孕期性生活的那些事儿。

孕期性生活安全吗？

以前大多数人不爱提及孕期性生活的话题，现在生活中很多年轻夫妻还是会关心这个问题。但是很多夫妻会担心在妊娠期间进行性生活会伤害到孩子，不仅担心孕期性生活是否会引起胎儿流产，还担心孕期性生活会导致子宫内或胎宝宝的感染等问题。其实在子宫内生活的胎宝宝因为有羊膜囊和子宫颈内黏液栓的保护，一般情况下性生活是不会伤害到胎儿的，所以只要产检一切正常，孕妈妈不会感到不适，都是可以进行一定性生活的。需要注意的是在进行性生活的时候准爸爸要多考虑孕妈妈的感受，选择一个让孕妈妈舒服的体位。如果孕妈妈因为身体原因没有性欲望时，要尊重孕妈妈，绝不能强求孕妈妈。

想要孕期性生活更加安全，准爸妈还要做好清洁工作和选择舒适的姿势。孕妈妈怀孕后受到激素的影响，阴道内的糖原增多，有利于细菌的生长和繁殖，所以在性交前孕妈妈要排尽尿液、清洁外阴，准爸爸也要清洁外生殖器，务必将包皮垢及龟头冲洗干净，性交结束后孕妈妈还要立即排尿并清洗外阴，以防引起上行性泌尿系统感染和宫腔内感染。同时性交过程中选择不会压迫孕妈妈腹部的性交姿势，准爸爸动作要轻柔，不要压迫或撞击孕妈妈肚子，插入不宜过深，不要给子宫以直接的强烈刺激，频率也不宜太高。

孕中期性生活更美好

在孕早期，恶心、呕吐、身体疲劳等早孕反应会让孕妈妈对性生活毫无想法。但是在妊娠4~7个月时，随着子宫逐渐增大、羊膜腔内羊水量增多、胎盘的形成和稳固，宝宝在子宫内处于相对稳定状况；同时早孕反应消失，孕妈妈对怀孕状况的适应，使孕妈妈可以快乐放松地享受性生活。

让孕妈妈更舒适的技巧

采用不同的触摸方式，如抚摸孕妈妈的腹部，一起体验胎动的喜悦。

享受性生活时，尽可能不要将身体的重量压在孕妈妈的腹部和乳房上。

多利用枕头让孕妈妈舒服，同时尽可能与孕妈妈的身体曲线保持垂直。

享受性生活时，可多花些时间尝试找出最舒服的方法。

如果孕妈妈没有性欲时，不要强迫孕妈妈，也不要期望孕妈妈产生性高潮。

体贴孕妈妈怀孕时所产生的心理及生理上的不舒服，理解孕妈妈的拒绝。

性生活暂停的 6 种情况

1　孕妈妈有习惯性流产历史的。

2　孕妈妈有子宫颈闭锁不全历史的。

3　孕妈妈有产前出血或前置胎盘情形的，如果采用较深入的性交方式，有可能引起大量出血，因此要绝对禁止。

4　孕妈妈有早产经验、早产历史或早期破水时，性生活有可能引起绒毛羊膜炎，所以最好暂停或节制性生活。

5　有阴道炎的孕妈妈，怀孕时频繁的性生活会引发早产；而有重大内科疾病的孕妈妈，如动脉不健全或患有心脏病，要先咨询医生，最好避免比较激烈的性生活。

6　如果丈夫有性器官的疾病而不又愿使用避孕套的话，孕妈妈也最好能节制或暂停性行为，因为丈夫有性器官疾病在理论上可能会将细菌带入阴道，从而引起绒毛羊膜炎，引发早产。

● 孕晚期过性生活须谨慎

孕晚期孕妈妈膨胀的子宫对任何外来刺激都非常敏感，性快感可使子宫收缩引起早产或产后大出血。而且性生活容易使胎膜早破、羊水感染，有研究发现早期破水的病例中，有 70% 的孕妈妈在以往 24 小时内有过性生活。性生活会将细菌带入阴道，会导致分娩后子宫腔创面的感染。调查证实，在产褥期发生感染的妇女，50% 在妊娠的最后 4 周有过性生活；而分娩前 3 天有过性生活的妇女中 20% 可能发生严重感染。另据国外的调查统计：分娩前最后一个月内，每周有一次或多次性活动的孕妇所生婴儿，感染疾病后死亡率高达 11%，远高于未进行过性生活的孕妇的新生儿疾病感染死亡率 2.4%。且新生儿罹患呼吸系统疾病、黄疸和窒息的比例也是未过性生活孕妇的 2 倍。所以，孕晚期，尤其是临近预产期，不建议孕妈妈过性生活。

● 妊娠期性生活适合的体位

		初期	中期	晚期	特别提醒
正常位		适宜	不宜	不宜	应插入较浅，避免直接刺激宫颈口
前侧位		不宜	适宜	适宜	应插入较浅，避免直接刺激宫颈口
后侧位		不宜	适宜	适宜	优点在于不对女方腹部造成任何压力，对于孕期后阶段的妇女特别适用
女上位		不宜	不宜	不宜	不适合，插入过深，增加感染的风险
坐入式		不宜	适宜	不宜	适合腹部不太大的时期
后入式		不宜	适宜	不宜	孕中期谨慎进行，男性上身体重应由自己腿部支承，不可过分前倾，动作宜小，以防女方腹部受压
屈曲式		不宜	不宜	不宜	不适合孕期进行

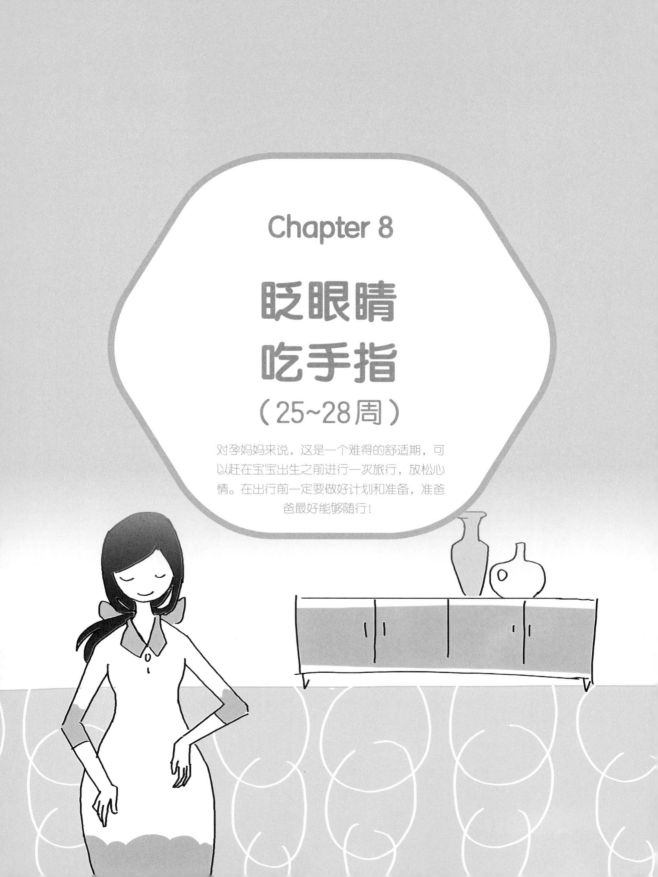

Chapter 8

眨眼睛
吃手指

（25~28周）

对孕妈妈来说，这是一个难得的舒适期，可以赶在宝宝出生之前进行一次旅行，放松心情。在出行前一定要做好计划和准备，准爸爸最好能够随行！

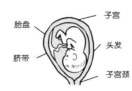

① 宝宝的发育情况

第25周

最细小的血管——毛细血管开始生长。因为肉眼可以看见毛细血管里的血，所以当血液流进这些血管时，胎儿的皮肤就会呈现红色或粉红色。胎儿的唇和口很敏感，如果他的手恰好浮到嘴边，他就会吸吮拇指或其他手指。胎儿的手指甲和脚指甲慢慢长长，从甲床开始直到覆盖整个指甲。

胎儿的脸已经完全形成，不知道长得像谁呢？

胎盘　子宫
脐带　头发
　　　子宫颈

第26周

胎儿鼻孔已经张开进行肌肉的呼吸运动，肺部的气囊开始发育，大脑脑波对视觉和听觉系统开始有反应。感官系统与大脑发生各种联系。这些联系有助于胎儿出生后对输入信号的理解。但胎儿仍然很瘦——皮肤覆盖在没有脂肪的身体上，显得皱巴巴的。

现在胎儿的重量约为 750 克。

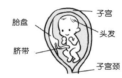

胎盘　子宫
脐带　头发
　　　子宫颈

第27周

胎儿的脑波图像和那些足月出生的婴儿相像，处理视觉和听觉信息的大脑部分开始活动。胎儿的前脑（即额头后面的脑部）会长大，包容所有发育的其他大脑组织，同时仍然保持大脑半球的划分。结果是某些重要的大脑发育出现。

随着宝宝长的越来越结实，他的踢腿和敲打越来越有力。现在胎儿的重量约为 1000 克。

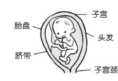

胎盘　子宫
脐带　头发
　　　子宫颈

第28周

胎儿肌肉的紧张度渐渐提高。他的手现在可以有力地抓握。胎儿的眼睑还没有连接在一起，是张开的，但眼睛已经完全长成。

现在胎儿的重量约为 1350 克。

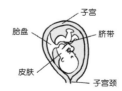

胎盘　子宫
　　　脐带
皮肤
　　　子宫颈

② 孕妈妈的变化

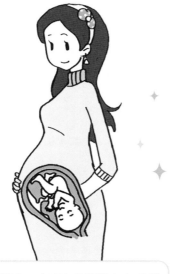

一些孕妈妈在刷牙时容易出血，牙龈对温度的刺激更加敏感。

牙龈敏感

变大的子宫影响血液循环，压迫下半身静脉，容易引起腿部的浮肿。

腿部浮肿

腹部继续增大，宫底上升到脐上1~2横指，子宫的高度为24~26厘米。

子宫继续增大

这一时期胎动会越来越强烈、越来越频繁。孕妈妈要每天固定时间数胎动。

胎动频繁、强烈

特别热的水、姿势的突然改变、长时间站立、疲劳或者兴奋、空气不流通的房间和拥挤的人群都可能造成昏厥。

昏厥

随着胎儿逐渐长大，宫内羊水量增多，胎膜张力逐渐增加，容易引起子宫收缩，使腹部胀满或变硬，是这个阶段的正常现象。

有生理性宫缩

妊娠后期耻骨联合平均增宽0.3~0.4厘米，骶尾关节后移2厘米，盆骨附近会有疼痛感。

盆骨疼痛

一些孕妈妈刚开始长妊娠纹，而妊娠纹长得早的孕妈妈会发现妊娠纹更加明显了。

妊娠纹明显

③ 孕妈妈的产检

从妊娠 28 周开始进入围产期，孕妈妈产检的间隔时间由一月一次缩短为两周一次。本月的产检设有常规检查和特殊检查两大项。

· ·

常规检查项目

本月的常规检查有身高、体重、宫高腹围、血压、血常规、尿常规和胎心监测等项目，已经确诊为妊娠期糖尿病的孕妈妈还需要进行血糖的检查。

特殊检查项目

除了上面的常规检查，医生还可能会安排下面 4 项特殊检查的复查，以再次确认孕妈妈早孕时所做的检查，避免分娩时母婴传染。

乙型肝炎抗原

这是乙型肝炎（HBV）病毒学检查。乙肝病毒可通过胎盘感染胎儿，母婴传播的概率达到 90％以上。如经检查孕妈妈为乙肝患者，需要在妊娠 28 周、32 周、36 周各注射乙肝免疫球蛋白 1 次，以阻断母婴之间的传播。如果孕妈妈只是单纯乙型肝炎表面抗体（HBsAb）阳性，说明以前感染过乙肝病毒，现已经痊愈，并且对乙肝病毒具有免疫力，则不需要做如此处理。

梅毒血清试验

梅毒是由梅毒螺旋体引起的一种性传播性疾病。如果孕妇患梅毒可通过胎盘直接传给胎儿，有导致新生儿先天梅毒的可能。此时复查目的是要再次确认孕妈妈早孕时所做的检查结果，如果孕妈妈被感染，医生需要特别处理，在宝宝还没有出生时，就为孕妈妈彻底治疗梅毒。

● 艾滋病抗体

这是确认孕妈妈是否感染艾滋病的检查。艾滋病是"获得性免疫缺陷综合征"的直译名称，是一种严重的免疫缺陷疾患，其病原体是 HIV 病毒。如果感染了 HIV 病毒，则艾滋病抗体结果为阳性，正常孕妇 HIV 抗体为阴性。

母婴传染是艾滋病的主要传播途径之一，HIV 病毒会通过胎盘传播给胎儿，会造成新生儿 HIV 病毒感染。此时复查目的是要再次确认孕妈妈早孕时所做的检查结果，检视孕妈妈本身是否带有或已感染 HIV 病毒。通过检查，便于医生在孕妈妈分娩时给予足够关注。

● 胆汁酸检查

胆汁酸高对胎儿危害很大。胆汁酸高在怀孕晚期容易导致一种叫妊娠期胆汁淤积的病症，这种病最大的风险就是，容易导致胎儿急性缺氧，发生胎儿宫内窘迫、胎儿发育迟缓、新生儿窒息等症状，有的时候甚至来不及抢救，这种病对孕妈妈本身的影响是会出现全身瘙痒和黄疸。

对于已经确诊为胆汁淤积的孕妈妈，应严密监测胎动，按时做胎心监护，定期复查肝功能。如果发现胎动减少要立刻就诊。

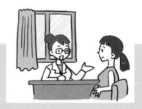

测量宫高和腹围的作用

孕妈妈的宫高、腹围与胎宝宝的大小关系非常密切。孕早期、孕中期时，每月的增长是有一定的标准的。每一个孕周长多少，都是需要了解的。而且到后期通过测量宫高和腹围，还可以估计胎儿的体重。所以，做产检时每次都要测量宫高及腹围，以估计胎儿宫内发育情况；同时根据宫高妊娠图曲线以了解胎儿宫内发育情况，是否发育迟缓或巨大儿。如果连续两周宫高没有变化，孕妈妈需立即去医院检查。

④ 合理的饮食计划

怀孕 7 个月了，虽然孕妈妈对于自己的身体变化越来越坦然，还很享受。但是腿部的水肿仍会让孕妈妈感觉到不适，其实孕妈妈在日常的饮食中做一些调整可以有效地缓解腿部的水肿。

孕期水肿的饮食计划

孕妈妈在妊娠期间激素的变化，会使体内留存较多的液体，同时增大的子宫会压迫盆腔及下肢的静脉，使血液回流受阻，静脉压增高，从而导致手指、腿部等部位发生水肿。缓解孕期水肿的饮食计划可以从以下几个方面进行。

补充高蛋白质和富含 B 族维生素的食物

缓解水肿不适，孕妈妈每天都需要摄取优质的蛋白质，例如鸡肉、鸭肉、牛羊肉、鱼类、海鲜、贝类、蛋类、奶类以及奶制品、黄豆制品（如豆浆、豆腐、豆干）等，在制作的时候食材要新鲜，注意控制盐量。

富含维生素 B_1 的食物包括酵母、肝脏、全谷类（如糙米）、黄豆、荚豆类、小麦胚芽、马铃薯，其中动物性来源利用率较高。但以饮食摄入量来看，植物性来源为我们平常摄取维生素 B_1 的主要途径。

蔬菜和水果中含有人体必需的多种维生素和微量元素，它们不仅可以提高机体抵抗力，加强新陈代谢，还具有解毒利尿的作用。孕妈妈每天都要坚持进食一定量的蔬菜和水果，从而保证从食物中摄取维生素 B_1 或者补充 B 族维生素。

饮食低盐，忌生冷性寒食物

要缓解妊娠期水肿，从饮食方面来讲，首先应控制饮食中的盐分。包括食盐、酱油等调味料以及腌制食品。盐渍果肉、广式话梅等零食，薯片、虾条等膨化食品，在孕期最好禁食。

在水肿出现的时候，可以选用低钠盐，在同等咸度内，摄入钠离子的量明显少于一般食盐。

如果孕妈妈觉得味道清淡，没有胃口，可以在食材中搭配味浓的蔬果来烹调，例如洋葱、西红柿、大蒜、茴香、芹菜、香菜、香菇、枸杞、红枣、柠檬、醋、月桂叶等，从而减少盐的使用量。

补脾益气、利尿消肿的食物

● 冬瓜

清热解暑，有利尿通便的作用，是含水量最高的蔬菜（96% 以上）。其热量低，口味清淡，适合水肿、肥胖及体重增加过多的孕妇在夏秋季节食用。但冬瓜性凉，体质虚寒的孕妇冬春季节不宜多食。

● 鲈鱼

性平，味甘，具有滋补、安胎、治水气的作用。鲈鱼肉中含蛋白质和脂肪十分丰富，还有其他维生素、烟酸和钙、磷、铁等多种营养成分，孕妈妈可经常食用。

● 赤小豆

性平，味甘酸，消水通气且健脾胃。用赤小豆与鲤鱼，加葱姜调味，放少许盐，可改善孕期水肿。

● 鲫鱼

性平，味甘，有健脾、利湿、消水肿的作用。体虚浮肿的孕妈，可用鲫鱼加冬瓜煨浓汤食用。

● 米糠

稻谷去掉外壳后糙米表面上的一层薄皮。米糠性苦、味甘、平、无毒，有健脾胃、消肿利尿的作用。米糠中 B 族维生素、维生素 E、矿物质的含量远高于大米，特别适宜于因维生素 B_1 缺乏引起的维生素 B_1 缺乏病（脚气病）性妊娠水肿。

● 豆浆

性平、味甘，有生津润燥之效，能降血压和利尿。豆浆富含植物蛋白和磷脂，含有维生素 B_1、B_2 和烟酸及铁、钙等矿物质。用淡豆浆数杯代水饮，持续数天，有利于消水肿、降血压，特别适宜低蛋白质性水肿或是有妊娠期高血压疾病并有蛋白尿的孕妈妈。

● 少吃或不吃难消化和易胀气的食物

难消化和易胀气的食物会引起腹胀，如油炸的糯米糕、白薯等，会导致血液回流不畅，加重水肿，孕妈妈要少吃或不吃。但是孕妈妈不用刻意地少喝水，必要的水分可以帮助体内钠的排出。

缓解水肿的美味菜肴

凉拌茭白

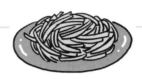

材料：嫩茭白 500 克，虾皮少许。

调料：酱油、蒜泥、白糖、香油各适量。

做法：①茭白剥去外皮，切去老根，洗净后纵切成两半，用刀背稍拍一下，使其质地变松软，放入开水锅中烫约 10 分钟后捞出，冷后，用刀切成片或切丝。②取一大盘，放入茭白，加酱油、蒜泥、糖、香油拌匀，最后撒上少许虾皮即可。

白菜炖豆腐

材料：白菜 300 克，豆腐 200 克，粉条 100 克。

调料：油、葱花、姜末、鲜汤、料酒、盐各适量。

做法：①豆腐切成块，白菜洗净切成片，入油锅稍微煸一下，盛出备用。②油锅烧热，下葱花、姜末煸出味，倒入鲜汤，放入豆腐块、白菜片、粉条，炖至全熟，加料酒、盐，最后淋油出锅即可。

黑枣红豆炖鲫鱼

材料：鲫鱼 450 克，黑豆 50 克，红枣 50 克。

调料：姜末、蒜、植物油、盐各适量。

做法：①黑豆和红枣洗净，浸泡 3 个小时后放入砂锅中煮熟待用。②鲫鱼收拾干净，沥干水分；另起锅，倒入油，煎到两面金黄。③向锅中加入清水，放入姜末、蒜末，用大火烧开。④见汤变奶白色之后，放入煮熟的黑豆和红枣，继续熬 20~30 分钟，最后加盐调味即可。

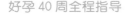

5 孕七月——走路运动

走路被世界卫生组织认定为"世界上最好的运动"。孕期走路运动好处很多，既可以促进子宫血液循环保证下肢血液供应，还能帮助孕期体重控制和顺产，也不会给膝盖和脚踝造成冲击，是孕期最安全的活动方式。

孕晚期适合走路运动

之前我们介绍过妊娠初期孕妈妈的行走方式，但到了孕中晚期由于腹部的膨胀，身体重心改变，走路的姿势也要相应调整。正确的走路姿势不但走得轻松，运动效果好，还能提高腿部的肌肉力量，缓解孕晚期的不适，为顺利生产做好准备。

孕晚期走路的注意事项

1. 饭后30分钟再开始走路，空腹和过饱的情况不宜走路。
2. 感觉累的时候要立即停下休息。
3. 走路场所要选择绿化好、空气清新的地方，避免到人多拥挤的地方。
4. 可以从熟悉的场所开始走路，比如沿着小区的绿化带走路或者到小区附近的绿地公园等。
5. 夏天要避开太阳直射的时间，选择早上或傍晚凉快的时间段；冬天要选择相对温暖的时间段。
6. 根据自己的身体条件逐渐增加走路长度，千万不要过度运动。
7. 走路时随身携带水瓶，方便适时补充水分。
8. 选择吸汗、透气性好的服装和舒适、有缓冲功能的鞋子。
9. 走路时最好有家人的陪伴。

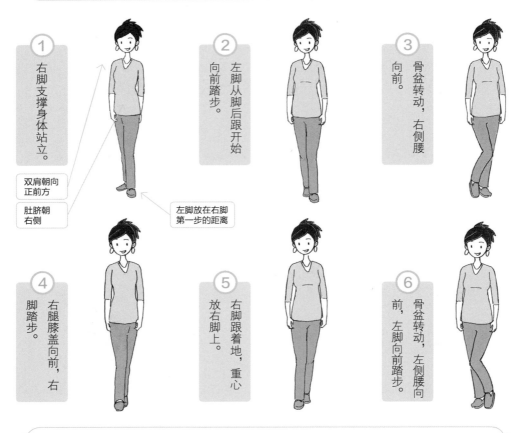

① 右脚支撑身体站立。

双肩朝向正前方

肚脐朝右侧

② 左脚从脚后跟开始向前踏步。

左脚放在右脚第一步的距离

③ 骨盆转动，右侧腰向前。

④ 右腿膝盖向前，右脚踏步。

⑤ 右脚跟着地，重心放右脚上。

⑥ 骨盆转动，左侧腰向前，左脚向前踏步。

七类孕妈妈孕晚期不适合走路运动

虽然走路运动对孕妈妈的身体有益，但不是所有的孕妈妈都适合走路，有如下症状的孕妈妈一定要询问医生是否能做运动。

持续的宫缩，每小时多于6~8次。	有习惯性流产史或有早产史。	胎儿大小与月份不符、前置胎盘、宫颈功能不全。
双胎、三胎或多胎妊娠。	胎动不好。	过度肥胖。

呼吸系统有疾病或有心血管病，如高血压、贫血。

妊娠 8 个月宝宝和妈妈都在为不久的见面做准备。妊娠晚期，孕妈妈的运动、出行、睡眠都是需要关注的问题，同时孕妈妈还要注意预防早产，学会分辨孕晚期出现的宫缩。

胎动和胎心音的家庭自我监测

胎动对缺氧的反应要比胎心敏感，从胎动消失到胎心消失一般有数小时到两天的时间。因此，监测胎动对保障胎儿的安全更有意义。

监测胎动保障宝宝平安

尽管怀孕后定期到医院进行产检，但是这些观察母体和胎儿的产检是间断的、暂时的，观察到的胎儿情况只能反映检查当时的情况，不能做到动态连续的观察。有时，一些胎儿急性缺氧，或出现变化较大的异常，就无法由定期的产检及时发现，以致丧失抢救机会。一般有规律而频繁的胎动说明宝宝很健康；如果有规律的胎动突然变化或者是胎动减少，则需要到医院检查确认宝宝的情况。所以，孕妈妈需要掌握简单易行的家庭自我监护方法，以保障腹中宝宝的平安。

整个孕期的胎动变化

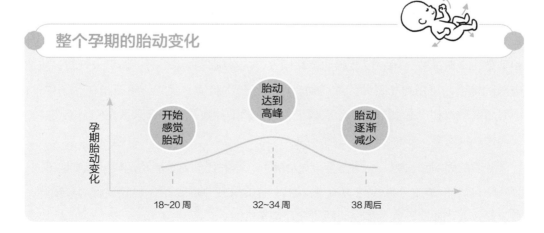

孕期胎动变化

开始感觉胎动

胎动达到高峰

胎动逐渐减少

18~20周　　32~34周　　38周后

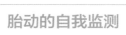 胎动的自我监测

→ 方法

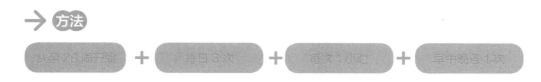

从孕 28 周开始 ＋ 每日 3 次 ＋ 每次 1 小时 ＋ 早中晚各 1 次

→ 结果

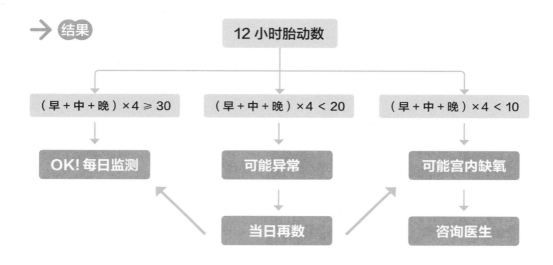

12 小时胎动数

（早＋中＋晚）×4 ≥ 30　　（早＋中＋晚）×4 < 20　　（早＋中＋晚）×4 < 10

OK! 每日监测　　可能异常　　可能宫内缺氧

当日再数　　咨询医生

● 数胎动注意事项

　　如果很忙，无法做到每日在固定时间内测 3 次胎动，孕妈妈可以在每晚 6-10 点之间测胎动 1 小时。若胎动每小时大于或等于 3 次为正常。若每小时胎动小于 3 次或胎动数比平时减少一半，以及胎动突然频繁，应继续再数 1 小时。如仍未好转，应速去医院检查。可用纽扣帮助计数胎动。每感觉一次胎动，就放一颗纽扣在盒子中，1 小时后数数纽扣个数就知道胎动次数了。为了胎动计数准确，宜采用左侧卧位姿势，并保持环境安静、精神集中、心情平静。

　　胎动的强弱和次数，个体差异很大。另外，孕妈妈们对于胎动的敏感程度也不同。有人说自己胎动 12 小时多达 100 次以上，有的只有 30~40 次。但只要胎动有规律，有节奏，变化曲线不大，都说明胎儿发育是正常的。

● 胎心音的家庭自我监测

　　胎心音就是胎儿的心跳。孕妈妈排尿后仰卧床上，两腿伸直，家人用木听筒或听诊器在其腹壁仔细听。每日可听一次或数次。每次听 1~2 分钟。

　　孕后 3~4 周，B 超就可看到胎心搏动。8 周后用多普勒胎心仪能听到胎心；16 周后，用听诊器可听到胎儿心音；用胎心听筒要 18 周时才可听到。妊娠怀孕 24 周后且胎位正常时，听胎心音的位置多在孕妈妈脐下正中部，或脐部的左右两旁。孕晚期，俯耳于孕妈妈腹部便可清楚地听到胎心音。正常的胎心音：每分钟 120~160 次。胎心有、强为正常，无、弱为异常。一旦怀疑胎心音不正常，如胎心过快或过慢或音调低弱，快慢不规则，应立即前往医院做进一步的检查。需要注意的是，如果听胎心音时宝宝有胎动，那么可能超过正常范围值，另外，别把胎心音与孕妈妈腹内的杂音，如子宫杂音、胎动音等相混淆。

　　家中监护胎心音的方法常用的有：胎心仪和胎语仪，它们都采用多普勒听诊技术，胎心仪不仅可用来听胎心，还可以显示胎心率。胎语仪属于智能设备，只要通过和手机软件连接，就能够在家适时监测胎心音，使用时可听、录胎心音；计数胎儿心率和胎动；绘制监护曲线；还能通过网络分享给医生或朋友，所以现在选择使用胎语仪的孕妈妈越来越多，不过运用这种方法监护胎心音，孕妈妈要有苹果或安卓系统的手机。

　　在家每天用胎心仪检测胎心一样还是要数胎动。因为胎动对缺氧的反应比胎心更敏感，当胎儿出现宫内缺氧时最先表现出来的是胎动异常，从胎动消失到胎心消失一般有数小时到两天的时间。因此为了确保胎儿的健康孕妈妈在听胎心的时候还是要坚持数胎动。

知道吗

为什么有时候不容易感觉到胎动？

　　由于胎儿也有固定的休息及睡眠时间，所以有时候不容易感觉到胎动，但胎儿静止不动的时间最长不应超过 1 小时。若胎儿超过 1 小时没有活动，可以马上去吃点东西，或喝一些甜的果汁，或拍一拍、推一推孕妈妈的肚子，正常情况下，胎儿马上就会恢复胎动。此外，巨大或有规律的声响、强光刺激等，会使胎动增加；而孕妈妈的健康状况有时也会影响胎动的次数，如发烧等，胎儿的活动量也会减少，胎动次数也相应减少。

乳房护理

怀孕后，乳房腺泡和乳腺导管大量增生，结缔组织充血，所以孕妈妈会感觉到乳房发胀、刺痛。到了孕中期，有的孕妈妈乳头还会分泌少量黄色黏液，乳晕皮脂腺也增加了分泌。这时，清洁按摩乳房，积极促进乳腺发育，养护乳房皮肤，做好乳房护理很重要；不仅能为分娩后顺利给宝宝哺乳创造条件，而且还能够防止孕后乳房下垂变形，有利于孕妈妈身材的恢复。乳房护理可以从下面几个方面进行。

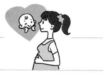

按摩乳房

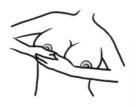

手的拇指同其他四指分开，然后握住乳房。

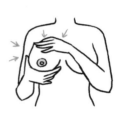

食指和中指并拢，从乳房四周向乳头方向轻轻按摩，并从根部向顶部轻推。

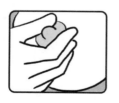

拇指和食指压住乳晕边缘，再用两指轻轻挤压。

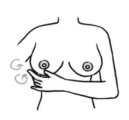

食指和中指指腹在乳房周围由内向外以画圈方式轻轻按摩。

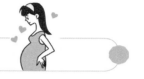

护理乳头

　　乳头皲裂会给哺乳的妈妈造成很大的痛苦，使很多妈妈不得不中断哺乳。另外如果孕妈妈乳头扁平或内陷，宝宝不易含吸乳头，日后也很难顺利哺乳，因此，孕期乳头护理很必要。

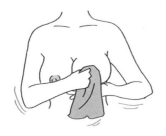

洗澡后用干燥柔软的小毛巾轻轻擦拭乳头，然后给乳头涂上润肤乳液，用拇指和食指捏住乳头轻捻，增加乳头表皮的坚韧性。

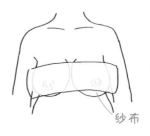

纱布

如果乳头上有硬痂，不要生硬地去掉。可将比乳头略大的纱布涂满润肤乳液，入睡前覆盖在乳头上，第二天早晨起床后硬痂软化就能擦掉。

从怀孕 4~5 个月起，经常用温开水擦洗乳头，清除附在上面的乳痂，并给乳头涂上油脂。

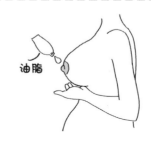

油脂

●矫正凹陷或扁平乳头

　　如果孕妈妈乳头扁平或内陷，宝宝根本无法吸住乳头，会致使母乳喂养无法进行。因此，在孕期内必须及早对内陷乳头进行矫正。有乳头凹陷现象的孕妈妈，每天应该用 10 分钟的时间提拉自己的乳头，使其呈挺立的状态，这样可以大大减少哺乳时不必要的麻烦。

判断自己属于哪一类型

● 正常

正常。女性乳头突出于乳晕的表面。

● 乳头扁平

即女性乳头不突出于乳晕的表面，与乳晕齐平。

● 乳头内陷

即女性乳头不突出于乳晕的表面，甚至凹陷沉没于皮面，局部如同火山口状。

矫正乳头凹陷的 4 种方法

用手轻柔地将乳头向外捏出来。凹陷的乳头往往容易积存污垢，先涂上油脂软化污垢，然后用温和的清洁乳液清洗干净。

孕妈妈洗净双手后，用手指轻轻将乳头向外牵拉，同时捻转乳头。等到乳头皮肤坚韧后，乳头就不容易内陷了。

用手指从深部向外牵拉乳头。一只手托起乳房，使乳房耸起，另一只手的食指、中指和拇指拉住乳晕部，从深部向外牵拉乳头，并在纵横方向上轻轻牵引，每次几分钟即可。

用吸奶器吸出乳头。把吸奶器的玻璃罩去掉，捏紧橡皮球挤去球内空气。然后，用开口处吸住乳晕，利用负压作用吸引内陷的乳头。几分钟后把橡皮球取下，牵拉、捻转乳头，坚持一定时间乳头会逐渐突出来。

● 快乐地准备婴儿用品

新生宝宝的用品可以从吃、穿、用、行四方面准备，具体而言必须包括以下物品。

● 婴儿衣服

舒服、耐用、易于清洁是选择婴儿衣服时要考虑的主要因素。装饰有蝴蝶结、带子、珠子、链子的衣物不要选，可能会缠住宝宝的手指，危害宝宝的安全。因为宝宝生长速度非常快，大一点的尺寸穿着时间会更长。鞋子暂时不用买，因为只有在宝宝更大时，甚至开始学走路才会需要。

婴儿衣服的选择

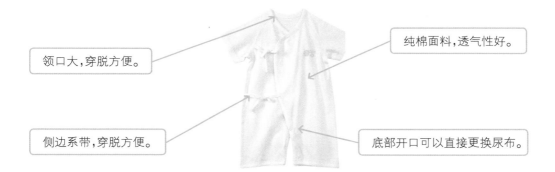

领口大，穿脱方便。

纯棉面料，透气性好。

侧边系带，穿脱方便。

底部开口可以直接更换尿布。

一般需要为宝宝准备和尚领或开肩套头宝宝服 3~5 套，户外连袜衣 2~3 件，毛衣 1~2 件，棉衣 2 件，小棉袜子 2~3 双，软帽 1 顶，开襟外套 2 套，小软鞋 1~2 双，小斗篷 1 件，小围嘴 3~5 条。在准备宝宝衣物时要视季节而定，如果是夏天出生的宝宝可以不用准备棉衣和毛衣。

不需要买太多，一方面，亲朋好友会送一些；另一方面，宝宝长得快，衣服很快就会穿不了了，买得多，以后只能闲置。

● 婴儿床

　　小宝宝单独睡利大于弊。首先，小宝宝不用呼吸大人的二氧化碳。其次，大人睡觉时不用担心压着宝宝，而且还有利于从小培养孩子的独立性。但新生儿不可能离开妈妈独睡，买一个能放在父母床旁的小婴儿床是不错的选择。小婴儿床至少能睡到3岁，3岁以后再给宝宝买一张儿童床。安全始终应当放在第一位来考虑，婴儿床必须符合严格的安全标准。

婴儿床的选择

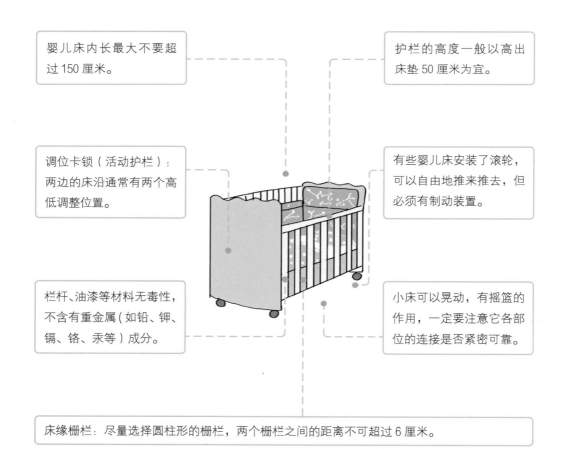

婴儿床内长最大不要超过150厘米。

护栏的高度一般以高出床垫50厘米为宜。

调位卡锁（活动护栏）：两边的床沿通常有两个高低调整位置。

有些婴儿床安装了滚轮，可以自由地推来推去，但必须有制动装置。

栏杆、油漆等材料无毒性，不含有重金属（如铅、钾、镉、铬、汞等）成分。

小床可以晃动，有摇篮的作用，一定要注意它各部位的连接是否紧密可靠。

床缘栅栏：尽量选择圆柱形的栅栏，两个栅栏之间的距离不可超过6厘米。

●婴儿尿布

宝宝刚出生时，一天拉屎撒尿不下 10 次，需要大量的换洗物品。宝宝出生前，孕妈妈就应该考虑准备给宝宝使用什么尿布，可以是一次性纸尿裤，还可以是布质尿布。当然，也可以两种穿插着用。

自己用纯棉织品制作的尿布，柔软、透气性好，非常便宜环保。但需要经常清洗消毒，使用起来比购买现成的一次性纸尿裤麻烦。如果家里有足够的人手清理，选用尿布显然更合适。

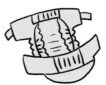

婴儿车的选择

推车的推杆、扶手上应喷涂防腐保护层。

婴儿推车座兜和扶手之间的深度要在 180 毫米以上。

座兜前面绑带宽度要在 50 毫米以上，过窄易将婴儿勒伤。

多折叠几次，看车架关节处是否活动灵活，有无阻碍开闭现象。

车架光滑，无锋利锐边、尖角、突出物和容易脱落的小部件。

遮阳伞是由锁紧装置控制的，要牢固，按在婴儿伸手够不着的地方。

选择涤棉或全棉制品。国家标准规定童车面料需经阻燃剂处理，所以摸起来会发硬。

将车放置在地面，轻压车架，测试弹性，以检查避震装置效果。锁紧刹车装置，检查在被动情况下，车轮是否还能移动。

婴儿车的分类

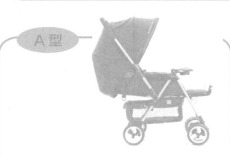

A 型

宝宝可平躺在车中，即使宝宝睡着了也不必担心。由于车轮较大，地面凹凸不平带来的颠簸较少。宝宝坐着会感到很安全。

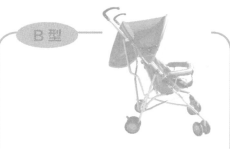

B 型

小巧轻便，手柄操控简单，转弯方便。可在通道狭窄的商店或者拥挤的场所来回穿梭，收起来之后放在车里也不占地方。

坐卧两用多功能婴儿车

现在有一种坐卧两用多功能婴儿车，在宝宝1岁以前非常实用。车厢可以按不同角度调节靠背，既可以给宝宝当床、当摇篮，也可以把靠背扶起，让会坐的宝宝靠坐玩耍。

带有较大的车篷和遮阳纱罩。

还可以把卧垫掀起，下面有一个小三角坐垫，宝宝学走路时可当学步车用。备有杂物筐，外出时可以盛放物品。

缺点是体积大，太重，搬上搬下太吃力；价格贵，在数百元到上千元不等。

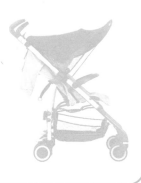

便携式折叠婴儿手推车

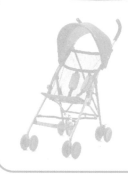

适合1岁以后的宝宝外出游玩。价格较便宜，常见的有一两百元。这类车中有一款用铝合金管制成的伞柄式婴儿手推车，打开后是一个帆布座椅，下面有四个车轱辘，两个前轮可反向调节，自由改变方向，有的还带有一个小巧的遮阳篷，折叠起来后就像一把大伞，非常轻便。

婴儿安全座椅的选择

在私家车上必须为宝宝配上一个婴儿座椅。国外权威机构研究结果表明，汽车使用儿童专用的安全装置可将儿童受伤害的概率降低 70% 左右。

挑选儿童安全座椅要根据孩子的身材和体重，选择适合自己孩子身高、体重的儿童安全座椅以及相关儿童乘车安全装备。不满 1 岁的儿童应该躺坐在后向式安全座椅内。座椅的倾斜度应在 30°～45° 之间，以防止孩子的头部朝前方下垂。座椅也不能过度后仰，否则一旦发生撞车事故，很可能使孩子从座椅中滑出。同时要考虑的是所选的儿童安全座椅是否能装上自己的汽车，另外安装是否方便也是很重要的，不方便安装的最好不要购买。

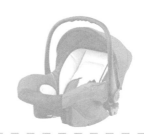

A. 婴儿型摇篮式儿童安全座椅
（出生到 13 千克，出生到 18 个月）

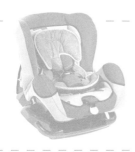

B. 婴、幼儿型
（9~18 千克，大约 9 个月到 4 周岁）

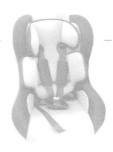

C. 婴幼儿、儿童型
（9~36 千克，大约 9 个月到 12 周岁）

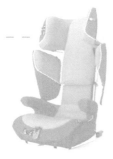

D. 儿童型
（15~36 千克，大约 4~12 周岁）

奶瓶的选择

即使是母乳喂养，也要准备一套奶瓶、奶嘴，而如果是人工喂养的话，则至少需要三套。

其他的婴儿用餐器具还要包括奶锅、水杯、小勺、榨汁器、暖瓶。需要提醒的是，给婴儿使用的任何餐具，都不能是铝制品。

橡胶奶嘴富有弹性，质感近似妈妈的乳头；硅胶奶嘴没有橡胶的异味，更容易被宝宝接纳。

圆孔小号适合于尚不能控制奶量的新生儿；圆孔中号适合于2~3个月、用 s 号吸奶费时太长的宝宝。圆孔并不是越大越好，奶嘴洞太大，婴儿容易呛着、呕吐。

塑料奶瓶质轻、不易碎；玻璃奶瓶能经受反复高温消毒和微波炉的加热。选择透明度高的奶瓶，能看到奶的容量和状态，瓶身不要有太多图案。奶瓶硬度要高，太软的材质遇高温变形。

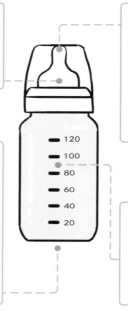

一般不满一个月的宝宝的哺乳量 1 次 约 100~120 毫升，所以未满一个月的宝宝至少需要120 毫升容量的奶瓶。

婴儿浴盆、浴床的选择

精选材质

无毒无味的塑料盆或自然的木盆比较好。不要选择金属盆，一是过凉、过沉；二是薄薄的金属边有磕到宝宝的可能。

配小浴床

为了防止宝宝滑脱或牵拉宝宝时太用力，可以给宝宝同时配一张小浴床。

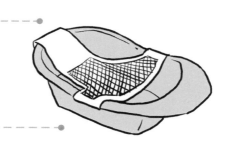

⑦ 本月胎教：美育胎教与光照胎教

妊娠 7 个月了，宝宝的大脑功能发育日趋完善，视力也已经产生了，可以给宝宝进行美育胎教和光照胎教，使胎宝宝能够"看"到生活中的美好。

● ●

🗨 美育胎教

美育胎教不仅能提高孕妈妈的审美能力，培养审美情趣，美化人的内心世界，还能陶冶情操、改善情绪，使胎宝宝能置身于美好的内外环境中，受到"美"的熏陶。

怎样进行美育胎教？

● 欣赏名家书画

孕妈妈可以选择自己喜欢的书画，与胎宝宝一起欣赏，以启迪胎宝宝对艺术的感觉和共鸣。

● 向胎宝宝讲述画册内容

孕晚期孕妈妈身体臃肿，画画很艰难，看画展更是累，于是舒适地躺着翻阅画册是很好的胎教方式。

● 一边画，一边向胎宝宝说画中的内容

准爸妈一起把宝宝的样子画出来，边画边和宝宝交流，例如"宝宝，爸爸希望你有一双明亮的眼睛"。这个过程中，宝宝会感受到你们的爱。

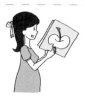

● 画出想象中胎宝宝的脸庞

画画时，孕妈妈可以在画的过程中向胎宝宝说明画的内容。孕妈妈可以想象一下自己和宝宝在一起绘画的场景，心情会变得更好。

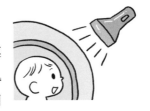

光照胎教

胎儿的视觉较其他感觉功能发育缓慢。胎儿的眼睛视网膜在 4 周时即形成，视力在怀孕第 7 个月左右就会产生。但胎儿并未张开眼去看，而是通过母亲来区别黑夜或白昼。孕 27 周以后胎儿的大脑才能感知外界的视觉刺激；孕 30 周以前，胎儿还不能凝视光源，直到孕 36 周，胎儿对光照刺激才能产生应答反应。

配合宝宝的作息时间进行

胎动明显时，说明宝宝是醒着的，可以做光照胎教；在宝宝睡觉时则不宜进行光照胎教。经过与宝宝长时间的相处，孕妈妈对宝宝的作息规律自然了然于胸，配合宝宝的作息时间也容易。当然也有作息不太规律的宝宝，孕妈妈就要细心体察了。

实施办法

手电筒适合作为光照胎教的工具，因为它的光是弱光，当光线透过孕妈妈的腹壁进入子宫，羊水会由暗变红，而红色正是小宝宝比较偏爱的颜色。准爸妈要记得光线不是越强越好，胎宝宝喜欢的是弱光。

怀孕 24 周时，可以每天在胎儿睡觉时用手电筒照射孕妈妈腹部胎儿头部的方向，每次 3~5 分钟左右，以利胎儿视觉的健康发育。结束前可以连续关闭、开启手电筒数次。记得不要在宝宝睡觉的时候进行，也不要照射太长的时间。

结合音乐胎教、对话胎教进行光照胎教效果更好

在进行光照胎教时孕妈妈要选择胎儿觉醒、活跃的时候，一边播放胎教音乐一边进行，在用手电筒照射时，孕妈妈可以和胎儿对话，告诉宝宝你在干什么。

经过一段时间的记录和持之以恒的胎教训练，孕妈妈就可以知道胎教是否对胎儿有效，胎儿对固定的胎教内容是否会建立起固定的、有规律的反应。

8 特别关注：孕期出游

虽然怀孕是特殊时期，但只要孕妈妈身体健康，安排好充裕的时间，并进行妥当准备，孕妈妈也是可以享受旅游的乐趣的。当然，为了安全起见，旅行中需要注意的事项要比平时更多。

私人定制的旅行计划

私人定制的旅行计划，不仅可以照顾孕妈妈的身体情况，更能让孕妈妈感受到旅行带来的乐趣。一个详细的旅行计划需要考虑以下几方面的内容。

什么时候去？

孕中期是安排旅行的黄金时间。因为妊娠 4~6 个月随着胎儿生长逐渐稳定、早孕反应消失、对孕期生活的适应，孕妈妈有余力去体会旅游的愉悦，同时孕妈妈身体还没有过重的负担，能够承受旅行带来的辛劳。旅行的时间最好能够避开国内的法定节假日，错峰出游你的愉悦感会更强烈。

去什么地方？

可以选择地势平坦、环境优美、交通便利、医疗条件方便的地方，并且要做定点旅游，而不是到处走马看花。这样能省去孕妈妈的舟车劳顿之苦，若有突发状况也能马上就医。像逛名胜古迹、博物馆、美术馆或是平原风景区都相当适合孕妇。

家人的陪伴

孕妈妈不宜独自出门，最好是由丈夫、家人或好友等熟悉的人陪伴，不仅能使旅程变得更为愉快，而且随时随地有人照顾，感觉到劳累或不适，都可以及时处理。

万不得已必须单独旅行，特别是出国旅行时，一定要随身携带怀孕状况及紧急联络人等资料，一旦出现紧急状况，救护人员能够及时掌握你的情况。

● 自由出行会更好

自由行的时间和节奏都是自己掌控的，可以根据自己的兴趣爱好来决定时间的安排，在行程上能留出足够的休息时间，保证充分的休息和睡眠，使孕妈妈和胎儿不会太劳累。切记自由行在出发前一定要先预订好酒店哦！

● 特殊的物品

除了携带平时必备的旅行用品外，孕妈妈还应该带上产检的病历与资料、保健卡以及平时做检查的医院和医师的联络方式，以备不时之需。

● 旅途中随时注意身体状况

外出旅行前应咨询医生，旅途中，若感觉疲劳要稍事休息。若有任何身体不适，如阴道出血、腹痛、腹胀、破水等，应立即就医。此外，如果孕妈妈有感冒发烧等症状，也应该及早去看医生。总之，不要轻视身体上的任何症状而继续旅行，以避免造成不可挽回的损失。

旅行中的衣食住行要注意

●衣

以穿脱方便的保暖衣物为主，还可以戴上帽子、外套、围巾等，以预防感冒；若所去地区天气炎热，帽子、防晒油不可少；平底鞋、托腹带、弹性强的袜子可帮助减轻疲劳带来的不适；多带一些纸内裤可以应急。穿舒适宽松的棉袜，不能穿那种太紧的袜子，以免长时间待在交通工具上发生孕期静脉曲张。鞋子，最好是穿着舒适、能减轻旅行疲劳的布鞋、旅游鞋或休闲鞋，到宾馆后赶快换拖鞋，放松腿脚。

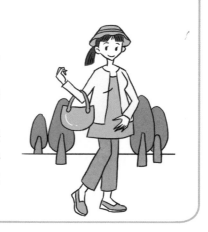

●食

即使出游也要尽量保持饮食营养均衡，不要大幅度地改变饮食习惯与结构。不吃生冷、不干净或没吃过的食物，以免消化不良、腹泻；奶制品、海鲜等食物容易变质，若不能确定是否新鲜，最好不要吃；多喝开水，多吃水果。如果是去比较偏远的地区，对那里的水质又不太放心，最好喝瓶装水。

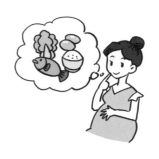

●住

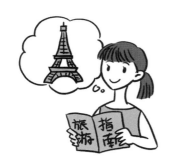

选择卫生条件有保证的酒店、宾馆住宿。比如，怀孕后新陈代谢加快，对冷热的适应性下降，住的酒店有空调，你就能比较舒适。不要选择在热点线路和景点住，因为这些地方很可能交通拥挤、住宿困难。住宿的地方要交通方便、条件便利，能保证如果有需要可尽快找到医疗救助机构。

●行

交通工具的选择应以舒适为主，不宜乘坐颠簸较大、时间较长的长途汽车、摩托车或快艇，如果可能，尽量坐火车或飞机。如果是乘坐私家车长途旅行，最好一两个小时停车一次，下车步行几分钟，活动活动四肢，这样有助于促进血液循环。坐车、坐飞机一定要系好安全带，而且要在落座前找好洗手间的位置。登山、走路也都注意不要太费体力，一切宜量力而为。

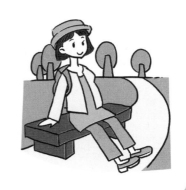

森林公园

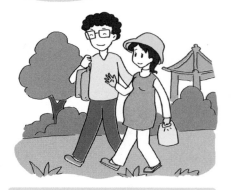

森林公园是以大面积人工林或天然林为主体而建设的公园，既可以欣赏到自然的森林景色，也可以享受到公园的各种便利措施，还可以进行森林浴等，累了更能随时停下来休息一下。

● **交通和医院**

事先咨询一下交通是否方便，距离最近的医院有多长时间以及医院内是否有妇产科。

● **衣物准备**

容易穿脱并且保暖性好的外套是不错的选择。

● **帽子是必需品**

防止紫外线的照射，一顶帽檐宽、透气性好的帽子必不可少的。

● **休息地点**

在进入公园前可以先看一下景区的地图，了解休息区和卫生间在哪里，孕妈妈感觉到累的时候可以及时休息。

● **运动适量**

选择公园里比较平坦的路进行游览，崎岖的山路对于孕妈妈不是好的选择，感觉累了要到最近的休息区休息一下。

出国游

很多孕妈妈喜欢到国外进行游玩，欣赏异国风光。整体行程安排、时差问题、所到国家的天气、景点附近的医院、携带哪些物品都要考虑在内。

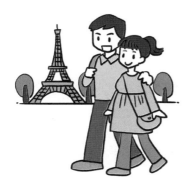

● **整体行程安排**
有效地利用自由时间，使旅行更加丰富。

● **时差问题**
调整好时差使孕妈妈得到更好的休息。

● **景点附近的医院位置和电话**
如果发生意外，可以及时送到医院。

● **必须携带的物品**
适当的衣物（以符合两个国家的气温）、小零食、产检的资料、医院和医生的电话等。

动物园和水族馆

动物园和水族馆通常都是一体的，占地面积很大，孕妈妈在去动物园和水族馆的时候要做好充足的准备。

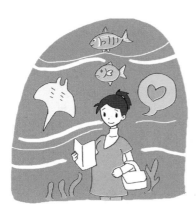

● **舒适的衣服和鞋子**
透气性好、方便穿脱的衣服，行走舒服的鞋子。

● **轻便的背包**
方便放水、小零食和纸巾等日用品。

● **整体地图**
帮助孕妈妈了解动物园和水族馆的整体分布。

● **休息区和卫生间**
使孕妈妈在需要的时候能及时找到地方。

郊区采摘

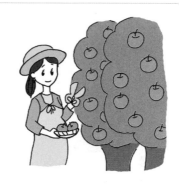

郊区的空气会更加清新，现在每个季节都有可以采摘的蔬果，如果不想去远的地方，郊区的采摘园是不错的选择。

● **避免阳光直射的帽子**

阳光直接射在皮肤上，会引起孕妈妈的不适，还可能加重脸部的妊娠斑，宽帽檐的帽子可以很好地保护孕妈妈不受太阳直射。

● **衣物的准备**

温室大棚为了给植物提供足够的温度和湿度，气温往往和室外有很大的差别，孕妈妈最好穿一些方便穿脱的衣服，以适应不同的温度。

● **采摘物的选择**

孕妈妈站着采摘要比蹲着舒服，因此可以选择樱桃、梨、杏等生长在树上的果实；如果你的肚子已经很突出了，像摘草莓这种蹲着的活动就不要考虑了。

● **不要提重物**

采摘之后的果实可以请家人帮忙拿出去，也可以请工作人员帮忙，孕妈妈最好不要提重物。

Q&A 孕妈妈在旅行中被蚊虫叮咬了怎么办？

A: 孕妈妈被蚊虫叮咬的地方会出现红肿及痒痛，首先不能将花露水或风油精等涂抹在皮肤上；可以用碱性的肥皂水或者盐水，冲洗红肿处达到消肿止痒的效果。

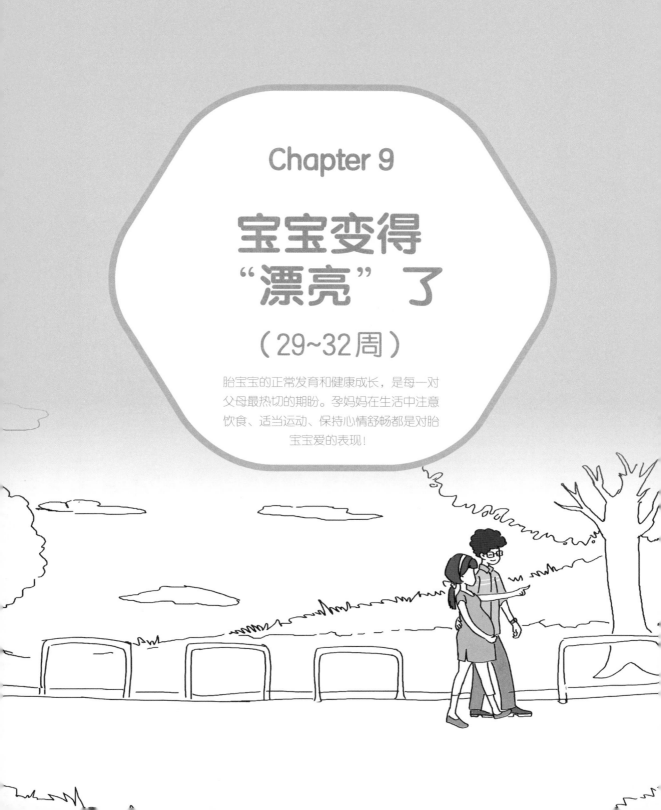

Chapter 9

宝宝变得
"漂亮"了

（29~32周）

胎宝宝的正常发育和健康成长，是每一对
父母最热切的期盼。孕妈妈在生活中注意
饮食、适当运动、保持心情舒畅都是对胎
宝宝爱的表现！

① 宝宝的发育情况

第29周

因为体内皮下脂肪的积聚，胎儿的皮肤开始变得更光滑，触觉已发育完全。眼睑上出现睫毛，眼睛对各种不同程度的光和黑暗敏感，但还不能辨别物体；眼珠可以在眼眶里转动，他在练习看。他的大脑现在能有节奏地刺激呼吸并控制体温。如果宝宝现在出世，他的大脑会刺激呼吸，身体能调节自己的体温。

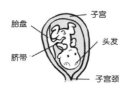

胎儿的大脑正在疯狂发育中，孕妈妈这时需要大量补充蛋白质、维生素C、叶酸、铁及钙。

胎盘 子宫 头发 脐带 子宫颈

第30周

胎儿的大脑由于生长迅速表面开始出现折皱。这些折皱叫作脑回。有脑回的大脑含有更多的脑细胞，潜能更大。胎儿的眼睑还没有连接在一起，但可以开合。大多数时间，宝宝会张开眼睛，进行"看"的练习。除了背部和肩膀的斑点，大多数覆盖在胎儿身上的胎毛（柔软的毛发）消褪了。他还可能有了一头好头发。

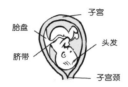

胎儿大脑表面出现脑回，眼睑可以开合。现在胎儿的重量约为1350克。

胎盘 子宫 头发 脐带 子宫颈

第31周

胎儿的大脑现在开始复杂化。如果现在出生，他就已能够看、听、记忆和学习了。如果是男孩，他的睾丸会完全下降到阴囊，睾丸是在体腔内形成的，与形成女婴卵巢组织相同。当女性的卵巢形成，体腔对于男性睾丸和他们在成熟中的精子生产系统而言就太温暖了。

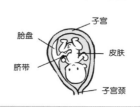

现在胎儿的重量相当于4个脐橙。

胎盘 子宫 皮肤 脐带 子宫颈

第32周

胎儿眼睛有颜色的部分（或者说虹膜）开始对光线的亮度有所反应。在模糊的光线环境中睁开眼睛，在明亮的光线下闭上眼睛，这种自觉的动作被称为瞳孔反射。胎儿头发开始长长。根据遗传，胎儿出生时可能是满头秀发，也可能是几缕发丝贴着头皮。

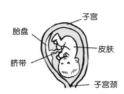

现在胎儿的重量约为1700克。

胎盘 子宫 皮肤 脐带 子宫颈

② 孕妈妈的变化

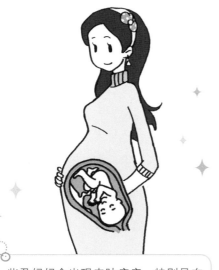

胎头逐渐下降进入盆腔，子宫重心再次回到骨盆腔内，膀胱受压症状再次加重，尿频的症状又变得比较明显了，甚至一用力就会有尿液渗出来。

尿频、尿失禁

大多数孕妈妈会买很多婴儿用品，这只是一种本能的筑巢反应。

筑巢本能

一些孕妈妈会出现皮肤瘙痒，特别是在胸前、腹部、下肢更为敏感。

皮肤瘙痒

一些妈妈的乳房开始发胀，能从乳头中渗出或挤出初乳。

溢乳

子宫的宫底上升到胸与脐之间，宫底高度为 26~30 厘米，宫高 24~27 厘米，位于脐和剑突之间。

下腹部更加凸出

如果宝宝在子宫内的位置较高，孕妈妈乳房正下方肋骨区会出现疼痛和一触即发的刺痛。

肋骨区刺痛

子宫底已经上升到了横膈膜处，会向上挤压内脏，心、肺受到压迫，孕妈妈会感到胸口憋闷、呼吸困难，喘不上气来。

胸口憋闷、呼吸困难

根据胎儿的大小和在子宫里的姿势，可能会高一点（压迫你的肺）或低一点（压迫你的骨盆），所以孕妈妈入睡更难了。

入睡难

③ 孕妈妈的产检

从这个月开始，每两周要做一次产检，检查的内容包括孕期的常规产科检查和一些与孕周相适应的特殊检查。我们一起来了解一下本月的检查项目。

· ·

● 常规检查项目

本月的常规检查有体重、宫高腹围、血压、血常规、尿常规和胎心监测等项目，已经确诊为妊娠期糖尿病的孕妈妈还需要进行血糖的检查。

● 下肢水肿检查

由于大部分的子痫前期会在妊娠 28 周以后发生，该项检查是为了排除子痫前期。因为水肿是子痫前期最显著的特征之一，所以检查时医生会用大拇指压在孕妈妈小腿胫骨处，如果压下后皮肤明显凹下去，并且不能很快地恢复，即表示有水肿现象。关于水肿以及缓解水肿的方法，孕妈妈可以参考本书第 208~210 页。

● 触摸胎位

触摸胎位是对胎儿位置的检查，也是孕晚期一项非常重要的产检内容。妊娠 32 周以后胎儿在子宫内的位置和姿势相对固定，由于胎儿的头部浑圆而且比较硬，所以产科医生会通过对胎头的触摸了解胎儿的位置。

● 胎位详解

胎儿在子宫里的姿势和位置正常与否不仅对孕妇能否顺其自然地采用阴道分娩的生产方式有直接影响，还会关系到是否能顺利分娩。因此，如果能在产前及时发现异常胎位并给予纠正，就可减少孕妈妈许多不必要的痛苦，变难产为顺产，保证生产的顺利。

胎儿处于什么姿势

头位（头朝下）

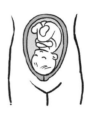

有95%的胎儿在出生前会选择这一方位，这也是大自然造物的神奇。如果胎儿的背部朝向孕妇的腹部，叫作"枕前位"，这是最理想的分娩姿势；如果胎儿的背冲向孕妇的脊柱，称为"枕后位"，这种姿势在分娩时可能需要产科医生手动来转动胎位以利于分娩。

臀位（臀先露）

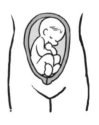

有4%的胎儿臀或者脚向下，称为臀位。在我国，为保证母婴安全，大部分医院会采取剖宫产。孕妇可以通过针对性运动，尝试调整胎儿的姿势。需要注意的是，如果分娩前孕妇出现了先破水情况，往往比头位要危险。因为一旦破水胎头没有抵住宫颈，羊水会快速流出，在宫口未开或未开全的情况下，可能需要采取剖宫产。

横位

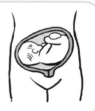

有1%的胎儿是横卧于子宫里的，这种胎位叫横位或斜位。这样的位置胎儿是不能经阴道正常分娩出的。但是可以在32周后用翘臀法来尝试改变胎位。

● 纠正胎位的方法

纠正胎位的方法有很多种，有的方法孕妈妈可以按照医生的要求在家进行，还有一些方法则需要专业的医护人员帮助进行。

最常见的方法——胸膝卧位纠正法

孕妈妈于饭前或进食后 2 小时，或于早晨起床及晚上睡前做。

事前应先排空膀胱，解开裤带，双膝稍分开（与肩同宽） 跪在床上，大腿要与床面垂直，小腿与大腿成直角；胸肩贴在床上，尽量与床贴紧，头歪向一侧；双手前臂伸直或双手放在头的两侧；尽量抬高臀部，形成臀部高头部低的位置。两者高低差别越大越好。

每天做 2 次，开始时每次 3~5 分钟，以后增至每次 15~20 分钟。连做一周后请医生复查。

此法可以帮助使胎臀退出盆腔，借助胎儿重心的改变增加胎儿转为头位的机会。孕妈妈运用这种方法时不要过于勉强，以自己的身体感觉为准，如有不适要立即停止。

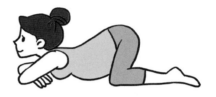

其他方法

艾灸纠正法。有些地方可能会用陈艾叶同时灸双侧至阴穴（即双侧脚小趾外侧缘），每日 1 次，每次 15~20 分钟，5 次为一个疗程。这种方法涉及中医的穴位，最好能由医生帮助进行。

应该注意的是，虽然胸膝卧位纠正法对异常胎位转正有一定的帮助，但在纠正异常胎位时都必须以羊水量正常为先决条件。因此，在纠正胎位之前，需要先借助 B 超监测羊水量是否正常。

温馨提示　　　　　　　　　　　　　　　　　　　　*Kindly reminder*

孕妈妈不必因胎位不正而紧张

胎位不正是常有的事，孕妈妈不必为此而特别焦虑、愁闷，毕竟在这个月份，胎位还有掉转的可能。如果胎位异常不能转正，孕妈妈也不必紧张。现代医学已经比较先进发达，只要孕妈妈按医生要求按期住院待产，由医生根据孕妈妈的具体情况决定分娩方式，是可以保障宝宝和孕妈妈安全的。

阴道检查

阴道检查也叫内诊，主要是对宫颈、阴道、外阴进行检查，从外而内，先是看外阴，然后检查阴道和宫颈。

孕妈妈可能会担心，阴道检查会不会造成感染或流产。放心好了，正常的妊娠绝不会因为阴道检查而流产。何况阴道本身是通向外界的器官，正常情况下也有细菌存在。医生检查时，使用的是经过消毒的器械，同时检查方式也是科学合理的，在这种正常的情况下是不会有不良作用的。

阴道检查一般放在怀孕初期和末期进行。孕初期检查的目的在于确诊宫内妊娠，并通过检查子宫的大小、卵巢等有无异常，来准确推断预产期。孕晚期检查的目的在于通过检查阴道有无湿疣、血管扩张、阴道畸形等异常，以判断是否适宜采取阴道分娩方式。临产前的阴道检查则是检查子宫口是否张开，以备宝宝顺利娩出。

骨盆测量

骨盆足够大，能够容纳胎儿，是顺利进行阴道分娩的首要条件。骨盆测量分为内测量和外测量两种。外测量法已被大多数医院淘汰，只有极少数医院在继续使用；内测量法需要由有经验的医生操作，目前大型医院多采用此法预测指导

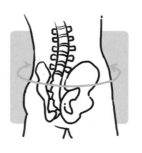

分娩方式。在国外有些国家采用放射线、超声等方法来测量骨盆大小，但国内目前尚未开展。建议在孕 34 周和 37 周进行骨盆测量。

心电图检查

妊娠 32~34 周进行。这项检查主要是了解孕妈妈有无心脏病及心脏负担情况，排除心脏疾病，确认孕妈妈身体是否能够承受分娩负担。

丈夫陪同产检好处多

怀孕期间丈夫的陪伴和关心体贴对女性非常重要，有利于孕期女性保持稳定、快乐的情绪，进而促进胎儿的健康成长。丈夫参与产检，一方面会对胎儿的存在和成长有直接感受，更能体会妻子的负担，也会更加疼惜妻子和孩子，从而可以起到增加夫妻感情、巩固家庭的作用。另一方面，丈夫陪同产检可以更好地了解妻子的心理需求，及时对她的情绪波动进行开导，有助于减少孕期忧郁症的发生。同时丈夫还能帮妻子记下产检时间、医生的建议和要求，监督并帮助妻子执行。

Q&A 为什么有的孕妈妈肚子大，有的孕妈妈肚子小?

A: 妊娠期间孕妈妈不必在意肚子的大小，因为孕妈妈肚子大小跟胎儿的生长发育关系不是很大。孕妇肚子大小跟孕妇的身高、体重、肚皮的松紧、腹壁肌肉的薄厚有关系，跟子宫内羊水的多少也有关系。即使是相同孕周的孕妇，由于个体差异肚子的大小也不一样。所以，孕期跟别人比较肚子大小没什么意义。只要医生告诉你胎儿发育正常，就没必要纠结肚子的大小了。

便秘是孕妈妈在整个孕期最常见的烦恼之一。孕晚期子宫增大和胎头的下降都会压迫直肠，再加上运动量少，容易造成便秘。

孕期便秘饮食调理

有的孕妈妈在整个妊娠期都会受到便秘的困扰。子宫对肠道的压迫、活动量的减少以及日常的饮食都是导致便秘发生的因素。缓解孕期便秘可以从运动和饮食两个方面入手，缓解便秘的运动可以参考第190~191页。本节主要从饮食方面来缓解孕期便秘。

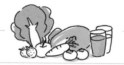

有效缓解便秘的食物

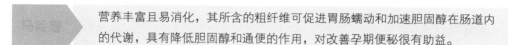

马铃薯	营养丰富且易消化，其所含的粗纤维可促进胃肠蠕动和加速胆固醇在肠道内的代谢，具有降低胆固醇和通便的作用，对改善孕期便秘很有助益。
玉米	粗粮中的保健佳品，具有利尿、降压、增强新陈代谢、细致皮肤等功效，其膳食纤维含量很高，能刺激胃肠蠕动，加速粪便排泄，对妊娠便秘大有好处。
黄豆	营养价值高，含有丰富的蛋白质和膳食纤维，有利于胎儿的发育，被称为"豆中之王"；并能通肠利便，促进新陈代谢，改善便秘症状。
竹笋	富含B族维生素及多种矿物质，具有低脂肪、低糖、多纤维的特点，能促进肠道蠕动、帮助消化、消除积食、防止便秘。
芋头	一种很好的碱性食物，能保护消化系统、增强免疫功能。吃芋头，可促进肠胃蠕动，帮助母体吸收和消化蛋白质等营养物质，还能清除血管壁上的脂肪沉淀物，对孕期便秘、肥胖都有很好的食疗作用。
圆菜	极富营养，含有多种维生素和丰富的矿物质，常食用能改善胃肠血液循环，促进脂肪和蛋白质的消化和吸收，清除血液中的垃圾，排肠毒，防止便秘。

酸奶	含有新鲜牛奶的全部营养，其中的乳酸、醋酸等有机酸和益生菌，能刺激胃分泌，抑制有害菌生长，清理肠道。
芹菜	富含多种维生素，可增强胎儿骨骼，预防小儿软骨病，具有消炎、降压、镇静、消热止咳、健胃利尿、通便润肠等作用。
苹果	含有多种维生素、矿物质、糖类、脂肪等多种构成大脑发育所必需的营养成分，有利于促进胎儿生长发育，并有减肥、促进消化、通便等功效。

缓解便秘的 3 道营养菜

凉拌萝卜苗

材料：萝卜苗 450 克，洋葱 200 克。

调料：葱末、姜末、蒜末、醋、生抽、盐各适量，香油、五香粉各少许。

做法：①萝卜苗剪去根部清洗干净，沥干水分；洋葱洗净，切成丝备用。②萝卜苗、洋葱丝、葱末、姜末、蒜末混合，加入盐、醋、香油、五香粉、生抽搅拌均匀即可。

丝瓜炒虾仁

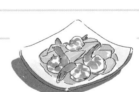

材料：丝瓜 300 克，虾仁 50 克。

调料：油、盐、水淀粉各适量。

做法：①丝瓜洗净切条，虾仁洗好，去尾部泥沙。②锅中倒入少许油，加热，下丝瓜炒到半熟，加盐炒匀。③放入虾仁，炒至虾仁变色，用水淀粉勾芡。

黄豆大枣粥

材料：大枣、干黄豆各 50 克，粳米、糯米各 30 克。

调料：水适量。

做法：①黄豆洗净，泡发一晚；大枣用温水泡约 15 分钟后洗净。②粳米、糯米各冲洗一下，放入锅中，加水烧开。③放入黄豆，用文火熬约 40 分钟，再加入大枣，熬约 40 分钟即可。

⑤ 孕八月——拉梅兹呼吸法

拉梅兹呼吸法是用一位法国产科医生的名字命名的呼吸方法，当阵痛来临，拉梅兹呼吸法让孕妈妈把注意力集中在对自己呼吸的控制上来转移疼痛；将原本疼痛时立即出现的"肌肉紧张"，经过多次呼吸转化为"肌肉放松"，从而使疼痛减少，是一种精神性的非药物性无痛分娩。

● 拉梅兹呼吸法需要多练习

孕妈妈要想在分娩时更好地运用拉梅兹呼吸法，除了及时参加医院提供的孕妈妈课堂的学习外，回家后仍需认真练习，这样才能在分娩时熟练应用。如果练习不够，一旦上了产床，会因方法运用不够熟练而使效果大打折扣。妊娠28周后，孕妈妈就可以根据自身情况开始练习了。

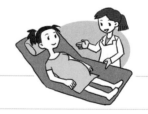

● 哪些孕妈妈可暂缓练习？

怀孕的第7个月后，想要自然分娩的孕妈妈，如果经医生检查后出现下面的一种或多种情况，就可暂缓练习拉梅兹呼吸法。

有高危妊娠状态，如妊娠合并症、并发症、自然流产史、习惯性流产史、有早产征兆、胆淤症等孕妇。

有心脏、肝、肾疾病，甲亢、糖尿病、头痛、腹痛、出血或窦性心动过速、心律不齐等内科合并症的孕妇。

有扭伤、摔伤等外科合并症的孕妇。

医生认为不宜进行运动的孕妇。

拉梅兹呼吸法的 5 个阶段

胸部呼吸法

分娩初期,宫缩开始时,慢慢用鼻子深吸一口气,随着宫缩吸气、吐气,反复进行,直到宫缩结束阵痛停止再恢复正常呼吸。

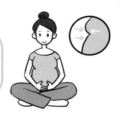

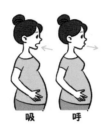

吸　　呼

嘻嘻轻浅呼吸法

当宫颈开口 2~3 厘米,宫缩间隔 5~20 分钟,每 30~40 秒一次时,完全放松身体,用嘴吸入一小口空气,保持轻浅呼吸,让吸入及吐出的气量相等;完全用嘴呼吸,呼吸保持在喉咙部位,就像发出"嘻嘻"的声音一样。当子宫收缩强烈时,就加快呼吸,反之就减慢。

喘息呼吸法

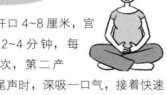

当宫颈开口 4~8 厘米,宫缩间隔 2~4 分钟,每 60 秒一次,第二产程接近尾声时,深吸一口气,接着快速做 4~6 次的短呼气,感觉就像在吹气球,比嘻嘻轻浅式呼吸还要浅。也可以根据子宫收缩的程度调节速度。

哈气运动

宫缩间隔 30~90 秒,每 60~90 秒一次,即将临盆时,阵痛开始,先深吸一口气,接着短而有力地哈气,如浅吐 1 次、2 次、3 次、4 次,接着大大地吐出所有的"气",就像在吹一个很费劲儿的东西。

用力推

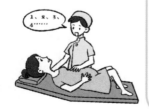

宫口全开,胎儿下降及娩出时,下巴前缩,眼睛视脐,用力使肺部的空气压向下腹部,完全放松骨盆肌肉。口鼻同时吸一大口气,屏住 20~30 秒,需要换气时,保持原有姿势,马上把气呼出,同时马上吸满一口气,继续憋气和往肛门用力,直到宝宝娩出。当胎头娩出产道时,可换短促的呼吸来减缓疼痛。

注: 以上"宫颈开口""宫口全开"等在这一阶段练习均为模拟状态下。

其他助产运动：会阴收缩

步骤

吸气紧缩阴道周围及肛门口肌肉（提肛动作），就像憋住大便、憋尿一样，闭气，持续 3~5 秒再慢慢放松，吐气。休息、坐、躺、走路时，随时可做。

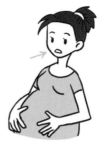

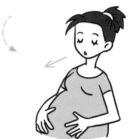

作用

可以增强会阴与阴道的肌肉的耐力、弹性及张力和控制能力，帮助分娩，亦可避免产后出现大小便失禁的情况，缓和生产时会阴的撕裂伤。

两个随时可做的简单小运动

四肢运动

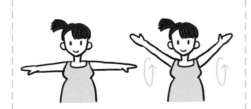

站立，双手向两侧平伸，与肩平；两只手臂前后摇晃画圈，大小幅度交替进行。

伸展运动

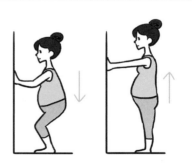

站立，扶墙缓慢、力所能及地向下蹲；然后扶墙缓慢站起。

6 本月你可能想了解的知识

妊娠八个月宝宝和妈妈都在为不久的见面做准备。妊娠晚期，孕妈妈的运动、出行、睡眠都是需要关注的问题，同时孕妈妈还要注意预防早产，学会分辨孕晚期出现的宫缩。

孕晚期的活动

怀孕后期包括临近预产期的孕妈妈，虽然体重增加身体负担很重，但仍然可在注意安全的前提下，适量从事一些家务劳动和进行一些轻缓的运动。这不仅有利于调节心情，对宝宝健康有帮助，还可以达到锻炼目的，对顺利分娩有利。

孕晚期行动要慢

妊娠晚期孕妈妈身体的负担越来越重，子宫过度膨胀，宫腔内压力较高，子宫口开始慢慢变短，经常会感到心慌、胸闷，背部、臀部、腿部疼痛，有些孕妈妈抽筋的状况也时有发生。这个时候，做一些轻缓的行动或者有选择地练习一些伸展动作，能有效缓解腰背酸痛，增强肌肉张力。拉伸髋、腿，还能为顺产积蓄良好的体力，为顺产做好准备。

不过这个时期的行动应配合身体状况缓慢进行，千万不能过度疲劳，更要杜绝过于频繁地运动，以免活动不当引发早产。

孕晚期不宜出远门

孕晚期，尤其临近预产期的孕妈妈，身体重心前移，活动越来越不方便，背部和腰部的肌肉经常处在一种紧张的状态，增大的子宫对腰背的压力也越来越大，孕妈妈体力负荷接近极限。如果此时出远门，长时间的车船颠簸和拥挤容易造成早产及破水。所以从生理和安全两方面考虑，孕妈妈这时都不宜出远门，不论是旅行还是出差。

如果孕妈妈想异地生产，必须出行的话，也要提前安排并做好计划。出行时，孕妈妈要有人陪同，不要独自出行。选择的交通工具最好是火车。火车比汽车和飞机平稳，即使出现意外状况也方便处理。

● 孕晚期家务劳动需注意

1. 洗菜做饭时，手不要直接放到冷水里，最好戴上胶皮手套。因为身体突然遇冷受刺激容易宫缩引发早产。

2. 擦地、洗衣服等需要弯腰的家务活儿，容易压迫腹部，尽量不要做。即使必须做也不要长时间地做。

3. 厨房油烟对宝宝影响、危害很大，孕妈妈避免长时间待在有油烟的厨房里。

4. 不可登高、伸够或搬运笨重物品。

5. 家务劳动要量力而行，行动应缓慢，并且不可压迫腹部。

6. 大风、雨雪或者闷热等极端天气不宜外出购物；路途太远，嘈杂拥挤的地方也不要去；购物后避免提重物，可以让家人帮忙。

7. 晾衣服时，需要做向上伸展的动作，腹部需要很大的力气，长时间这样做有可能会引起流产。

● 坚持散步有利顺产

适量、适当地运动可以促进孕妈妈的新陈代谢和心肺功能，加快血液循环，防止便秘和静脉曲张的发生，并可减轻因子宫增大而引起的腰痛、腰酸及腰部沉重感。适量、适当地运动可调试情绪，缓解孕妈妈对分娩的紧张和担心，增加自然分娩的自信心。适量、适当地运动还可以增强孕妈妈腹肌、腰背肌和盆底肌的力量与弹性，使关节、韧带变得柔软、松弛，有利于分娩时放松肌肉，减少产道阻力，增加胎宝宝娩出的动力，为顺利分娩创造良好的条件。

需要注意的是，妊娠晚期是整个怀孕期最疲劳的时期，这时的运动孕妈妈应视自身条件而定。对大多数孕妈妈而言，散步是一种可以坚持到生产的运动。孕晚期散步对促进胎头的下降，增进自然分娩的机会，防止体重增长过快都有很好的保证。

散步时的注意事项孕妈妈可以参考第 44~45 页。

睡个好觉

孕晚期高质量的睡眠对孕妈妈休息放松疲惫的身心非常重要。但往往孕晚期身体的变化反而让很多孕妈妈容易出现睡眠困扰。

影响孕晚期睡眠有三大因素

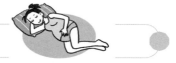

身体疼痛、不适

孕妈妈会出现腿抽筋、后背痛等身体不适，消化系统也因为胃食管反流而感觉胃灼热。膈肌的压力由于子宫的不断增长而增大，导致孕妈妈呼吸困难。心脏的工作量加大，心脏需要泵出更多的血液，保证子宫供血需要，所以心率加快。这些都会使孕妈妈出现睡眠困扰。

尿频

孕妈妈的肾脏负担增加，需要比孕前多过滤 30%~50% 的血液，所以尿液也就多了起来。孕晚期随着胎儿的生长，孕妈妈的子宫日渐变大，对膀胱的压力也日益增大，导致小便次数增多。另外，还有一些宝宝夜间活动频繁，使孕妈妈睡眠受到影响。

精神压力大、多梦

有些孕妈妈因为对临产的恐惧和焦虑而不能入睡；有些孕妈妈则会担心宝宝的健康而不能入睡，即使能够入睡也因为多梦，甚至有时是噩梦而不能睡好。

Q&A 孕妈妈一天睡多久?

A: 睡眠时间的多少因人而异，一般正常成人每天需要 8 小时的睡眠时间，孕妈妈因为身体各方面的变化，身体负担重，容易感到疲劳，睡眠时间最好比平时多 1~2 小时，最低不能少于 8 小时。孕妈妈最好每天睡个午觉，午睡有利于恢复上午的疲劳，保证下午精力充沛。但午睡最好不要超过 2 小时，午睡太久，会影响晚上的睡眠。

孕妈妈安睡计划

虽然我们知道睡眠对人体的重要性，尤其是孕妈妈，但是随着妊娠时间的增加，多数孕妈妈会出现难入睡、经常醒的问题。这时，我们可以采取一些措施，让孕妈妈身体得到更好的休息。

环境整洁

卧室安静、整洁，窗帘遮光性好。睡前开窗通风 30~60 分钟。

合适的床

一张宽大、软硬适度的床，洁净的床上用品，宽松舒适的睡衣。

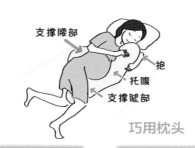

巧用枕头

支撑腰部
抱
托腹
支撑腿部

左侧卧位

这样做可避免子宫压迫静脉，供血不足出现的仰卧位综合征。

放松心情

睡眠困难往往与精神紧张有关。冥想、听音乐都是放松心情的办法。

● 改善睡眠的方法

几乎所有的孕妈妈都会存在睡眠的困扰，但我们还是可以尝试其他的方法让身体更舒服，从而有利于睡眠。

消化不良会影响睡眠，睡前最好吃易于消化的食物。可以在睡前两小时喝点牛奶加蜂蜜或者蜂蜜藕粉，有安神、和脾胃、补气血、助睡眠的作用。

临睡前洗个热水澡或者泡泡脚，能消除疲劳，利于睡眠。

心神安静容易入睡。可以在睡前看会儿书或者听听轻音乐，平复心情。

● 认识孕晚期的宫缩

分娩前数周，孕妈妈就可能会出现宫缩症状，让孕妈妈误以为是分娩的时候到了。假性宫缩是临近分娩较常见的现象，是临产征兆之一，但却与分娩时的真宫缩是不一样的。

● 分辨真假宫缩

● 看变化

假宫缩没有规律，频率和强度的变化，表现为时有时无。真宫缩则会随着时间的推移规律与强度逐渐增强。

● 能否缓解

假宫缩，孕妈妈洗个热水澡或者改变一下姿势就可能缓解。真宫缩则不会。

● 看位置

假宫缩通常从子宫顶部开始逐渐向下扩散，可能持续十几秒，也可能持续2分钟。真宫缩一般发生在腹部下方，往往还会扩散到背部下方。

● 看痛感

假宫缩伴有轻微的疼痛，只会让孕妈妈感觉到不舒服。真宫缩是紧绷、拉扯的痛，感觉像是肠胃不适或严重的生理期痉挛，也可能感觉像下腹部受压。

● 有无其他症状

假宫缩时孕妈妈的肚子会变硬或缩成一团。真宫缩还会常伴随见红、破水等症状。

● 孕晚期胎动与宫缩的区别

孕晚期宫缩和胎动在一定程度上会有相似感，所以也导致很多孕妈妈把宫缩误以为是胎动。胎动是间断的，感到胎动的部位与胎儿在子宫中运动的部位一致，会是腹部任何部位。子宫收缩会整个子宫发硬，孕妈妈还会有小腹发胀、下坠的感觉，甚至有时有尿意或便意。

● 如何识别和预防早产

怀孕在 28~37 周发生的分娩称为早产。早产儿又称未成熟儿，各器官发育不成熟，体外生活能力较弱，调节体温、抵抗感染的能力很差，其生存能力也低。但在临床上，早产儿也比较常见，国内早产占有分娩总数的 5%~15%。

早产儿的出生至今仍然没有明确的原因，医学上的理论会着眼于胎儿、母体或胎盘分泌的激素所起的作用。如果孕妈妈已经有过一个早产儿并且没有确切的医学知识来解释原因，那么孕妈妈很可能再一次发生早产的情况。

当然，有时候是由于母体或者胎儿的健康原因不允许继续妊娠，包括先兆子痫、胎儿窘迫、胎儿生长受限、羊水过多或过少、胎盘早剥、妊娠并发症、血型不融合以及胎儿先天缺陷等。如果孕妈妈因为上述原因有过一个早产儿，医生将会特别关注你的情况，避免同样的情况再次发生。

出现以下情况，有可能是早产信号

出现规律宫缩	20 分钟 ≥ 4 次，或 60 分钟 ≥ 8 次，并伴有腹痛和宫颈管缩短，宫口扩张。
阴道流血	阴道流血或点滴出血，或者阴道分泌物增多带血色，即使仅仅是粉红色或淡淡的血迹，也要尽快去医院检查。
破水	温水样的液体从阴道流出，就是早期破水，要以头低脚高姿势平躺着去医院，以防胎头没有入盆，导致挤压脐带，造成胎儿缺氧。

6 步预防早产

1 **孕期保健**

孕妈妈从妊娠早期开始，定期做好产检，以便尽早发现问题，防止早产。

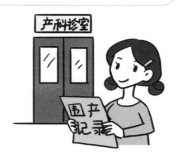

2 养成良好的生活方式

不吸烟、不喝酒、不吸服可卡因。节制性生活，妊娠7个月后尽量避免性生活，一旦出现早产征兆，就要禁止。

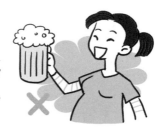

3 积极预防和治疗各种感染

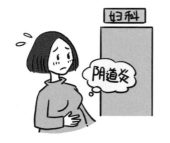

积极预防和治疗妊娠中毒及各种异常妊娠。加强会阴部卫生保健，积极防治细菌性阴道炎，以防止胎膜炎和子宫内感染，避免诱发早产。

4 保证孕期营养

保证营养摄取合理充分，多吃含蛋白质丰富的鱼、肉、蛋及豆类食品，多吃些新鲜蔬菜及水果。利用饮食缓解孕期便秘，因为用力排便会刺激子宫使其收缩加快，可引起早产。

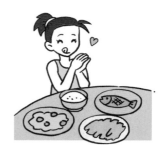

5 避免长时间姿势固定

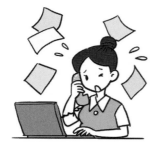

长时间保持站立或下蹲，会使腹部处于紧张状态，导致负压升高、子宫受压，同样过度的体力活动或者手提超过10千克的重物都容易引起早产。

6 心境保持平和，消除紧张情绪

凡有紧张、焦虑等情绪的孕妈妈要积极通过自我调节或心理辅导、咨询及必要药物调节等，加强心理保健，使不良心理状态得以改善，恢复健康、平静心态。如果放任紧张与焦虑的心情，很有可能会发展成产前抑郁症。

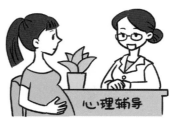

10 个测试题发现产前抑郁

1 感觉没精神，对什么都不感兴趣，觉得做什么事情都没有意义。

☐ 是　　　　　　☐ 否

2 睡眠质量差，有时睡得过多，有时睡得过少。

☐ 是　　　　　　☐ 否

3 不停地吃东西，或毫无食欲。

☐ 是　　　　　　☐ 否

4 情绪起伏很大，喜怒无常，常为一点小事发脾气。

☐ 是　　　　　　☐ 否

5 没有原因的焦虑。

☐ 是　　　　　　☐ 否

6 感觉每天有些伤心和沮丧，或者感觉心里空荡荡的，没有安全感。

☐ 是　　　　　　☐ 否

7 非常容易疲劳，或有持续的疲劳感。

☐ 是　　　　　　☐ 否

8 做事不能集中精力。

☐ 是　　　　　　☐ 否

9 不应该的内疚感，感觉自己没用，看不到未来。

☐ 是　　　　　　☐ 否

10 持续的情绪低落，没有原因地想哭。

☐ 是　　　　　　☐ 否

测试结果：

　　如果孕妈妈 10 题的回答中"是"的个数有 4 个（包括 4 个）以上，并且相应问题的持续时间在两周或者一个月三次以上，那么就有轻度产前抑郁症倾向，要尽快去医院就诊，以便及时进行心理疏导干预，顺利度过孕期。

7 本月胎教：音乐胎教

孕妈妈在妊娠期间听音乐会使胎宝宝产生共鸣，感到身心愉悦。同时对胎宝宝进行音乐胎教是一种直接培养孩子音乐素养、兴趣的好方法，也是培养孩子创造力的最好开端。

音乐胎教这样进行

音乐可以给人带来生理和心理的双重享受，能起到陶冶性情、加强修养等作用。美妙的音乐能唤起人们内心深处美好的情感和艺术想象力，所以音乐被越来越广泛地运用到胎教中。音乐胎教一方面可以改善孕妈妈的情绪，另一方面则是为了刺激胎宝宝的听觉器官，达到促进胎宝宝大脑发育的目的。

听胎教音乐

胎儿在 4 个月时就已经具有听力，孕妈妈可从怀孕第 4 个月起，每天聆听轻柔的音乐。听音乐的时间和方式，可以随意安排。孕妈妈可以戴着耳机听，也可不戴耳机；可以休息时听，也可以边做家务边听或者一边吃饭一边听；还可以一边听一边唱等。

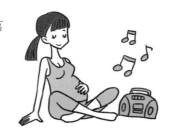

孕妈妈、准爸爸给胎宝宝唱歌

孕妈妈经常唱歌，可为胎宝宝提供重要的记忆印象，不仅有助于胎儿身体生长，也有益于胎宝宝的智力发育。一方面，孕妈妈在自己的歌声中陶冶了性情、平缓了心情；另一方面，孕妈妈在唱歌时产生的物理振动，和谐而又愉快，使宝宝从中得到感情上和感觉上的双重满足。而这一点是任何形式的音乐所无法取代的。

孕妈妈在给胎宝宝唱歌时，只需轻轻哼唱，不必放声大唱；可以随着音乐轻轻摆动，但动作不宜过大。唱歌时孕妈妈应富于感情，保持心情舒畅。当然除了孕妈妈外，准爸爸也可以给胎宝宝唱歌,准爸爸浑厚、深沉的声音,对于宝宝来说是一种全新的体验。

● 听音乐会

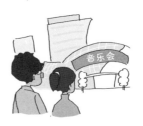

剧院现场音乐会具有真实的现场感,相比在家听音乐更能激发孕妈妈的音乐激情,也对宝宝大有益处。如果有机会,和胎宝宝去听一场地道的现场音乐会也是非常好的音乐胎教。现场演奏优美动听,会让正在肚子里慢慢生长的胎宝宝受到音乐的熏陶和刺激。需要注意的是,孕妈妈不适合听曲风激烈的音乐会,应选择曲目优雅、婉转轻松、和缓的音乐会。

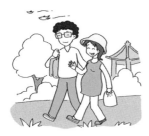

● 听大自然的声音

小鸟啁啾,小溪哗啦啦的流水声,风吹树叶的沙沙声,田野里的蛙鸣……这些大自然的天籁之声,是最好的胎教音乐。风和日丽的日子,孕妈妈可以去户外,听听原野的声音,感受大自然的丰富与和谐,让胎宝宝多一份沉静与安详。

知道吗

什么是莫扎特效应?

音乐胎教20世纪20年代起源于欧洲,是直接脱离音乐治疗而产生的。当时的欧洲心理学家发现各种音乐对人类大脑能够产生深远的影响,而对逻辑思维产生影响最大的,是莫扎特的音乐。他的音乐充满了童趣,风格天真、活泼、明快,就像春天明媚的阳光一样。科学家们研究发现,同样是作画的孩子,边听莫扎特边画画的孩子比不听的孩子,画出来的线条要流畅、丰富;而听过莫扎特音乐后进行数学测验,成绩会比平时高一些。这就是我们常说的莫扎特效应。

不过,"莫扎特效应",不是单指莫扎特的音乐对人脑的影响,还包括其他同类型的音乐,这类音乐往往节奏稳定、旋律积极、和弦丰富、充满活力。另外,如果你不喜欢这类音乐是不必勉强的,要知道在胎教中,孕妈妈的情绪可是第一要义呢。我们要拒绝胎教的功利心,选择自己感觉最舒适最放松的音乐。

8 特别关注：如何认识喂奶这件事

　　从妊娠初始，孕妈妈的乳房就在持续地发生变化，这些变化是在为分娩后的哺乳做准备。很多孕妈妈在妊娠刚开始的时候就决定要进行母乳喂养，可能有的孕妈妈还在思考要给宝宝进行哪种喂养方式。其实不论孕妈妈选择哪种喂养方式，都可以在产后试一试母乳喂养，也许你会爱上母乳喂养的感觉，也许你真的不适合母乳喂养。在试过母乳喂养之后你还是选择放弃也不会有太多的心理压力。下面我们就来具体了解一下哺乳的相关知识。

母乳喂养的好处

　　母乳喂养是指用母亲体内分泌的乳汁喂养婴儿。母乳喂养不仅对宝宝的健康成长有益，还能够降低妈妈患某些疾病的概率。如果妈妈的身体健康，最好在婴儿出生的第一个小时就开始进行母乳喂养。

母乳喂养对宝宝的益处

| 1 营养丰富 | 母乳特别是初乳，含有 4~6 个月内的婴儿所需要的全部营养素，是任何乳制品代替不了的。宝宝食用母乳能更有效地消化和吸收母乳中的各种营养和微量元素，并且不会增加排泄的负担。 |

| 2 增强抵抗力、免疫力 | 母乳尤其是初乳中含有大量的婴儿需要的抗生素，可以减少婴儿感染，使婴儿少生病或不生病。 |

3 增进母子情感

新妈妈和宝宝每天多次亲密接触，不仅能让妈妈在感情上获得满足，还能够给宝宝提供足够的安全感，使母子之间的感情更加融洽。

4 经济实惠

母乳不需要购买，不仅对宝宝健康成长有利，而且比其他喂养品成本低廉，经济实惠。

5 方便快捷

母乳喂养不仅经济实惠，而且方便快捷，可以满足宝宝随吃随有的需求，因为刚出生的宝宝进食不会定时定量，而是饿了就要吃，其他的喂养品很难满足这一点。

6 干净、安全

喂养婴儿的最佳食品。因为直接从妈妈乳房流出来的乳汁既没有污染也没有任何添加剂，也不用担心消毒不够彻底，是宝宝的"安全粮仓"。

母乳喂养对妈妈的好处

1　母乳喂养有助于妈妈的子宫复原。因为哺乳会刺激缩宫素分泌，帮助子宫收缩，从而减少产后子宫出血的危险。

2　产后要及时进行母乳喂养，可以避免新妈妈发生乳房肿胀和乳腺炎。

3　母乳喂养有助于新妈妈的体形恢复。因为哺乳会消耗妈妈体内额外的热量，不用节食就能达到减肥目的。

4　母乳喂养可以减少妈妈患某些疾病的概率。许多研究表明，即使仅仅哺乳几个月，妈妈患乳腺癌的概率会大大低于从未哺乳过的新妈妈。

5　母乳喂养会让妈妈身体放松，心情愉快。因为宝宝的吸吮动作会使妈妈体内分泌有助于放松的激素。

6　自然避孕。母乳喂养期间，排卵会暂停，有助于推迟再次妊娠。

在妊娠期间孕妈妈需要做哪些工作保证母乳喂养顺利进行？

● 咨询身边的人

可以询问身边有过母乳喂养经验的人，可以是自己的妈妈、婆婆或者已经生过孩子的同事朋友，她们都会很乐意告诉你自己的母乳喂养经历。

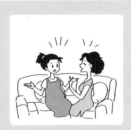

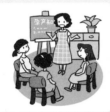

● 孕妇学校

通常孕妈妈做产检的医院会安排一些涉及哺乳的孕妇课程，孕妈妈有任何疑问都可以在孕妇学校里得到解答。

● 乳头、乳房护理

乳头、乳房是否正常会直接影响产后的哺乳。孕妈妈在妊娠期最后几个月最好不要用肥皂等产品清洁乳房，因为肥皂会导致乳头过于干燥，引起乳头开裂，可以用温水清洗乳头。清洁过后可以用一些柔和的乳霜润滑，如：主成分是羊毛脂的乳霜，防止乳房开裂和干痒，切记不要将乳霜涂抹在乳头和乳晕上。(详见第216页)

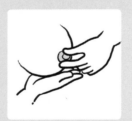

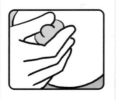

● 矫正乳头缺陷

乳头小、乳头平坦或者乳头内陷的孕妈妈，可以在妊娠期间根据医师的指导进行乳头的矫正，方便产后哺乳。（乳房矫正详见第218页）

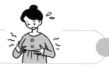

妈妈不能进行母乳喂养的情况

在很多时候并不是每一位新妈妈都可以母乳喂养，有些新妈妈可能因为自身的健康状况或者宝宝的健康不能或者不应该进行母乳喂养，这种情况有时是暂时的，也有一些是长久的。

● 患慢性病需长期用药的妈妈

比如癫痫病患者、甲状腺功能亢进患者、肿瘤患者，如果用药，药物都会渗入乳汁中。如果是母乳喂养，宝宝吃的奶就会含有药物了。

● 处于细菌或病毒急性感染期的妈妈

这样的妈妈也不应该哺乳。一方面，致病细菌或病毒会进入妈妈的乳汁；另一方面，由于身处感染期，患者需要用药物控制，所以这些药物也会进入乳汁。这些都会对宝宝造成不良的影响。

● 进行放射性碘治疗的妈妈

碘同样会进入乳汁，如果宝宝喝含有碘的乳汁，甲状腺的功能可能会受到损害。所以，要等到疗程结束后，再检验乳汁中放射性物质的水平，达到正常水平后再继续给宝宝喂奶。

● 接触有毒化学物质或农药的妈妈

有毒的化学物质或者农药都有可能通过乳汁使喝奶的婴儿中毒。

● 患严重心脏病的妈妈

心功能衰竭的妈妈不适合母乳喂养，因为哺乳会使母亲的心功能进一步恶化，威胁到母亲的生命。

● 患严重肾脏疾病的妈妈

这样的妈妈哺乳会加重肾脏的负担和损害，从而给母亲的生命造成伤害。

● 患严重精神病及产后抑郁症的妈妈

这样的妈妈对自己的控制能力会减弱，有可能威胁到宝宝的人身安全。

宝宝不能接受母乳喂养的可能因素

● 吮吸困难

早产儿或者体重过轻的新生儿，可能会出现吮吸困难或者需要在保温箱里进行观察，这对母乳喂养会有影响。但是新妈妈可以将乳汁挤出来交给照顾宝宝的医护人员帮你喂。

● 患有乳糖不耐症的宝宝

不能消化母乳或者配方奶，会导致宝宝出现腹泻。这种情况下可以用乳糖酶来分解乳汁，从而使宝宝接受母乳；也可以给宝宝喂食专门针对乳糖不耐症宝宝的奶粉。

● 口腔缺陷

唇腭裂或者患有其他口腔缺陷，会影响宝宝的吮吸，不能直接进行母乳喂养。这种情况下妈妈可以将乳汁挤出来用奶瓶来喂宝宝。

● 混合喂养

在哺乳的时候，有些妈妈会发现自身的乳汁分泌量不能满足宝宝的需要，这个时候可以给宝宝喂食配方奶粉，以达到宝宝的营养需求，这就是混合喂养。

混合喂养主要在于补充母乳的不足，或者妈妈出现某些疾病暂时无法喂养（例如：乳腺炎）。既能保证妈妈的乳房受到婴儿吸吮的刺激，从而维持乳汁的正常分泌；同时宝宝能吃到一定量的母乳，对婴儿的健康仍有很多好处。混合喂养要建立在宝宝和妈妈都已经习惯母乳喂养后，要先喂母乳，母乳不够时再补充配方奶，需要注意的是这会造成宝宝对乳头的错觉，可能会使宝宝营养不良。

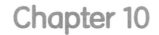

Chapter 10

为见面
做准备

（33~36周）

孕妈妈的身体负担越来越重，隆起的腹部
会让孕妈妈吃不好、睡不好，少食多餐、
在时间允许的时候小睡一下，保持平和的
心态，会使孕妈妈更加舒适！

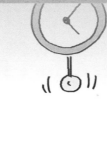

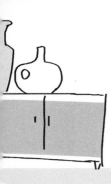

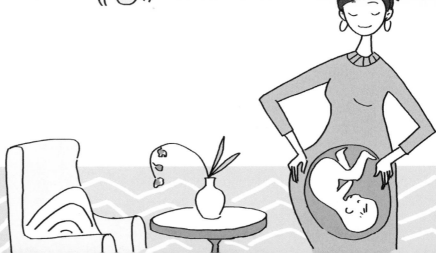

第33周

　　随着胎儿皮下脂肪的累积，胎儿皮肤的颜色从暗红色变成透明、半透明的粉红色。在孕期的后一半，胎儿对蛋白质和脂肪的需要量最大。出生前最后的6~8周，胎儿体重会增加一倍。由于大脑迅速生长，胎儿头部的周长或长度在这一周的最后一天增加约9.5毫米。

胎儿睡眠生物钟正在建立，他很快就可以准时睡觉和起床啦。

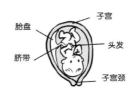

第34周

　　胎儿的手指甲长到指尖顶端。虽然指甲很小，但仍能划伤胎儿（胎儿由于肌肉控制能力力差，经常划伤自己）。胎儿的脐带一出生就被一种特殊的胶状物质封闭，这种胶状物质把向下植入其中的脉管压缩得像止血带，所以脐带被剪断时通常没有血；脐带表面没有疼痛神经末梢，剪断脐带不会使宝宝或妈妈感到疼痛。

胎儿已经能适应子宫外面的世界了。现在胎儿的重量约为1700克。

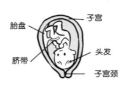

第35周

　　胎儿几乎总是以头朝下的姿势躺在母亲的盆骨里。因为头部是身体最重的部分，而且胎儿在子宫底部比在顶部更能适应。宝宝将通过子宫颈离开子宫。由于更多的脂肪沉积，胎儿手和脚开始变得又圆又胖，脂肪沉积从妊娠中期的2%增加到此时的12%~15%。

胎儿脂肪沉积占身体的12%~15%，现在胎儿的重量约为2400克。

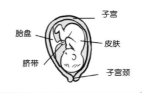

第36周

　　随着脂肪的储存，胎儿牙床出现牙脊，粗看之下，好像牙齿要冒出来了。四肢的手肘和膝盖处开始凹进去，手腕和颈部四周形成褶皱。直到分娩，胎儿身体的脂肪比例将稳定在15%左右。这层保护性的脂肪垫在胎儿出生后可替他保暖。

每个胎儿都有自己的时间表。现在胎儿的重量约为2700克。

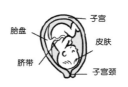

② 孕妈妈的变化

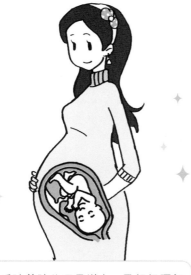

分娩前数周子宫肌肉比较敏感，将会出现不规则的宫缩，持续时间短，力量弱，或只限于子宫下部。经数小时后又停止，不能使子宫颈口张开，这只是假性宫缩，并非临产。

假性宫缩频繁

子宫下沉会减轻肺部压力，胸口憋闷、呼吸困难等症状能得到缓解。

呼吸困难得到缓解

怀孕后随着胎儿逐月增大，孕妈妈腰部支撑力不断增加，腰背酸疼更明显。

腰背酸疼加剧

孕妈妈的肚子越来越大，子宫底高约30~32厘米，升至剑突与脐部的正中位置。

子宫越来越大

由于子宫已经增大到了最大限度，临近预产期，宝宝的头慢慢进入产道，孕妈妈会不同程度地感觉到腹部下沉。

腹部有下沉感

孕期体重逐渐增加，双腿负担逐渐加重，腿部肌肉长时间处于疲劳状态，容易出现腿部痉挛。

腿部痉挛

阴道分泌物增多，一般偏棕色或粉色，如果分泌物呈鲜红色并伴有疼痛须立即去医院。

阴道分泌物增多

子宫的凸出、体重的增长，会使孕妈妈的行动越来越笨拙，四处走动要更加注意。

行动笨拙

③ 孕妈妈的产检

从第九个月开始，医生会要求你每周到医院进行一次产检。产检内容仍然包括测血压、量体重、检查有无浮肿，量宫高、腹围，多普勒听胎心，触摸胎位，复查尿常规等常规检查。除了常规的检查，本月医生还会安排 B 超检查、心电图检查、白带检查，必要时还会做胎心监护。

● B 超检查

这次 B 超检查，主要是确定胎位、羊水、胎盘位置与功能，为确定生产方式提供可靠的依据，并预估胎儿至足月生产时的重量。

这时，羊水深度在 3~7 厘米为正常，超过 8 厘米为羊水过多，少于 3 厘米则为羊水过少；羊水过多或过少都对胎儿生长不利。（详见第 155 页）

B 超检查对评估胎儿当时的体重及发育状况很重要，并可预估胎儿至足月生产时的重量。一旦发现胎儿体重不足，孕妈妈就应多补充一些营养物质。若发现胎儿过重，孕妈妈在饮食上就要加以控制，以免影响日后的自然分娩，需要剖宫生产，或在生产过程中出现胎儿难产的情形。

● 心电图检查

这项检查的目的主要是排除孕妇的心脏疾病，了解其有无心脏病及心脏负担情况，以确认孕妇是否能够承受分娩。因为这个时期孕妈妈的心脏负担最重。如果心电图异常，则需要进一步进行超声心动的检查，必要时还需去看心内科医生。

● 胎心监护

胎心监护是借助仪器记录下瞬间胎儿心率的变化。通过胎心瞬间变化的信号曲线图形，医生可以了解到胎动时、宫缩时胎心的反应，以推测宫内胎儿有无缺氧。

一般从怀孕 32 周开始，产检会加入胎心监护，每次约 20 分钟。从怀孕 37 周起，医生会在每次产检时安排进行胎心监护。如果孕妈妈是高危产妇或者有合并症或并发症，如妊高症、过期妊娠、糖尿病合并妊娠等，则可能从怀孕 28 周开始就进行这项检查。

正常胎心音 120~160 次 / 分，如果胎心音 160 次 / 分以上或持续 100 次 / 分都表示胎儿宫内缺氧，应及时治疗。所以孕妈妈要注意胎心音是否忽快忽慢，是否有异常变化。

● 白带检查

有时会安排。孕妇特别容易感染白色念珠菌。自然生产时，婴儿的口腔可能受到感染而产生一般称为"鹅口疮"的溃疡。孕妇感染衣原体后，胎儿通过产道时眼睛会被感染。

温馨提示　　　　　　　　　　　　　　　　　　　*Kindly reminder*

应对细菌性阴道炎的反复发作

细菌性阴道炎是阴道内正常菌群失衡所引起的一种混合感染，主要表现为阴道分泌鱼腥臭味、稀薄阴道分泌物增加，但阴道检查无炎症改变。妊娠期间孕妈妈体内变化的激素会使阴道的环境发生变化，适合引起细菌性阴道炎的细菌生长，所以有些孕妈妈在妊娠期间会反复感染细菌性阴道炎。治疗细菌性阴道炎不仅需要医生的帮助，保持外阴清洁、干燥可以加速康复，可预防再次感染。生活中注意个人卫生，上完厕所后，要从前往后擦拭；清洁私处的时候最好用清水，但是不要用清水灌注阴道，防止破坏阴道菌群；洗澡的时候避免用刺激性强的肥皂或香皂，如果孕妈妈使用肥皂或香皂，一定要记得冲洗干净；日常最好穿纯棉质地的内裤，并保持私处的干燥；日常饮食尽量少吃甜食，糖分过多会容易使细菌滋生。

④ 合理的饮食计划

进入孕九月，距离预产期越来越近，此时在做产检的时候，医生可能会提醒孕妈妈更要保持合理饮食，控制体重的增长，因为体重过重会增加分娩的风险。

🌑 合理饮食控制孕晚期体重过度增加

孕晚期是宝宝生长发育最快的时期，胎儿全部的营养尤其糖分都是从妈妈体内摄取的。因此有的孕妈妈认为，为了腹中宝宝出生后健康，就必须在孕期最后这个月多吃，以增加营养给宝宝提供足够的养分。

其实这种想法是错误的。孕妈妈孕晚期进食过多、营养成分比例搭配不当，极易导致营养过剩，从而使体重超出正常的范围，即妊娠体重过重。这不仅会引发如妊娠期高血压、妊娠期糖尿病等并发症，也会增加孕育巨大儿的概率，会造成难产，增加剖宫产的概率。所以，孕晚期饮食并非越多越好，应该合理饮食，以避免孕晚期营养过量使体重过度增加。妊娠晚期的孕妈妈在饮食上要注意以下几个方面。

● 每天增加蛋白质 20 克

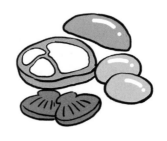

孕晚期妈妈不仅要保证胎儿身体发育的营养需要，还要为产后泌乳准备营养和能量，所以《中国居民膳食营养参考摄入量》建议孕晚期每天增加蛋白质 20 克。禽蛋、鱼类不但含丰富的蛋白质，还含有可调节血压的高低蛋氨酸和牛磺酸；大豆富含植物蛋白质，还能降低胆固醇保护心脏和血管；奶或奶制品含丰富的蛋白质，同时又是钙的良好来源，孕妈妈宜在饮食中增加这几类食物的摄入量。

● 补充脂肪酸和 DHA

孕晚期是胎儿大脑细胞增值的高峰期，供给充足的必需的脂肪酸和 DHA 是满足大脑和眼睛发育的必要条件。鱼肉中 DHA 含量较高，孕妈妈应多食用。

● 多吃矿物质含量丰富的食物

孕妈妈要多吃矿物质含量丰富的食物，特别是含铁和钙丰富的食物。钙能促进胎儿的骨骼和牙齿发育，缺铁则会导致贫血。

● 补充维生素和纤维素

孕晚期需要充足的水溶性维生素，尤其是维生素 B_1，如果缺乏，则容易引起呕吐、倦怠，并在分娩时子宫收缩乏力，导致产程延缓。另外，孕晚期激素变化加上子宫增大的压迫，胃肠道肠蠕动减少，容易出现便秘，宜在饮食中增加富含膳食纤维的食物，如蔬菜、水果和粗粮等，可改善和预防便秘。

● 少食多餐

孕晚期子宫膨大压迫胃部，使胃动力受到影响，可以每天多次进食，每次少吃些，来减轻消化道负担，促进营养吸收。比如，除了正常的三餐外，可以在上午 10 点、下午 4 点左右吃点加餐，加餐也不宜过多，两片面包、一个水果、250 毫升牛奶或者一小把干果都是不错的选择。

温馨提示　　　　　　　　　　　　　　　　*Kindly reminder*

有些食物摄入量需要控制

● 注意控制盐分和水分的摄入量。所食用的菜和汤中一定要少加盐，并且限制含盐分较高的食品的摄入量。因为过咸的食物可引起或加重水肿。

● 对于一些高能量的食物，如白糖、蜂蜜等甜食应少吃，防止食欲降低，影响其他营养素的摄入。

● 忌食刺激性食物，如浓茶、咖啡、酒及辛辣调味品等。刺激性食物易导致大便干燥，会引起或加重痔疮。

适合孕晚期的 3 道美味菜肴

青笋金针菇

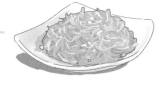

材料：水发金针菇 250 克，干青笋 100 克。

调料：猪油、香油、盐各适量。

做法：①干青笋放入清水中泡软，捞出后切成小段；水发金针菇泡开，捞出沥水备用。
②锅内加适量猪油烧热，下入青笋段煸炒，至八成熟时，加入金针菇同炒，加盐调味，起锅时淋上少许香油即可。

香菜萝卜丝

材料：萝卜 500 克，香菜 50 克。

调料：白糖、嫩姜、酱油、盐、香油各适量。

做法：①萝卜洗净，去皮，切细丝，晾干；嫩姜去皮，切丝；香菜洗净切段。②萝卜丝放温开水中泡软，取出挤干水分，同姜丝拌匀装盘，上面放香菜段。③取小碗放酱油、白糖、盐、香油调汁，浇在萝卜丝上。

起酥鱼卷

材料：鱼肉 300 克，起酥片 6 个，沙拉酱、鸡蛋黄、白芝麻各适量。

调料：米酒、盐、白胡椒各少许。

做法：①鱼肉洗净，切成 6 片，放入碗中，加上米酒、盐、白胡椒粉拌匀，腌渍入味，捞出后抹上少许沙拉酱。②用起酥片包裹住鱼片，卷成 6 份，卷好后在表面涂上鸡蛋黄，蘸上少许白芝麻，放在盘中。③放进烤箱烤约 20 分钟，温度以 250℃为宜，烤熟后取出即可。

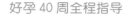

⑤ 孕九月——盆骨运动

妊娠 9 个月了，多数孕妈妈在孕妇学校已经了解到了分娩的知识。相信很多孕妈妈会选择自然分娩，每天做几个打开盆骨的运动，可以使你的分娩更顺利！

. . . .

下蹲打开盆骨

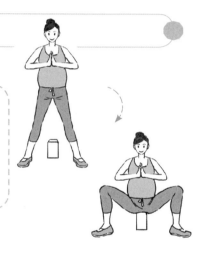

步骤

背部靠墙站立，脚尖向外，双腿打开超过肩宽，双手胸前合十，瑜伽砖放在臀部正下方。保持背部挺直，屈膝，缓缓下蹲，直至臀部碰触到瑜伽砖，保持蹲姿，做一次凯格尔运动。恢复站立姿势，可重复练习 10~15 次。

坐角式

步骤

坐在抱枕上，缓缓将双腿向两侧最大限度地打开，如果觉得腿部压力大，可在双脚后跟处放置瑜伽砖或者双膝稍微弯曲。背部前倾，用两手碰触双脚脚趾，保持 5~10 秒，放松。可重复练习 5~10 次。

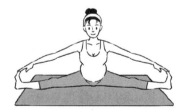

作用

以上两个运动都是为了锻炼孕妈妈的骨盆，方便顺产。

束角式

步骤

坐在瑜伽垫上，调整到最舒适的位置，如果觉得不舒服，可在臀部下方垫一个抱枕，保持背部挺直，双脚脚心相对，尽量使脚后跟碰触到大腿根部，膝盖向两边打开，如果觉得大腿压力大，可在膝盖下面垫两块瑜伽砖。

双手抱脚，保持5~10秒，放松。可重复练习5~10次。

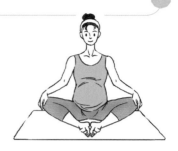

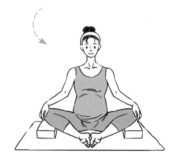

作用

这个运动是为了增强会阴与阴道肌肉的耐力。

仰卧式

步骤

平躺在瑜伽垫上，右腿向右侧缓缓打开，两腿呈90°，屈右膝，在右膝下面垫抱枕，右手放在右膝上，保持10秒，放松，换左侧。可重复5~10次。

平躺在瑜伽垫上，右腿向右侧缓缓打开，两腿呈90°，右脚下面垫抱枕，将瑜伽带套在右脚上，右手拉瑜伽带，保持10秒，放松，换左侧。可重复5~10次。

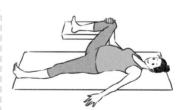

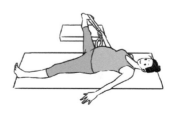

作用

这个运动是为了缓解腿部水肿。

本月你可能想了解的知识

妊娠 9 个月距离分娩的时间越来越近了，孕妈妈想要了解的问题都是和分娩有关的，比如：脐带绕颈、羊水问题。孕晚期孕妈妈的洗澡也需要特别注意。另外，心理上的焦虑也需要缓解。

脐带绕颈

脐带绕颈发生率很高，以缠绕宝宝颈部最为多见，其中脐带绕颈一周发生率为 89%，而脐带绕颈两周发生率为 11%，脐带绕颈三周及以上和脐带缠绕宝宝躯干、肢体比较少见。脐带缠绕与脐带过长、胎动过频、羊水过多有关，亦有人认为与脐带胶质含量有关，但临床中发生率较低。脐带绕颈一般在孕中期发生，孕中期羊水较多，胎儿的活动范围大；到了孕晚期，胎儿相对较大，胎位固定，不会发生绕颈。

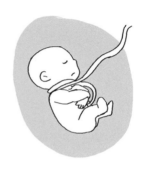

脐带绕颈更要注意监测胎动

脐带绕颈可能导致因脐带缠绕过紧宝宝出现缺氧的问题，所以一旦孕妈妈检查出胎儿脐带绕颈，就要特别注意监测胎动。因为胎动异常是缺氧的最早期表现，胎动会明显减少或异常增加。

不过，孕妈妈也不必太担心，即使是脐带绕颈，由于胎头的活动性较小，只要脐带没有被勒紧，通常不会危害胎儿健康。相反，如果孕妈妈过于惊恐反而会影响母婴健康。

如果脐带绕颈一周，随着宝宝在子宫内翻滚打转和活动，脐带缠绕有可能自然脱开；如果脐带绕颈周数较多，宝宝自己运动出来的机会就会少一些。

如果出现脐带绕颈现象，孕妈妈除了加强围产期保健以外，在正常的日常生活中应加强自我监护意识，平时要随时注意胎动情况，留意宝宝是否在继续活动，并尽早做胎心监护。若发现胎动异常，要及时到医院就诊检查。

● 脐带绕颈能否自然分娩

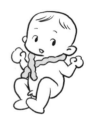

脐带缠绕可以选择自然分娩，但要视脐带长短、缠绕周数等情况来决定。

脐带绕颈一周

如果胎儿脐带缠绕一周或脐带搭颈，随着胎儿的转动，大多数会自行解开；即使一直没有打开，一般胎儿也不会有太大的危险。因脐带缠绕及压迫程度较轻，一般不会对胎儿造成很大影响，在分娩的过程当中，也不会因为勒到胎儿导致胎儿缺氧。只要胎儿没有缺氧情况发生，都能自然分娩，所以孕妈妈不必听到脐带绕颈就惊慌。

虽然一般脐带绕颈一周不要紧，但发现有这种情况后对胎心要加以注意。如果连续 24 小时以上无胎动，或胎动在某一个时间特别频繁后又很长时间不动，要去医院检查，以免因宫内缺氧造成胎儿危险。

脐带绕颈周数多或绕颈太紧

如果在脐带绕颈周数多或绕颈太紧的情况下选择顺产，分娩过程中，需要密切注意孕妈妈和胎儿的变化，全程实施胎心监护，根据其图形观察宫缩前后的胎心变化，判断胎儿有无早期缺氧。

除随时进行胎心监护外，医生还要对胎盘功能是否良好做出准确判断，同时定期做阴道检查以了解分娩的进展情况；如进展不好，有异常情况应立即剖腹。当胎儿头娩出后，脐带绕颈较松者，医生会立即将胎儿头顶部或肩部脐带解脱。脐带绕颈过紧或脐带绕颈两周以上者，当胎宝宝头娩出时，医生会用两把止血钳夹脐带，在其中间剪断，并帮助迅速娩出胎儿，保证胎儿的安全。

可见，脐带绕颈时，孕妈妈要特别注意胎动（关于如何数胎动详见第 214 页），感觉到胎动减慢，就需要立即到医院检查。如果产检没有出现其他问题，一般就不需要提前住院。

当 B 超发现胎儿脐带缠绕，孕妈妈不必因惧怕胎儿出现意外而直接要求剖宫产手术。一般来讲，单纯的脐带绕颈并不是剖宫产的指征。医生一般会判断，如果脐带过短，或胎儿出现缺氧情况，就要进行剖宫产。即使是顺产，医生也会严格监护胎心，一旦出现缺氧等症状，也会采取相应的措施。因此，在妊娠晚期要每天注意数胎动，同时通过胎心监测来发现异常情况，这一点是脐带绕颈时孕妈妈们最需要重视的。

B 超诊断脐带绕颈也会有误差

　　B 超是孕期诊断脐带绕颈的主要手段，特别是彩色多普勒 B 超检查，医生往往通过胎儿的颈部是否有脐带的血流回声来诊断脐带是否绕颈。因此，B 超检查只是给出一个参考，诊断的符合率不是百分之百的。因为 B 超在说明胎儿颈部有 U 型 (1 圈)、Z 型 (2 圈)、W 型 (3 圈) 的印迹时很可能是脐带弯曲或者搭肩的情况，未必一定是缠在脖子上。而且，目前的 B 超检查还没有办法测量宫内脐带长度及判断脐带缠绕的松紧。

羊水问题

　　羊水量是观察胎儿健康与否的指标。羊水问题主要靠产检发现。

正常羊水量

正常羊水的量随妊娠时期的不同而变化。

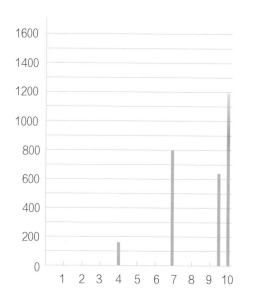

羊水过多或过少

羊水指数详见本书第 155 页。

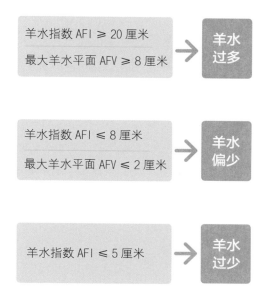

● 羊水过少

正常羊水的量随妊娠时期的不同而变化。例如，在妊娠 4 个月左右时，羊水量约 200 毫升；7 个月左右时，羊水量则为 1000 毫升左右；到妊娠晚期，羊水量逐渐减少，至妊娠 37 周，羊水量可减少至 800 毫升。当妊娠足月时，羊水量少于 300 毫升，称羊水过少。

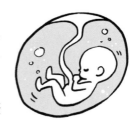

孕中期发生羊水量过少常常会导致胎儿肺部发育不良合并胎儿畸形，需要进行细致检查。在排除胎儿畸形可能后，要严密观察胎儿在宫内的情况及羊水量的变化。

孕晚期羊水过少胎儿会发育不良、皮肤干燥、缺乏皮下脂肪。如果临近预产期时 B 超显示羊水量减少就要立即实施分娩。

● 羊水过少的表现

有些孕妈妈肚子增大速度变慢，胎动的感觉比以前明显，有时一次胎动可引起明显的腹部疼痛感。这是因为羊水少，宝宝皮肤与羊膜紧贴，失去羊水的缓冲作用，胎动力量直接作用于局部子宫壁刺激并引起子宫收缩，所以每当胎动时孕妈妈就会感到疼痛。

大部分孕妈妈不会有明显不适，一般都是由医生在产检时或超声波检查发现。

● 羊水过少治疗

胎儿是需要浸泡在羊水中生长发育的，如果羊水过少，就会影响胎儿的发育和安全。也要注意胎盘功能，那可能导致子宫胎盘血液量减少，从而使羊水进一步减少。也可能与泌尿系统疾病有关。

如是母体血容量不足或缺氧引起的，大量饮水、静脉输液以及吸氧可改善。

凝血功能亢进的孕妈妈，可皮下注射低分子肝素，或者静脉输注低分子右旋糖酐，使胎盘血液循环更通畅，以利于羊水的形成。

早期出现不明原因羊水过少，可采用羊膜腔内灌注疗法，即在 B 超引导下用穿刺针经腹向羊膜腔内注入适量生理盐水。

如果是在妊娠晚期发现羊水过少，排除胎儿畸形后，详细评估胎儿宫内情况；当胎儿成熟后尽快终止妊娠：可以是阴道引产分娩，也可以剖宫产。

● 羊水过多

羊水量从妊娠早期开始与日俱增，至最后 4 周开始减少。足月妊娠的羊水量约 1000~1500 毫升。

妊娠任何时期，羊水量超过 2000 毫升者，称为羊水过多。羊水增加速度缓慢者，称为慢性羊水过多；短期内羊水急剧增加者，称为急性羊水过多。

羊水量过多则可增加早产、脐带脱垂及异常先露的风险。

● 羊水过多的原因

目前导致羊水过多的确切病因尚未明了，常见于胎儿畸形、双胎、糖尿病、母儿血型不合等的孕妈妈。

其中常见的占 30%~40% 的羊水过多都属于特发性原因不明羊水过多；胎儿畸形引起羊水过多，约占 25%，其中中枢神经管畸形和上消化道畸形最常见。

此外，多胎妊娠者发生羊水过多较单胎妊娠多 10 倍；母儿血型不合也会导致羊水过多。胎盘绒毛膜血管瘤影响母胎液体交换和孕妈妈糖尿病引起胎儿血糖过多也会出现羊水过多的情况。

● 羊水过多的治疗

当 B 超诊断羊水过多时，如无异常发现，可以先观察不必惊慌，大部分羊水过多都是原因不明的。

轻度羊水过多，不需特殊治疗，大多数在短时间内可自动调节。如果羊水急剧增加，孕妈妈应请医生诊治，同时减少食盐摄入。

● 孕晚期的恐惧和焦虑

妊娠晚期孕妈妈身体笨重，容易发生睡眠障碍、疲倦、便秘、食欲减退等健康问题，还可能发生妊娠水肿、妊娠高血压、妊娠糖尿病等并发症。此时孕妈妈除会想象、猜测和担心孩子的健康、性别、长相外，对分娩也充满了担心和焦虑。据统计，80% 以上的孕妈妈都会因担心而在前表现出焦虑、紧张、不安、恐惧。

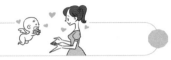

● 向身边已经生产过的家人、朋友请教

人的恐惧往往与对事情缺乏了解有关。虽然孕妈妈已经通过孕妇学校或者相关书籍了解到了很多关于分娩的知识，但是单纯的理论知识并不能缓解孕妈妈对分娩的焦虑。其实进入孕晚期的孕妈妈可以向身边已经生产过的家人、朋友或同事请教她们的分娩经历，很多人会乐意和别人分享自己的分娩经历，这样可以避免孕妈妈胡思乱想从而减少焦虑。

● 去医院看看

孕妈妈在产检的时候可以在医院里参观一下，了解医院产科的布局以及产房的情况，问问医护人员具体的分娩流程，做到心中有数；现在很多医院会在网上提供图片和视频，网上论坛里也会有医院的生产攻略等，这些都能让孕妈妈感觉到放松。

● 详细地了解分娩知识

学习关于阵痛和分娩的知识。通过书籍、向别人请教以及孕妇学校的培训，可以更具体、更深入地了解分娩的过程，最好是从产前的症状到最后的剪断脐带。孕妈妈和准爸爸了解得越多，就会越安心，等到生产的时候不会手忙脚乱。

● 参加分娩培训班

在分娩培训班里，准爸妈有机会和其他的准爸妈成为朋友，孕妈妈们可以相互聊一聊自己在整个孕期的变化以及对于分娩的焦虑，孕妈妈们之间的交流会让她们感觉惺惺相惜，很多感受只有身在其中的人才能更好地理解。

● 家人的帮助和支持

当孕妈妈感到内心十分焦虑紧张时，准爸爸的"洗耳恭听"可使孕妈妈的情绪得到抚慰和安定。所以在孕妈妈喋喋不休地宣泄时，准爸爸不要表现出不耐烦的样子，要耐心地倾听，让孕妈妈感受被爱和关心。

● 前置胎盘

正常情况下，胎盘处于子宫后部。胎盘前置是胎盘完全或者部分覆盖在宫颈口。妊娠初期胎盘可能位于子宫下部，但是随着妊娠时间的推进，胎盘会慢慢上移，远离宫颈口。不管是部分胎盘前置还是完全胎盘前置，都会影响阴道分娩的顺利进行；还可能引起孕晚期出血，胎盘离宫颈口越近，出血的概率越大。

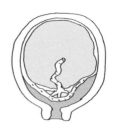

● 前置胎盘的症状

前置胎盘的发病率很低，大约 200 个孕妇中会有 1 个为前置胎盘。前置胎盘不属于妊娠期并发症，孕中期通过 B 超检查可以发现。当然有些情况只是当时的现象，到妊娠晚期随之增大的胎盘会提升到正常位置；有些则在妊娠晚期因胎盘面积增大而加重，往往伴有出血。没有任何疼痛的出血是前置胎盘特有的症状。

哪些情况容易出现前置胎盘？

30 岁以上的女性比 30 岁以下更容易发生　　妊娠期间吸烟　　多胎妊娠

曾经发生过前置胎盘　　做过剖宫产、流产清宫手术

前置胎盘的两种情况

● 没有出血	● 出现出血
很多前置胎盘会在妊娠晚期自行"矫正"到正常位置，即使分娩前医生诊断为前置胎盘，只要没有出现出血情况，孕妈妈就不必太过担心。	妊娠晚期由于前置胎盘引起出血，医生会要求孕妈妈卧床休息，禁止性生活，让子宫得到充分休息，密切检测孕妈妈身体情况。只要病情没有对妊娠造成危险，通常可以通过剖宫产生下宝宝。

孕晚期洗澡，要卫生，更要安全

孕晚期孕妈妈新陈代谢逐渐增强，汗腺及皮脂腺分泌也比常人旺盛，容易出汗，所以洗澡是每个孕妈妈都需要做的事。但是，孕晚期孕妈妈腹部膨胀，重心不稳，容易滑倒，而且身体负担较重，对浴室环境条件适应性较差，所以洗澡时尤其应特别注意以下几个方面。

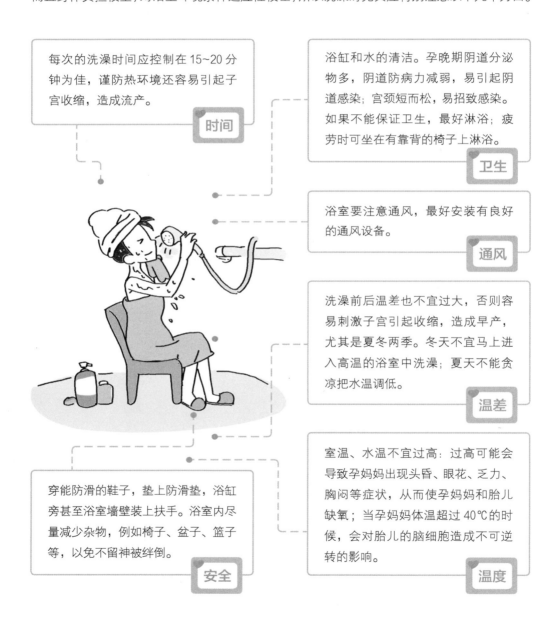

每次的洗澡时间应控制在 15~20 分钟为佳，谨防热环境还容易引起子宫收缩，造成流产。

时间

浴缸和水的清洁。孕晚期阴道分泌物多，阴道防病力减弱，易引起阴道感染；宫颈短而松，易招致感染。如果不能保证卫生，最好淋浴；疲劳时可坐在有靠背的椅子上淋浴。

卫生

浴室要注意通风，最好安装有良好的通风设备。

通风

洗澡前后温差也不宜过大，否则容易刺激子宫引起收缩，造成早产，尤其是夏冬两季。冬天不宜马上进入高温的浴室中洗澡；夏天不能贪凉把水温调低。

温差

穿能防滑的鞋子，垫上防滑垫，浴缸旁甚至浴室墙壁装上扶手。浴室内尽量减少杂物，例如椅子、盆子、篮子等，以免不留神被绊倒。

安全

室温、水温不宜过高：过高可能会导致孕妈妈出现头昏、眼花、乏力、胸闷等症状，从而使孕妈妈和胎儿缺氧；当孕妈妈体温超过 40℃ 的时候，会对胎儿的脑细胞造成不可逆转的影响。

温度

7 特别关注：临产准备保证顺利分娩

距离预产期越来越近了，这对准爸妈都是考验。准爸妈不仅要学习关于临产和分娩的知识，还要在临产前做好各项准备，不仅是物质上的，更重要的是孕妈妈的心理准备。下面为大家详细介绍关于临产的知识。

孕妈妈临产前的好习惯

快要和宝宝见面了，孕妈妈肯定欣慰、担心、焦虑各种复杂情绪交织。虽然分娩是一场巨大的生理变化和激烈的心理刺激，但只要孕妈妈做好心理准备，就能从容地面对分娩。这时如果孕妈妈做到下面几点，一定能对顺利分娩帮助很大。

自测 下面这些临产前的好习惯你有吗？

1 对分娩过程是否有充分的了解？　　　　□是　　□否

如本题的答案是否，请参考本书第 315 页，了解分娩的知识。

2 是否知道什么样的阵痛需要去医院待产？　　□是　　□否

如本题的答案是否，请参考本书第 313 页，了解临产前的征兆，帮助孕妈妈及时去医院。

3 每天是否能够按时睡觉？　　　　　　　　□是　　□否

如本题的答案是否，请参考本书第 248 页，了解怎样睡个好觉，并从今天开始每天保持 8 小时的睡眠。

4　是否已经准备好入院的待产包?　　　　　　　　□ 是　　□ 否

如本题的答案是否，请参考本书第 310 页，准备好入院的待产包，并放置在随手可拿的地方。

5　孕晚期的时候是否能够做到饮食规律、适度?　　　□ 是　　□ 否

如本题的答案是否，请参考本书第 266 页，孕晚期一定要预防体重增长过多，不利于分娩。

6　妊娠期每天是否能够进行适量的运动?　　　　　　□ 是　　□ 否

如本题答案是否，请参考本书运动板块。孕妈妈可以从今天开始进行一些简单的运动，如散步；还可以做锻炼骨盆的瑜伽，运动可以使分娩更顺利，但在感觉不适的时候要停止。

7　是否按时进行每项产检?　　　　　　　　　　　　□ 是　　□ 否

如本题的答案是否，在最后的两个月中要认真对待每一次的产检，产检可以监控宝宝和孕妈妈的健康，保证出生宝宝的身体健康。

8　是否能每天坚持给宝宝数胎动?　　　　　　　　　□ 是　　□ 否

如本题的答案是否，数胎动的办法请参考本书第 214 页。孕晚期的胎动可以监测宝宝的健康状况，发现胎动不对应及时到医院进行检查。

测评结果:

测评说明:

5 个以上"是"，说明孕妈妈对分娩已经有了详细的了解，并且妊娠期间一直在为最后的顺利分娩做准备。5 个以上"否"，说明孕妈妈还需要在剩下的时间内尽量多地了解分娩的知识。

临产前的准备

分娩，是指从规律性子宫收缩开始，到胎儿、胎盘娩出为止的全部时间。医学上将它分为三期。我们将在后面的章节里详细说明。孕妈妈应提前做好分娩的准备。

思想放松、精神愉快

1 尽可能了解和掌握分娩的生理过程

有疑问之处，可向医务人员请教；同时还要和丈夫多进行交流，让双方在心理上都做好准备。这样有助于放松临产前的心情。

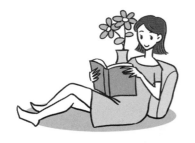

2 要有信心，在精神上和身体上做好准备

孕妈妈应用轻松愉快的心情来迎接宝宝的诞生。准爸爸和周围的亲戚朋友对孕妈妈充分的关怀、爱护、支持和帮助有助于孕妈妈缓解对分娩的焦虑和担心。

3 尽量不要外出和旅行

接近临产期间孕妈妈尽量不要外出和旅行，准爸爸也尽量不要外出。实在不行，夜间须有其他人陪住，以免发生意外事故。实践证明，思想准备越充分的孕妈妈，难产的发生率越低。

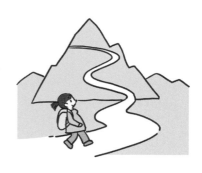

按时产检

到了孕晚期，产检的次数就更频繁了，一定要坚持按时去医院检查。关注每一次检查的结果，以便发现异常后及时想办法解决。

事先计划

事先计划好去医院分娩的路线和交通工具，有备无患。如果医院的妇产科床位紧张，需要提前预约。

充分休息

分娩时体力消耗较大，睡眠休息对分娩有利，因此分娩前必须保持充分的睡眠时间，越是接近预产期越要有充足的休息。这样才能保证孕妈妈分娩时有好的能量储备。当然，这里不是说孕妇就要整天卧床休息，轻度的、力所能及的运动还是有好处的。

● 住院前先清洁

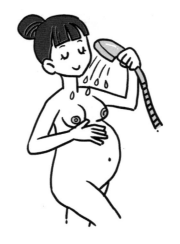

住院之前应每天淋浴，以保持身体的清洁。内衣裤应经常换洗。若发生破水、出血或镇痛等分娩征兆，就不能再进行洗浴了。特别要注意外阴部的清洁。头发也要整理好。

准备住院用品

提前做好生产物品准备，将准备好的用品集中放在一个提包内，如果有生产先兆或异常情况出现，可以拿上包就走，而不必慌乱地东翻西找。

需要准备的东西包括以下这些。详细内容可参考本书第310~311页。

各种证件

身份证、产检保健卡、挂号证、医保卡或公费医疗证等。

婴儿的用品

内衣、外套、包布、尿布、小毛巾、围嘴、垫被、小被头、婴儿香皂、肛表、扑粉等。

孕妈妈入院时的用品

脸盆、脚盆、牙膏、牙刷、大小毛巾、卫生棉、卫生纸、内衣、内裤等。

出现以下几种情况时，要及时去医院就诊

1 出现临产先兆

腹痛、见红和破水。详细的临产先兆可以参看本书第312页。

2 其他不适

如发生头痛、发烧等。

3 超过预产期1周以上

在预产期计算正常的情况下，如果超过预产期1周还没有临产，医生多会建议孕妈妈住院检查和治疗。一般会对孕妈妈进行人工干预，让小宝宝早点儿出生，以避免过期妊娠对胎儿造成不良影响。

4 阴道流血

如果出现阴道流血量超过月经量，往往预示有不良情况存在。可能是有前置胎盘、胎盘早剥或阴道的炎症等。

临产的信号

预产期前后已经做好分娩准备的孕妈妈及家人，可能还会担心一个问题，那就是什么时候去医院最合适。其实在临产前孕妈妈的身体会发生许多变化，这些变化就是临产前的征兆，需要孕妈妈多多留意。

子宫下降

预产期前两周左右，子宫底会下降，宝宝开始下降到骨盆里。这时上腹部压力减小，呼吸会变舒畅，胃部受压的不适感觉也会减轻，饭量可能增加，初次妊娠的孕妈妈感觉会更明显。

下腹有压迫感

子宫下降到骨盆入口处，导致下腹部坠胀，压迫到膀胱，孕妈妈会出现尿频、腰酸腿痛、走路不方便等不适。

体重停止增长或减轻。在妊娠第九个月的时候，一些孕妈妈会发现自己的体重增长变慢了，随着分娩的到来，孕妈妈的体重会停止增长甚至有所减少。

温馨提示　　　　　　　　　　　　　　*Kindly reminder*

临产前做好谁来照顾宝宝的安排很重要

宝宝一旦出生，需要有人照顾。刚出生的小宝宝没有白天和黑夜的概念，平均 2~3 小时就要哭闹一次，不仅要喂奶，还要换尿布。更重要的是孕妈妈生产后身体的恢复也需要人照顾，还有做饭、洗衣服等一大堆家务活儿。所以，在分娩之前，准父母们要做好思想准备，一起商量好宝宝出生以后如何照料，请谁来帮助做家务，这样可以减少不必要的麻烦。当然尽管可能已经做好了安排，但在小宝宝刚出生的头几天里，还是难免出现手忙脚乱的情形。分娩时所需要的物品，怀孕期间都要陆续准备好，在怀孕第九个月时要把这些东西归纳在一起，放在家庭成员都知道的地方。

Chapter 11

见面啦

（37~40 周）

经过了十个月的期盼，终于迎来了见面的时刻。那么，以何种方式生产就成了孕妈妈需要重点考虑的问题。随着现代医学的发展，无论胎位如何，几乎都能保证大人和孩子的安全！

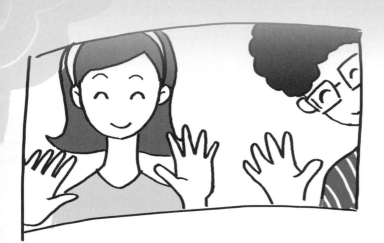
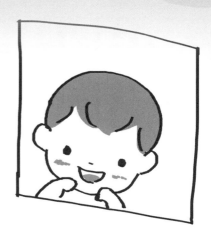

① 宝宝的发育情况

第37周

　　85％的胎儿在预产期两周内或早或晚出生。胎儿现在会自动转向光源，这叫作"向光反应"，它使胎儿更多地了解周围环境。胎儿正以每天20~30克的速度继续增长体重，它现在的活动空间变得日益狭窄了。

恭喜你！你的宝贝到现在已经算是足月了一这意味着宝宝现在已经发育完全，为他在子宫外的生活做好了准备。

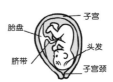

第38周

　　胎儿的头部和臀围大致相等。如果是个女孩，小阴唇上的大阴唇在过去的3天左右已形成。胎儿的四肢正如预料的那样弯曲着紧靠身体。胎儿肠内的胎粪出生后很快排泄。但分娩推迟得太久，有时会在出生前排泄。后一种情况下，出生时羊水里会有胎粪。

当他活动时，他的手臂和腿的轮廓会使你的肚子上呈现出移动的凸块。现在胎儿的重量约为3150克。

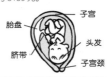

第39周

　　胎儿的皮肤会变得厚一些，苍白一些。从现在开始，胎儿在子宫每待一天，就会获得14克的脂肪。胎毛正在消失，皮肤的颜色开始改变，因皮下脂肪层厚度在增加。发育早期，胎儿皮肤非常透明，体内皮下脂肪非常少。如果能看得到胎儿，你会透过皮肤看见他的器官。

皮肤遮盖了肌肉和血液循环细胞的颜色。现在胎儿的重量约为3200克。

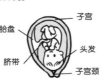

第40周

　　胎儿的头颅骨由五大块分开的骨盘组成，骨盘出生时会被挤压在一起；胸部变得更凸出，由于肝在血红细胞的生产中的特殊作用，肝会自然变大。因此，出生时宝宝的肚子又大又圆。此时，胎儿体内15％是脂肪，大约80％在皮肤表层下面，其余的20％则在器官和肌肉组织上。

胎儿的踢肚运动几乎会把你腹上的书掀掉。你的宝贝已经准备好来到这个世界上了！

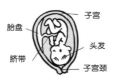

② 孕妈妈的变化

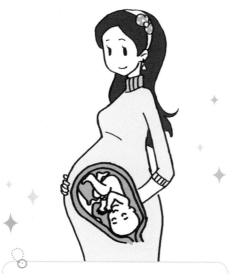

临近预产期，孕妈妈时常会感觉腹部收缩疼痛。阵痛时间、强度没有规律，只引起轻微胀痛且局限于下腹部，宫颈口不随其张开，那就是假性阵痛。真正的阵痛是持续性的，不会因为休息就停止疼痛。

假性宫缩

此时宝宝的体重也许还会增加，但孕妈妈的体重增加开始变慢，甚至不再增加。

体重停止增加

子宫底高度为 30~34 厘米，胎儿位置向下降，腹部凸出部分有稍减的感觉。

子宫下降

子宫和阴道趋于软化，容易伸缩，以方便胎儿通过产道。

子宫和阴道趋于软化

随着胎头入盆，子宫对胃及心脏、横膈膜的压迫减轻了，能缓解呼吸困难和食欲不振。

胃及心脏的压迫感减轻

宝宝的胎头下降会压迫膀胱和直肠，使这些部位受到的压力增加，孕妈妈小便次数会明显增加。

大小便次数增加

孕晚期胎位已相对固定，胎动次数有所减少。但如果持续 12 小时仍然感觉不到胎动，应立即去医院。

胎位相对固定，胎动减少

随着分娩临近，羊膜囊（羊水袋）可能会破裂。羊水一般是细细流出而不是大量涌出。羊水有一种独特的味道，容易与小便区分。

羊胎膜可能破裂

3 孕妈妈的产检

即使每次产检的项目都一样，产检的结果都正常，也不可掉以轻心，因为产检的目的是保证宝宝顺利降生。

· ·

产检一周一次

临产前最后一个月宝宝胎位开始固定，胎头已经逐渐下到骨盆腔内，此时产检要每星期检查一次，而且孕妈妈要做好随时生产的心理准备。

产检内容一般包括复查血、尿常规，以及宫高、腹围、胎心、胎位检查、血压、体重等常规检查，同时通过监护胎动、胎心，了解胎动、宫缩时胎心的反应，观察推测出宫内宝宝有无缺氧。必要时还要进行 B 超检查，了解羊水以及宝宝在子宫内的状况。

在国内，一般超过 41 周还未有分娩迹象，医生可能会要求孕妈妈住院催产。不过因为预产期估计不准等原因，医生还需要根据孕妇的身体状况、B 超等检查结果来判断适合什么时候催产。

产检重点：B 超和胎心监护

B 超和胎心监护的作用是了解有无宫缩及宫缩的强度，检查胎儿是否已经入盆，估计何时入盆，胎位是否正常且是否已经固定等，以便选择适合的生产方式。

温馨提示   *Kindly reminder*

最后的产检很有必要，一定要按时接受检查。

产检的项目虽然每次相同，但对做好孕期保健、及时发现并诊治各类异常情况很重要，同时能有效地减轻分娩心理压力。为了能将胎儿顺利产出，孕妈妈不可刻意或因疏忽不接受最后几次产检，从而影响自身及胎儿的安全。

④ 合理的饮食计划

不少孕妈妈的分娩时间比较长，分娩阵痛又会影响到孕妈妈的睡眠、休息、饮食，为了确保有足够的精力完成分娩，临近预产期时孕妈妈要注意调整饮食。

● ●

● 多吃补锌的食物

锌对分娩的影响主要是可增强子宫有关酶的活性，促进子宫肌收缩把胎儿娩出子宫腔。如果孕妇缺锌的话，子宫肌收缩力弱，会增加分娩的痛苦，还会导致产后出血过多。富含锌的食物包括猪肝、瘦肉、鱼、紫菜、牡蛎、黄豆、绿豆、蚕豆、花生、核桃、栗子等，特别是牡蛎，含锌最高，每100克含锌为100毫克，居诸品之冠。

两款牡蛎做的菜

牡蛎煎蛋

材料：牡蛎350克，鸡蛋4个。

配料：盐、胡椒粉、白酒、红辣椒、葱段各适量。

做法： ①牡蛎洗好，控干水分，加入盐、胡椒粉、白酒和适量淀粉进行腌制，鸡蛋打成蛋液，放盐备用；平底锅中放油；②油热后放入腌好的牡蛎，牡蛎双面煎成金黄色后，关小火慢慢倒入蛋液，放葱花和红辣椒点缀；③蛋液凝固即可出锅装盘。

功效：牡蛎富含蛋白质和锌，是很好的补锌食物，能增加分娩时子宫肌收缩的力量，加快分娩进程。

注意：牡蛎虽然富含蛋白质和锌，但是在吃牡蛎时必须要煮熟或煎透，避免不熟的牡蛎感染寄生虫。

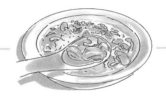

牡蛎紫菜汤

材料：牡蛎 50 克，紫菜少许。

配料：盐、葱段、红油各适量。

做法：①牡蛎洗好，入沸水锅中汆熟捞出，控干水分，余牡蛎的水留下备用。②锅内加适量余牡蛎的水烧开，放入牡蛎、紫菜，再开锅后，加入盐调味，撒上葱段，淋少许红油即可。

温馨提示　　　　　　　　　　　　　　　*Kindly reminder*

临近预产期最适宜吃的水果——橘子

橘子富含维生素 C 和钙质，能增强血管壁的弹性和韧性，防止产后出血。橘子中的钙能促进宝宝牙齿、骨骼的生长，可预防宝宝佝偻病的发生。橘子也有很好的通乳作用，有利于母乳喂养。

● 有助分娩的食物

分娩非常需要体力，但临产时宫缩阵痛，不少孕妈妈吃不下东西，甚至连水也喝不进去。这样反而会影响生产，因为必须要有足够的能量供给，子宫才有良好的收缩力把宝宝分娩出来。所以，临产时孕妈妈更要注意饮食，多吃容易消化、能增加产力的食物，才有力气生产。

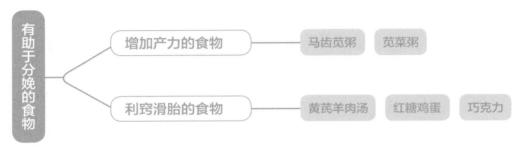

增加产力的食物

● 黄芪羊肉汤

优质羊肉 350 克、红枣 100 克、红糖 100 克、黄芪 15~20 克、当归 15~20 克加 1000 毫升水一起煮，在煮成 500 毫升后，倒出汤汁，分成两碗，加入红糖。在临产前 3 天开始早晚服用。这个汤能够增加体力，有利于顺利分娩，同时还有安神、快速消除疲劳的作用。对于防止产后恶露不尽也有一定作用。

● 红糖鸡蛋

鸡蛋 1 个，红糖 30 克。红糖放在碗里，用水化开。锅中水开后倒入鸡蛋，最后将煮熟的鸡蛋盛入红糖碗里。红糖鸡蛋可以使产妇身体温暖，增加能量。

● 巧克力

美国产科医生把巧克力称为最佳分娩食品。因为巧克力营养丰富，热量高，对急需热量的孕妈妈非常适合。

利窍滑胎的食谱

中医学认为，初产、宝宝偏大的孕妈妈，进入临产阶段以后，应多吃利窍滑胎的食物，可以促进分娩、缩短产程、减少产痛。这方面的食物有：冬葵叶、苋菜、马齿苋等。

苋菜粥

食材：苋菜 250 克，粳米 100 克，精盐。

做法：粳米熬粥，苋菜择洗干净切细，粳米粥将成时，加入苋菜、精盐、猪油，略煮即成。

马齿苋粥

食材：新鲜马齿苋 150 克，粳米 100 克，精盐少许，清水适量。

做法：马齿苋择洗干净，开水中焯一下，漂去黏液，切碎；粳米淘洗干净。锅置火上入清水、粳米，煮至半熟时，加入马齿苋，继续煮至粥成，加精盐调味即可食用。

5 孕十月——有助顺产的运动

孕晚期有些孕妈妈害怕早产，所以减少活动，甚至不参加任何活动，停止做一切工作和家务，体力劳动更不敢参加。其实，这样做并不利于母婴健康。事实上孕晚期孕妈妈只要注意劳逸结合，适量运动对身体还是很有好处的。

运动可以坚持到临产那天

妊娠晚期孕妈妈生活要有规律，不可一味地卧床休息，可以每天饭后到室外活动一下，散散步，进行一些力所能及的活动。记得动作要轻柔、缓慢，不要太激烈，也不要做会压迫到子宫的运动。

孕妈妈如果整天躺在床上，什么事也不做，容易导致胎儿过大，造成分娩时的困难。适当地缓慢运动，对增进肌肉的力量、促进机体新陈代谢大有益处，能促进顺利分娩，缩短产程。

瑜伽静坐练习有助于放松分娩情绪

在大多数孕妈妈看来"分娩"是一个艰难的考验，因此她们会感到恐惧、紧张和不安，这很正常。瑜伽能帮助人们自我调控身心，尤其是瑜伽静坐，不仅能减缓身体的不适，也能平稳情绪，对孕妈妈更放松地面对分娩很有帮助。需要注意的是练习时，应动作舒缓、舒适，注意自我保护，避免摔跤、碰撞腹部。练习时如有不适立即停止，而且最好是能有专业人士在旁帮助。

6 个有助于顺产的运动

这 6 个看似简单的小动作，却可以让孕妈妈锻炼身体各部位的力量，加快体内的新陈代谢和机能循环，并能培养持久力，为分娩做准确。

自我放松

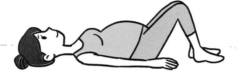

步骤

❶ 仰卧床上，屈膝，两膝靠拢，双手平放于身旁，双脚分开，略比臀宽。随着妊娠时间的增加，可以在膝下和脖子后面各放一个软垫以求更舒适。屈膝是为了让横膈膜处于放松的状态，膝盖靠拢可以减少对背窝部位的压力。

❷ 两眼微闭，全身放松，呼吸频率放慢；慢慢吸入一口气，然后慢慢呼出；一吸一呼中尽量放松身体。练习时不要咬紧上下齿，舌头保持柔软置于口腔底部。必要时可以盖上毛毯保持身体温暖。持续进行约 10 分钟。

作用

这项运动有助于舒缓肌肉和精神紧张。

腹肌运动

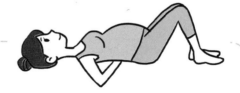

步骤

全身放松卧于床上，双手放于腰下，腿屈起，脚掌贴地。吸气时腰部微微向下压，手部能感觉到压力，呼气时腰部恢复自然状态，手上无压力感，同时放松全身。

作用

这项运动对减轻腰痛、增强腹背肌力量很有帮助，并有利于分娩。

腹式呼吸

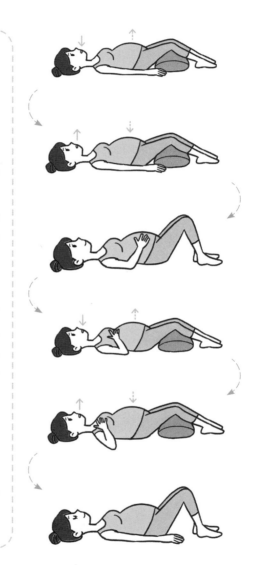

❶ 仰卧于床上，放一个枕头于膝下，双唇自然合拢，用鼻子呼吸。吸气时腹部胀起，呼气时腹部收缩。切勿使劲儿，呼吸要自然松弛。

❷ 双手轻放于腹部，鼻子吸气并有意识地让空气到达体内手下方的位置，让气流带动两手自然分开。注意不要移动手臂，而是让呼吸自然引起双手相互分离，进行10次有控制的深呼吸。不要让手臂、手或肩膀产生任何紧张感。

❸ 将双手移至乳房下方以及乳房上方锁骨以下的位置，各重复10次深呼吸，默记空气通过肺的各个部分时的感觉；然后，以平常的方式呼吸10次以放松身体，手臂置于身体两侧，手心朝上。

❹ 接下来进行一次缓慢的有控制的深呼吸，让空气逐渐从肺底部至中部，最后到达顶部充满整个肺。呼气时，先呼出肺顶部的空气，然后是中部，最后是底部。重复10次，然后以平常的呼吸方式放松。

作用

腹式呼吸不但对放松身体、消除精神紧张和减轻疼痛非常有帮助，而且对于分娩时调整呼吸也很有帮助。需要提醒的是，孕妈妈做的过程中如果觉得累要停下休息。

舒缓腰椎运动

步骤

① 将两腿打开与肩同宽或略宽一些，两脚尖朝外（这样才好蹲），再慢慢半蹲下来。

② 双手支撑着身体，头垂下，两肩及背部随着头部一起下垂，使脊骨弓起。

③ 抬起头来，两肩及背部随头部一起向上挺起，脊骨向下弯。

④ 下蹲有助于骨盆肌肉运动，增加其弹性，是最好的助生运动。经常"蹲一蹲"可减少难产的发生。需要注意的是，36周后腹部已太沉重或32周后胎位仍不正及有痔疮困扰者不宜做全蹲，要量力而行。

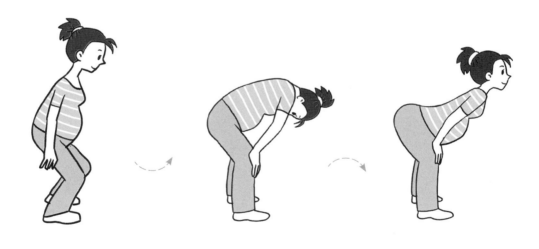

作用

这项运动可以减轻腰痛，增强腹背肌力量，训练骨盆腔底层肌肉，帮助生产过程顺利。练习次数不宜多，孕妈妈可根据自己的身体情况随时休息。

足部运动

步骤

坐在有靠背的椅子上保持背部挺直，腿与地面呈垂直状态，脚心着地；然后脚背绷直、脚趾向下，使膝盖、踝部和脚背成一直线。双脚交替做这个动作，方便时可随时做。

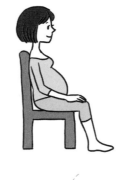

作用

这个动作可以促进血液循环，增强脚部肌肉以承受日渐沉重的身体，避免脚踝损伤。

盘腿运动

步骤

早晨起床和临睡时盘腿坐在地板上，背部挺直，双手轻放在两膝上，每呼吸一次就用手按压一下，反复进行。注意要用手腕向下按压膝盖，并一点点加力，尽量让膝盖接近床面，每天早晚各做3分钟。

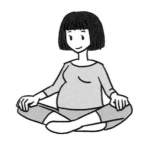

作用

这个动作可增强背部肌肉，松弛腰部关节，伸展骨盆肌肉，帮助孕妈妈分娩时双腿能够很好地分开，使宝宝顺利通过产道。

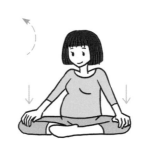

6 本月你可能想了解的知识

妊娠 10 个月的时间不知不觉已经过去了，孕妈妈不仅要在生产前了解关于自然分娩和剖宫产的知识，还可以详细了解无痛分娩的知识，为即将到来的分娩做好准备。

. . . .

● 生产方式的选择

孕妈妈究竟要采取什么生产方式？有的孕妈妈还在考虑中，而有些孕妈妈早在生产前几个月就已经做好了剖宫产的打算。从为宝宝着想的角度出发，医生都会建议孕妈妈自然生产，这其实也被很多孕妈妈认可。可是到了实际生产的时候，有一些孕妈妈却坚持不住，在剧烈阵痛过后，还是要求医生实行剖宫产手术，坚持了那么久的立场一下子就松动了。

那么究竟应该怎样选择生产方式呢？下面我们做个简单了解，关于分娩方式的详细介绍可以参考本书第 304~309 页。

● 两类生产方式：阴道生产和剖宫产

自然分娩指胎儿通过阴道娩出的方式，它是一种自然的生理现象。如果宝宝中等大小、足月妊娠、单臀、胎膜未破、孕妈妈骨盆大小正常、临产后宫缩好、产程进展顺利，孕妈妈可选择自然分娩。

剖宫产不像自然分娩那样需要孕妈妈积极参与，只需要躺下来，把自己交给医生。是医生通过手术从腹部切开子宫，娩出胎儿及其附属物的方式。

● 医生的帮助和建议很重要

医生在接诊时，一般都会建议正常的孕妇选择阴道分娩的方式生产，但在具体选择生产方式时，医生会根据孕妈妈所做的详细全身检查给出建议，比如：胎位是否正常、羊水的多少、分娩时估计的宝宝大小、孕妈妈骨盆测量大小是否正常、孕妈妈有无妊娠期并发症等。如果一切正常，医生就会建议孕妈妈采取自然分娩的方式；如果有其他的问题，例如：胎位异常、属于高危孕妇、多胎、胎儿宫内发育迟缓和"巨大儿"等等，医生会建议采取剖官产。

● 孕妈妈有权选择生产方式

目前，世界上还没有任何一种分娩方式是完全没有风险的。即使是各项指标都表明孕妈妈可以进行阴道分娩，但在分娩过程中也有可能出现产程阻滞、官缩不力等不可预见的状况。不过孕妈妈要相信，绝大部分的人都是可以进行阴道分娩，并且是安全的。

当然，孕妈妈也有选择的权利。所以关于"顺"还是"剖"，如果孕妈妈坚持的话，医生在能预见并可控风险的情况下，也会尊重她的决定。同样，即使是阴道分娩，孕妈妈也可根据自己的需要来决定是否选择无痛分娩。

最有经验的医生也无法完全预测分娩时可能出现的情况，所以孕妈妈不需要为如何选择生产方式而产生压力，医生会根据你和胎儿的情况给出最适合的方案。

阴道分娩和剖官产的具体差异，请参考第 304~309 页。

● 超过预产期怎么办

临床上经常会有孕妈妈"超过"预产期的情况发生，其实能够在预产期当天分娩的孕妈妈很少，只有不到 10%，大多数孕妈妈分娩都会提早或延迟。

预产期的计算通常是按照孕妈妈末次月经第一天开始向后推 40 周得到的，那么宝宝可能在预产期前后两周内出生。如果孕妈妈的月经不规律，只按照最后一次月经来计算预产期也会出现偏差。

如果孕妈妈在过了预产期 2 周以上（即怀孕超过 42 周）还没有进行分娩，这种情况就是过期妊娠。目前几乎没有过期妊娠出现的情况，因为医生一般都会在 42 周前让孩子出生的。

监测超过预产期的胎儿

超过预产期1周后，胎盘会逐渐老化，胎儿会得不到充足的营养和氧气，导致胎儿在宫内出现问题。在这个时候医生会提醒孕妈妈要特别警惕，以保证胎儿的健康。

● 胎动监测

每天坚持数宝宝的胎动，胎动正常则可以再等几天，如果一天内胎动少于10次，则可能是胎儿宫内缺氧需要去医院。数胎动的方法请参考本书第214页。

● B超检查

检查重点包括测量胎儿大小、羊水指数、脐带血流状况等，同时还要进行胎盘功能检查，评估胎盘钙化程度以及胎儿器官发育情况，有助于判断胎儿的情况。

● 阴道内诊

监测子宫颈口扩张和柔软的程度，以判定催生引产成功机会的高低。

● 羊膜镜检查

观察羊水颜色，若已破膜，可直接观察到流出的羊水有无粪染。

了解无痛分娩

对于分娩镇痛，我国医学界持有不同的见解。在临床上，医护人员一般会给产妇提供专业的指导，帮助产妇选择合适的分娩方式，比如，对于产痛不明显的产妇，安排她们进行自然分娩，不用过多医疗干预；对于稍有产痛的产妇，则给予非药物镇痛，协助自然分娩；而一些产痛特别强的产妇，则提供必要的药物镇痛，帮助她们减少痛苦。

● 生孩子为什么疼

宝宝在妈妈子宫里就像被装在一个口袋里，袋口处有扎紧的绳子，这扎紧的绳子就是子宫颈口。分娩的过程，就是把宝宝从妈妈的子宫和生殖道中挤排出来的过程。子宫的收缩力（疼痛）就是推动宝宝前进的动力。

● 最常用的镇痛方法：硬膜外阻滞麻醉

这是一种椎管内阻滞麻醉镇痛的方法，也是目前国际公认的镇痛效果最可靠、使用最广泛的分娩镇痛法。一般在宫口开到3厘米时，麻醉师以一根微细导管置入产妇背部腰椎硬脊膜外侧，随产程连续滴注微量止痛药物罗哌卡因。这种新型的药物仅阻断最敏感的感觉神经，而不会影响到运动神经，因此产妇在不疼的时候还可以下地走动，并且一直处于清醒状态。

● 不宜用硬膜外阻滞麻醉的情况

患有出血性疾病；胎盘早剥，有大出血可能；脊柱畸形；腰背部穿刺部位皮肤存在感染；严重心肺疾病或者原发性宫缩乏力等情况出现时，孕妈妈不宜用硬膜外阻滞麻醉的方法。

这些情况下是否用药镇痛必须由医生根据产妇身体状况来决定，但是产妇可以和医生进行沟通，表达想要无痛分娩的愿望，医生可能会进行其他方式的麻醉或者用药镇痛。

● 使用硬膜外阻滞麻醉可能会出现的生理反应

硬膜外阻滞麻醉主要是阻断孕妈妈下腹部的敏感的感觉神经，产妇没有感觉或只有一点感觉，可能会发生排尿困难或者大小便失禁；还有一些产妇会血压下降、呼吸抑制和恶心呕吐；也有一些孕妇腰背部疼痛在麻醉后可能加重。由于硬膜外阻滞麻醉通常在分娩前进行，医护人员会观察产妇的情况，及时做出调整。

温馨提示　　　　　　　　　　　　　　　　*Kindly reminder*

是否选择分娩镇痛，提前决定

无痛分娩临床上是少量多次给药，有的产妇一两次就可以，但有的产妇可能需要好几次；而且实施硬膜外阻滞麻醉是由专门的麻醉师完成的，并不是由产科医生或助产士来做，还有一些医院夜间不提供无痛分娩方式。这些情况都要事先与产妇及家人沟通好，让家人了解提前做好决定，对于分娩时医护人员的协作配合很有帮助。

缓解分娩疼痛的放松方法

除了用麻醉的方法缓解分娩疼痛外，还有很多非药物的方法也可以缓解分娩的疼痛。

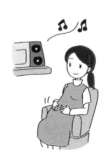

1 音乐放松法

音乐能调节人的情绪，在阵痛的过程中聆听一些舒缓的音乐，不仅能够缓解产妇对生产的焦虑，还能转移产妇的注意力，以达到缓解疼痛的目的。

2 按摩放松法

按摩可以松弛紧张的肌肉，有利于减少焦虑情绪，舒缓分娩阵痛，家人，尤其是准爸爸的按摩，更能让孕妈妈因感觉被关爱而放松。

3 冥想缓解紧张情绪

人的想法会影响人的情绪乃至身体，分娩中孕妈妈应通过积极正面的冥想来放松身体以缓解疼痛。比如，想象疼痛随每一次的呼气离开，或者想象子宫颈变得柔软而有弹性，宝宝正在钻出来。

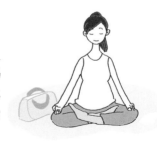

4 适当活动，放松身体

适当活动身体不但能转移对疼痛的注意力，达到放松的目的；同时，走、蹲、跪、坐等不同体位相比平躺更有助于胎头下降，加快分娩进程。所以分娩疼痛时，可以散散步、改变一下姿势或者运动一下身体。

① 宫缩时下蹲有助于转移压力，减轻疼痛。

② 宫缩抬高一条腿，骨盆空间会打开变得更宽敞，让宝宝容易下降。

呼吸镇痛法

产前训练班里，培训师会用大量的时间来教孕妈妈们如何放松身体及掌握不同的呼吸方法。这些呼吸方法将在分娩中帮助孕妈妈们保存体力，并减轻疼痛。

深呼吸

用鼻子吸气，使肺部的最下端充满空气，这时肋廓下缘会向外和向上扩张，然后用嘴缓慢而深沉地将气呼出。如果孕妈妈在子宫收缩的开始和结束时做这样的深呼吸，能够起到镇静的效果。

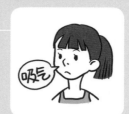

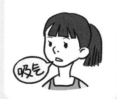

浅呼吸

嘴唇微微开启，通过喉部把气吸入，使肺部的上部充气，这样胸部的上端和肩胛将会向上升和扩展。当子宫收缩达到高点时，可以先做 10 次浅呼吸然后再做深呼吸，之后再做 10 次浅呼吸。

浅表呼吸

浅表呼吸，类似于喘气。在子宫颈完全张开之前，过渡到停止往下施加腹压的时候，为了防止换气过度，可喘息 10~15 次，然后屏住呼吸默数 5 下。

入盆

通常是指宝宝下降到妈妈的骨盆里，多数是头部移动到盆骨上方的征兆，说明胎儿已经在为娩出做准备了。每个胎儿入盆的时间都不一样，初产妇胎儿入盆的时间大约在分娩前 2~4 周，经产妇可能在阵痛开始后才发生。当然还有一种可能是宝宝的头部已经到盆骨了，但是过一段时间又回到子宫里去了。

宝宝入盆后，最明显的表现是孕妈妈肚子隆起的部分向下了。但是还需要医生检查来确定是否入盆。一种方法是内检，确定先露部位是否在骨盆里；另一种方法是体外触诊，能感觉到胎儿的头部处于骨盆中，姿势基本固定。孕妈妈感觉呼吸比之前顺畅了，吃饱也不会觉得难受。但是由于胎儿下降，压迫膀胱，尿频再次成为孕妈妈的困扰；又由于胎儿的头部处于孕妈妈骨盆底部，会使孕妈妈在活动、走路的时候感觉到疼痛。

溢乳

妊娠晚期一些孕妈妈会发现乳房分泌出了一种淡淡的、黄色的液体，这就是初乳。初乳比成熟乳富含各种抗体、更多的蛋白质、更少的脂肪和乳糖，不仅能保护新生儿，还易于消化。初乳的出现是因人而异的，初次妊娠的孕妈妈少数会在妊娠晚期出现，通常会在分娩后出现；生产过的孕妈妈初乳出现的时间较早。妊娠晚期没有出现溢乳现象的孕妈妈也不要担心自己的泌乳功能，轻轻挤压乳房可能会出现几滴初乳。大多数出现溢乳的情况，可能只有几滴，不用特别处理。但如果溢乳量较多，可以在胸罩里垫上防溢乳垫来保护衣服，防止出现尴尬。

筑巢本能

很多孕妈妈在分娩前，总觉得自己的准备不够充分，看到适合宝宝的东西会忍不住往家里搬；忍不住一遍遍清洗为宝宝准备的衣物和物品；为家里囤足够的日用品；将冰箱、储藏间整理得异常整齐。这些现象是孕妈妈的筑巢本能。不要把筑巢本能当作分娩的信号，它只是强调了分娩的即将到来。出现筑巢本能的孕妈妈要适当控制一下自己的行为，不要在分娩前将自己的精力消耗掉，要将精力留在应对阵痛、分娩和照顾宝宝上。当然没有出现筑巢本能也不能说明您不爱自己的宝宝。

⑦ 本月聚焦：自然分娩 & 剖宫产

"十月怀胎，一朝分娩"，这是一个孕妈妈及家人期待的一刻。是选择自然分娩还是剖宫产呢？让我们一起来了解这两种分娩方式，希望能对孕妈妈的选择有所帮助。

自然分娩

自然分娩，指胎儿通过阴道娩出的方式，它是一种自然的生理现象。如果宝宝中等大小、足月妊娠、单胎、胎膜未破、孕妈妈骨盆大小正常、临产后宫缩好、产程进展顺利，孕妈妈可选择自然分娩。

顺产的 4 个必备条件

产力	产力是将宝宝及胎盘等附属物排出子宫的动力。包括子宫收缩力、腹肌和膈肌的收缩力以及盆底肛提肌的收缩力。其中子宫肌的收缩力最重要，在分娩过程中始终起主导作用，腹肌、膈肌和肛提肌则在第二产程时起辅助作用。
产道	是宝宝分娩时通过的通道，包括骨产道和软产道。骨产道主要是骨盆，分娩过程中组成盆骨的各个部分会有轻微移位，适应宝宝娩出。软产道由子宫下段、子宫颈、阴道和骨盆底软组织组成。
胎儿	宝宝的大小、胎位和有无畸形是影响分娩过程的重要因素。如肥胖的巨大儿容易难产胎位不正也会影响分娩。
精神因素	分娩过程中精神心理因素对产力有明显影响，进而会影响到产程的进展。如果孕妈妈事先学习分娩知识，克服分娩的恐惧和焦虑，能有效减轻产痛，缩短产程，增加顺产因素，减少产后出血。

提高自然分娩概率的做法

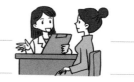

虽然自然分娩对妈妈和宝宝都是很有益处的，但不是所有的孕妈妈都适合自然分娩，想要进行自然分娩需做满足以下条件。

1 年龄
年龄不是一个固定的条件，只要孕妈妈身体状况良好都是可以自然分娩的，但是为了确保孕妈妈和宝宝的安全，医生还是会给出一些建议。35岁以上的初产妇由于产道、骨盆等因素，可能导致产程延长，出现难产。其次，年龄越大，发生妊娠并发症的概率也越高，因此医生往往会建议进行剖宫产。

2 充分准备
在分娩前充分了解有关分娩的知识，做好思想准备，相信自然规律、助产士的经验和自己的潜力，心理上不怕、不急，情绪稳定平和；饮食适量并注意营养，保证睡眠充足；确保分娩时精力充沛、体力充足。一旦宫缩开始，孕妈妈更要坚定信心，积极配合医生。

3 控制体重
因为巨大儿的头比较大，胎头可能"搁浅"在骨盆入口处，难以通过骨盆而不得不进行剖宫产。胎儿预估体重超过 4000 克时需要进行剖宫产。所以孕妈妈的体重增长应控制在 20 千克以内，如果整个孕期体重增加超过 20 千克以上，选择自然分娩就会存在一定风险。

4 适当运动
常运动的孕妈妈体能及心肺功能可以维持在较高水准上，耐受力比较高，对分娩疼痛的承受力也就比较好。此外，有运动习惯的孕妈妈肌肉张力和弹性好，生产时产程短，相应的难产概率就可以降低。

5 定期产检
定期做产检有利于尽早发现问题，及时纠正和治疗，使孕妈妈和宝宝能顺利地度过妊娠期并成功分娩，对自然分娩很重要。例如，遇到胎位不正时,在医生指导下可以采取胸膝卧位等方法矫正,从而不影响自然分娩。

● 自然分娩的好处

自然分娩是女性的一种本能，是人类最正常的分娩途径，和剖宫产相比有许多益处，下面让我们具体来说说自然分娩的好处。

锻炼宝宝肺部。自然分娩过程中子宫有规律地收缩，使宝宝胸廓受到有节律的压缩和扩张，促使宝宝肺部产生一种促进肺成熟的、叫作"肺泡表面活性物质"的东西。这些物质能够在宝宝出生后使肺泡富有弹性、容易扩张，从而减少了宝宝肺透明膜病的发生概率。另外，分娩时产道的挤压作用，可将胎儿呼吸道内的羊水和黏液排挤出来，使新生儿湿肺和吸入性肺炎的发生率大大降低，有利于宝宝出生后呼吸的建立。

细菌定植学说。胎儿肠道是无菌的，自然分娩时产道细菌会随着吞咽进入新生儿肠道，作为第一批菌群定植下来，这些菌群会让孩子终生受益。剖宫产为无菌操作，孩子没有机会得到类似阴道内的菌群，得到的是医院的菌群，长大后会增加过敏性疾病的发生。过敏性疾病范畴非常广泛：如吐奶、哮喘、瘙痒等。

使宝宝皮肤及末梢神经敏感性较强。自然分娩的宝宝出生时经过产道的挤压作用，会主动参与一系列适应性转动，其皮肤及末梢神经的敏感性较强。同时，自然分娩不会因为麻醉剂而使宝宝的神经受到伤害，能为其日后身心协调发育打下良好的基础。

孕妈妈产后恢复快。自然分娩孕妈妈不受麻醉和手术的影响，且分娩阵痛时子宫下段变薄、上段变厚的宫口扩张，使孕妈妈产后子宫收缩力增强，有利于产后恶露排出、子宫复原，产后出血减少。自然生产的产妇当天就可以下床走动。一般 3~5 天可以出院，花费也较少。

母乳喂养的成功率高。自然分娩，饮食、生活恢复很快，住院时间短，容易早下奶，有利于进行母乳喂养。

产妇后遗症少。自然分娩后孕妈妈容易选择避孕方法，如可以早放避孕环。而一旦避孕失败，再度怀孕需做人工流产时，不必担心刮宫引起子宫瘢痕部位穿孔等问题，也不会发生由于腹部手术引起肠粘连，或者腹壁切口的子宫内膜异位症等问题。

● 剖宫产

剖宫产是通过手术从腹部切开子宫，娩出胎儿及其附属物的方法，是终止妊娠、解决难产和重症高危妊娠、高危胎儿时最快捷、最有效的方法。剖宫产手术在降低母婴死亡率和病残率方面确实起到了很大的作用，但仍属于人为创伤，并非绝对安全。

剖宫产有两种切开方法：纵切和横切。 通常横切的切口会选择在阴毛线上的位置，这样当伤口愈合后，几乎是看不见的，现在大多数医生都会选用横切。

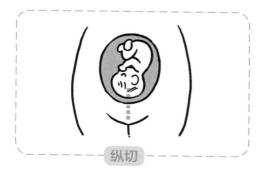
纵切

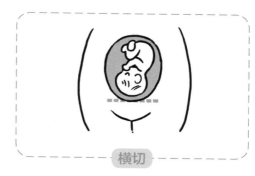
横切

在什么情况下，医生会选择剖宫产

1. 头盆不称、产道梗阻、宫缩乏力纠正无效、异常胎位（包括头位难产）、生殖道感染等不能经阴道分娩的。
2. 母亲患严重内外科合并症及产科并发症，不宜从阴道分娩的，如严重的心脏病、重度妊高征、前置胎盘、胎儿窘迫、脐带脱垂等。
3. 胎儿预估体重超过 4000 克。
4. 35 岁以上的初产妇，并且骨盆、肌肉等组织不理想。
5. 自然分娩中发生危急情况时。
6. 既往子宫做过手术，自然分娩有危险，如：子宫肌瘤切除术、剖宫产。
7. 骨盆变形或狭窄，如小儿麻痹或骨盆骨折等。
8. 腹部外伤或车祸意外等。

择期剖宫产和紧急剖宫产

如果分娩对母婴产生了可预见的危险，一般医生会建议选择剖宫产，这种剖宫产叫作择期剖宫产。而如果是在自然分娩的过程中，出现了不可预见的紧急情况，为了母婴安全紧急施行的剖宫产手术，叫作紧急剖宫产。在临近分娩的时候，孕妈妈会选择或者被医生建议进行剖宫产手术都是根据孕妈妈的身体状况来决定的。

择期剖宫产是在阴道分娩有潜在危险的情况下进行的，这些危险可能对母体有影响，也可能对宝宝有影响，这种情况下剖宫产就是相对安全的选择。这些危险的情况有：胎儿窘迫、胎儿过大、胎位不正、胎盘前置、双胞胎或多胎妊娠、胎儿早产或者孕妈妈骨盆过小、孕妈妈患有心脑血管疾病、孕妈妈患有糖尿病、高血压等妊娠期综合征等。

现在临床上经过围产期的严密监控，分娩时发生不可预见危险的概率很低，所以出现紧急剖宫产的概率也很低，只是偶然现象。紧急剖宫产的的手术指征通常都会比较复杂，比如：脐带下垂、脐带绕颈严重、胎盘早剥、难产或者孕妈妈产力不足、生命体征下降等致命的危险。

剖宫产手术怎样进行？

首先剃掉孕妈妈的腹壁汗毛，在胳膊上进行静脉穿刺，在膀胱上插上导尿管；然后进行麻醉，麻醉开始起效的时候，医生就可以进行手术了。医护人员会在孕妈妈和医生之间放置一块"布帘子"，阻碍孕妈妈的视线。主刀医生在切开腹壁、切开子宫、人工破膜后，排出羊水，然后用手必要时用产钳将胎儿取出。断脐后，护士会先将宝宝抱过去给妈妈看看，再给宝宝进行清理。同时产科医生会继续将胎盘取出来并检查胎盘是否完整。最后医生会对子宫和腹腔进行清理和缝合。

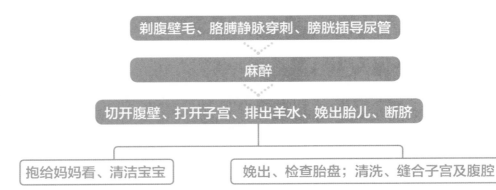

Chapter 12

顺利分娩

事先了解关于分娩的知识，当出现阵痛、破水、见红这 3 个分娩信号时，应当去医院待产。分娩疼痛让许多即将临产的孕妈妈心生恐惧，孕妈妈可以提前熟悉一些缓解疼痛的方法并了解无痛分娩。

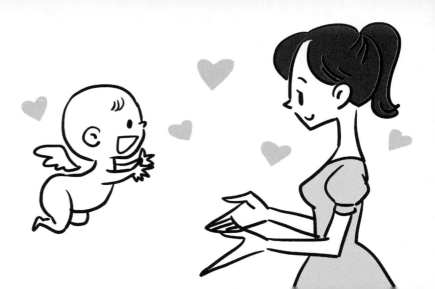

① 入院分娩的准备工作

一旦出现分娩前兆，产妇和家人往往比较惊慌，立刻就想去医院。
为了避免过度紧张，孕妈妈和家人不妨先做好入院前的准备工作。

充分了解分娩医院

分娩医院的妇产科在哪里、挂号需要什么证件、办理住院需要哪些手续、产区的分布如何、需要交纳多少押金，这些都要提前打听清楚，做到心中有数。

备好待产包

备产包一定要提前准备好，并放在触手可及的地方，一旦需要入院，拎起包就可以走。

待产包应该分两个，一个包放产妇要用的物品，一个包放新生儿要用的物品。产妇要用的物品入院时就要拎上，而新生儿需要的物品可以产后再由家人带来。

新生儿用品

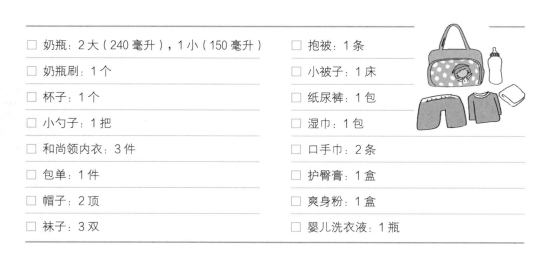

☐ 奶瓶：2大（240毫升），1小（150毫升）	☐ 抱被：1条
☐ 奶瓶刷：1个	☐ 小被子：1床
☐ 杯子：1个	☐ 纸尿裤：1包
☐ 小勺子：1把	☐ 湿巾：1包
☐ 和尚领内衣：3件	☐ 口手巾：2条
☐ 包单：1件	☐ 护臀膏：1盒
☐ 帽子：2顶	☐ 爽身粉：1盒
☐ 袜子：3双	☐ 婴儿洗衣液：1瓶

妈妈的待产包

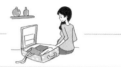

☐ 重要证件，包括产检手册、医疗保险卡、身份证等相关重要证件

☐ 睡衣：2 套　　　　　　　　　　☐ 卫生纸

☐ 拖鞋：1 双　　　　　　　　　　☐ 餐巾纸、湿纸巾

☐ 袜子：2 双　　　　　　　　　　☐ 喝水杯、吸管

☐ 帽子：1 顶　　　　　　　　　　☐ 餐具

☐ 方便穿脱的外套：1 件　　　　　☐ 红糖

☐ 哺乳文胸：2 件　　　　　　　　☐ 洗脸毛巾、洗脚毛巾

☐ 防溢母乳垫　　　　　　　　　　☐ 洗脸盆和洗脚盆

☐ 吸奶器：1 个　　　　　　　　　☐ 梳子、镜子、洗浴用品、护肤品

☐ 卫生巾　　　　　　　　　　　　☐ 产后束腹带、手机及充电器

☐ 看护垫：1 包　　　　　　　　　☐ 零钱

☐ 一次性内裤：1 包　　　　　　　☐ 简单的零食、小记事本、笔

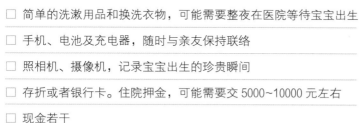

爸爸的待产包

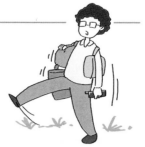

☐ 简单的洗漱用品和换洗衣物，可能需要整夜在医院等待宝宝出生

☐ 手机、电池及充电器，随时与亲友保持联络

☐ 照相机、摄像机，记录宝宝出生的珍贵瞬间

☐ 存折或者银行卡。住院押金，可能需要交 5000~10000 元左右

☐ 现金若干

　　有些医院可能会给妈妈和宝宝准备待产包，里面一般会有：哺乳内衣、产妇卫生巾、产妇防护垫；婴儿睡袋、小方毯、婴儿内衣、婴儿帽、纸尿裤等，不同地区不同医院会有一些差异。因此，我们可以在入院前，在医院网站或者论坛里找到待产包里的明细，根据这个来准备其他物品。

② 分娩信号

如果出现阵痛、破水、见红等分娩信号，应即刻入院待产。当然，如果我们前面讲过的其他不适：如发生头痛、发烧等，也应当立刻去医院。

● ●

规律性宫缩

临近预产期，规律并且出现疼痛的子宫收缩，就是阵痛。开始时宫缩时间大约 5~6 分钟收缩一次，每次持续 30~40 秒且疼痛较弱；随着时间的推移，宫缩时间缩短至 2~3 分钟一次，每次持续时间 50~60 秒且强度增加；在接近子宫口全开的时候，子宫收缩可密集到 1~2 分钟收缩一次，每次持续 60 秒或更长。阵痛逐渐增强说明胎儿就要出生了，面对节奏越来越快的阵痛，孕妈妈不能恐慌。

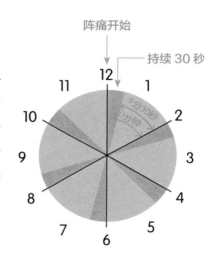

见红

通常是粉红色或是褐色的黏稠液体，或是分泌物中的血丝。一般见红在阵痛前的 24 小时出现，但也有在分娩几天前甚至 1 周前就反复出现见红。如果只是淡淡的血丝，量也不多，孕妈妈留在家里观察，平时注意不要太过操劳，避免剧烈运动就可以了。如果流出鲜血，并超过生理期的出血量，或者伴有腹痛，就要马上入院。

破水

怀孕期间胎儿在子宫里被充满羊水的羊膜囊所保护、缓冲。如果羊膜破裂，水样液体会通过子宫颈和阴道流出来，这就是我们通常所说的"破水"。

对大多数孕妈妈来说，它发生在接近第一产程结束时，有一些孕妈妈会在怀孕末期分娩开始前破水；而对另一小部分孕妈妈来说，羊水会在怀孕 37 周之前破裂，这就是所谓的早产胎膜早破。有的人可能只有很少的几滴，有的量却很大。如果孕妈妈在家破水，应立刻脚高头低躺着去医院。

破水识别

高位破水

破水位置高，靠近子宫底，流出的速度慢，有点类似阴道感染时分泌物流出的症状，有时较难鉴别诊断。若是怀疑高位破水，可尝试以咳嗽增加腹压，看看在压力产生时是否有更多的水样物流，有则可能为高位破水。

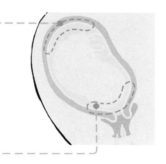

低位破水

破水位置低，近子宫颈处会有类似水状物质从阴道大量流出。感觉像是尿失禁，由于低位破水羊水流失速度快，医生会直接让产妇进入分娩状态。

什么时候去医院?

简单的判断方法为：宫缩很规律，并且随着时间的推移在加强，孕妈妈全部的注意力都集中在宫缩上；或者每隔 5 分钟会有一次持续 30~40 秒的宫缩，并且宫缩持续的时间超过 1 个小时，这个时候应立即前往医院就医；如果宫缩一直在增强且间隔时间短于 3 分钟，通常为即将分娩的信号。在这里需要注意的是：通常经产妇胎儿娩出的时间要比第一胎娩出的时间短。

如果在规律性的宫缩时发现胎膜已经破裂，已有羊水流出，需立刻前往医院。第一次分娩的孕妈妈很少能做到冷静地分辨真假宫缩，或者判断是否要临产了，因此为了母体和胎儿的健康在临近预产期出现宫缩的时候一定要谨慎。

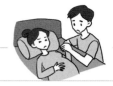
真临产	假临产
宫缩有规律，大概 5 分钟一次	宫缩无规律，可能 3 分钟、5 分钟一次，也可能 10 分钟一次
宫缩随时间逐渐增强	宫缩不随时间的增加而增加强度
改变姿势的时候，宫缩不会缓解	改变姿势的时候，宫缩会得到缓解
宫缩常伴有见红	宫缩通常不伴有见红
宫颈口逐渐扩张	宫颈口无明显改变

温馨提示 *Kindly reminder*

假性阵痛发生后要注意观察胎动和按时小便

　　真假阵痛可以从有无规律、收缩频率大小和疼痛部位三方面辨别。假性阵痛频率和持续时间都不规律，休息或改变姿势都会得到缓解，是局部性疼痛。

　　当假性阵痛发生子宫收缩时，胎儿会相对进入较缺氧很窘迫的状态。子宫收缩过后，要留意是否出现胎动。一般而言，当胎儿处于睡眠或静止状态时，受到子宫收缩的影响醒来或被惊吓，通常会活动身体。如果胎动消失或胎动异常，要马上去医院。

　　另外，尿意会被宫缩带来的阵痛感分散，假性阵痛时孕妈妈很容易忘记小便，从而导致神经性的麻痹引发小便困难，所以假性阵痛发生后要注意小便。

3 分娩全过程有三个产程

分娩的全过程可以分为三个产程：第一产程又称宫颈扩张期，第二产程又称胎儿娩出期，第三产程又称胎盘娩出期。下面，我们详细介绍一下分娩的三个产程及产妇在这三个产程与医生的配合。

· ·

● 第一产程

第一产程又称宫颈扩张期，会经历 4 个阶段，初产妇需 11~12 小时，经产妇需 6~8 小时。

一是规律的宫缩。开始时，每次宫缩持续约 30 秒，间歇 5~6 分钟。之后，宫缩持续约 50~60 秒，间歇 2~3 分钟。宫口近开全时，宫缩持续 1 分钟或 1 分钟以上，间歇期 1 分钟或稍长。

二是宫口扩张。随着宫缩加快，宫口逐渐扩张，直至宫口开全。初产妇宫口扩张较慢，约需 11~12 小时。经产妇宫颈较松，宫口扩张较快，约需 6~8 个小时。宫口扩张的速度不是均匀的。宫口扩张 3 厘米以前，平均 2 小时宫口开大 1 厘米；宫口扩张 3~10 厘米，平均每小时宫口开大 2 厘米。

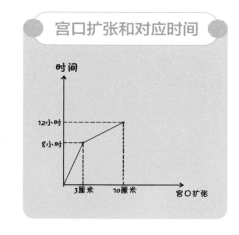

宫口扩张和对应时间

三是胎头下降。这时，医生会定时进行阴道及肛门检查，以确定胎头颅骨最低点的位置。

四是胎膜破裂。破膜多发生在宫口近开全时，在胎先露部前面的羊水量不多约 100 毫升，称为前羊水，形成的前羊水囊称为胎胞，它有助于扩张宫口。宫缩继续增强，当羊膜腔压力增加到一定程度时自然破膜。有时候，助产士也会采取人工破水的方法帮助孕妇加快产程。

● 产妇需养精蓄锐

第一产程是三个产程中时间最长的。这个阶段，产妇们的情绪会起伏不定。有些孕妈妈对疼痛过分敏感，阵痛开始就大声喊叫。这样的行为需要避免。因为持续地高声喊叫，会消耗产妇的许多力量，造成宫缩乏力、产程延长，严重时会出现脱水、肠胀气、排尿困难等情况，不仅会影响了产程的进展，还会增加手术的概率。同时，大声喊叫还会打乱缓解阵痛的呼吸节奏，使阵痛加剧。

正确的做法是找到感觉舒服的姿势休息，保持安静，养精蓄锐。在宫缩时，为了缓解疼痛，产妇可以进行缓慢的深呼吸。这样既可增加氧气的吸入，提高产妇血液内氧的含量，还有利于补充胎儿在子宫内需要的氧气和消除子宫肌肉的疲劳，又能够转移注意力，使产妇保持镇静，协调宫缩进行。在这时，产妇最好补充一些高热量的食物，以增加能量。

知道吗

人工破膜是怎样进行的？

人工破膜是在分娩过程中采用人为的方式将宫口处的羊膜撕破，以起到观察羊水颜色、加强宫缩、加速产程进展的作用，是自然分娩中比较常见的引产方式。在第一产程中，如果羊膜没有自然破裂，许多医生会等到子宫颈扩张到5厘米的时候采取人工破膜；或者分娩进程太慢，医生会在子宫颈扩张到3~4厘米时采用人工破膜。

人工破膜是将一根25厘米长、末端像编织钩针样的塑料钩，从阴道插入子宫，将羊膜钩破使羊水流出来。这样可以释放更多的前列腺素，从而加速分娩的进程。

第二产程

胎膜破裂，宫口全开，这时就进行到了第二产程。第二产程是从宫口开全到胎儿娩出。初产妇需 1~2 小时，经产妇通常数分钟即可完成，但也有长达 1 小时者。

宫缩时，胎头露出于阴道口，露出部分不断增大。但在宫缩间歇期，胎头又会缩回阴道内，这叫作胎头拨露。至胎头双顶径越过骨盆出口，宫缩间歇时胎头就不再缩回了，这时称为胎头着冠，然后娩出胎头。接着出现胎头复位及外旋转后，前肩和后肩相继娩出，胎体很快娩出，后羊水随之涌出。

宝宝是这样出生的

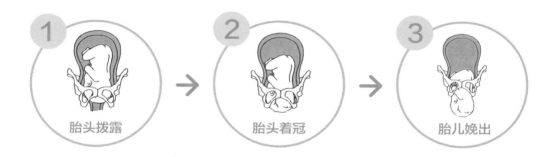

胎头拨露 → 胎头着冠 → 胎儿娩出

产妇要合理使劲儿

当宫口开全，孕妈妈会产生想排便的感觉。这时，就是需要产妇用力了。用力时要配合宫缩进行，在宫缩高峰的时候有意识地施加腹压。先深呼吸，待空气吸入胸腔后先憋住，然后像排便时一样，向肛门的方向用力。

这时候，经过几个小时的阵痛，很多产妇已经没有力气再使劲儿了。你可以想象一下蹲厕所的姿势，稍微地仰起上身蜷起身体，腹部会受到压力，产道的角度也会更有利于分娩。

如果无法憋气时可以吐气，然后再吸气、用力。分娩时，医生和护士会给你指示，交互进行用力及放松，也就是在子宫收缩时用力，在收缩停止时放松。放松时要全身放松，使髋关节得到休息。如果髋关节太硬，对你的分娩过程没有好处。

注意，不要让身体向后倾，这样会改变产道的弯曲角度，会给你的分娩增加难度。

在第二产程中，胎头露出后，宫缩强烈时，产妇不要再向下用力。应张口哈气，以解除过高的腹压，避免造成会阴严重裂伤。

宫缩间歇时，产妇在吸气同时向下用力，使胎头缓缓娩出。

第三产程

胎儿娩出后不久随着轻微的腹痛胎盘剥离排出。从胎儿娩出到胎盘娩出，需5~15分钟，不超过30分钟。之后，医生会检查产道有无裂伤，如有会进行缝合处理。

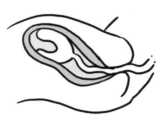

产妇再次用力

胎儿娩出后，宫缩会有短暂性的停歇，这个时间大约是10分钟。之后，又会出现宫缩，以排出胎盘。这时，产妇可以按照第二产程的用力方法使劲儿，以加快胎盘的娩出，减少出血。

分娩太快未必就是好事

传统的看法是，"生得快，说明妈妈身体好，对孩子也好。"但从医学角度分析，孩子生得太快可不一定就是好事。宫颈口迅速扩张，并在很短的时间内宫颈口开全，整个分娩全程不到3小时的情况，医学界称之为急产。过去急产多见于经产妇，但是现在由于各种原因，产前做过人工流产和引产的女性增多，因此急产也常见于初产妇。

如果产前准备充分，急产对胎儿通常不会有任何问题，但是偶尔会出现胎儿缺氧；急产可能会导致新妈妈宫颈、阴道和会阴的裂伤，如果消毒不及时或者由于急产导致医护人员手忙脚乱，也可能会增加妈妈产褥期的感染。

Q&A 自然分娩的产伤分为 I、II、III、IV 度，分别代表什么？

A: I 度：阴道口周围的皮肤撕裂，会自然愈合，不需要特殊处理，比较常见。

II 度：会阴部皮肤和肌肉撕裂，但肛门括约肌未受损伤，出血量少，需要进行缝合。比较常见。

III 度：撕裂范围较大可达直肠附近，阴道皮肤、阴道组织及会阴肌肉均会发生撕裂，需要认真进行缝合，确保将肌肉缝合牢固。不常见。

IV 度：肛门括约肌断裂或部分直肠前壁撕裂，需要进行精细的缝合，产后需要特殊护理。不常见。

会阴撕裂伤达到 III 度或 IV 度，则需要经验丰富的产科医生给产妇进行缝合，缝合的过程中会给产妇插上导尿管，在产妇可以自行小便的时候即可拔掉导尿管。会阴撕裂伤 III 度和 IV 度的产妇需要在产后 6~12 周以后到医院进行复查，以确定伤口的愈合以及肛门括约肌的正常工作。

温馨提示 *Kindly reminder*

分娩时可为孕妈妈准备一些补充体力的食物

一般来讲，产妇从出现阵痛到进产房少则几小时，多则十几小时，因此在阵痛的过程中，要抓紧时间进食，千万不要因为疼痛就完全不吃东西。要知道第二产程宫口全开到娩出胎儿是最消耗体力的。如果孕妈妈之前不吃东西会影响分娩时体力的储备。在阵痛过程中，可以吃一点易于消化的食物，干稀都行。可以带一些巧克力进入产房，方便随时补充体力。"红牛"之类的功能性饮料可在补充体力的同时补充水分，也可以准备一些。

④ 5 个方法舒缓分娩疼痛

分娩疼痛让许多即将生产的孕妈妈心生恐惧。其实，如果运用一些方法让自己放松一点，分娩疼痛还是可以得到有效舒缓。下面这些方法可以缓解第一产程的疼痛。

➡ **靠卧姿势**

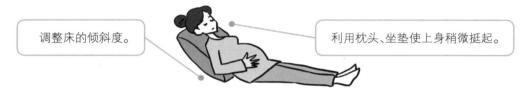

调整床的倾斜度。

利用枕头、坐垫使上身稍微挺起。

作用 靠卧姿势更容易克服疼痛。

➡ **跨坐在椅子上**

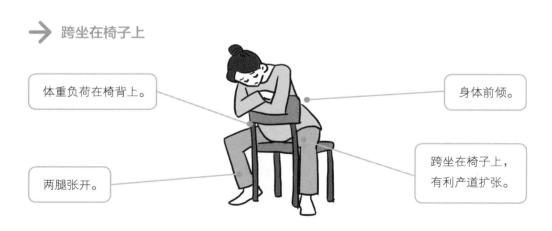

体重负荷在椅背上。

身体前倾。

两腿张开。

跨坐在椅子上，有利产道扩张。

作用 减轻腰部的负担。

➜ 趴在椅子上

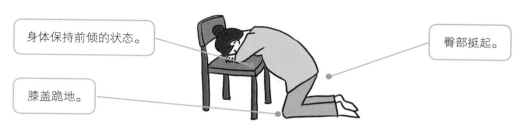

身体保持前倾的状态。

臀部挺起。

膝盖跪地。

作用 缓解腰痛。

➜ 利用网球推高肛门

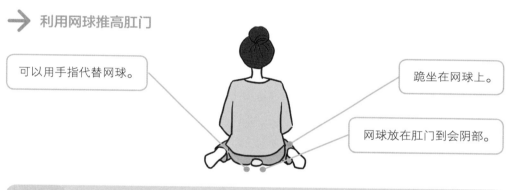

可以用手指代替网球。

跪坐在网球上。

网球放在肛门到会阴部。

作用 缓解腰痛。

➜ 使体重负荷在墙上

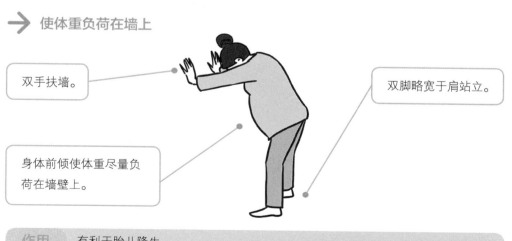

双手扶墙。

双脚略宽于肩站立。

身体前倾使体重尽量负荷在墙壁上。

作用 有利于胎儿降生。

⑤ 产科的干预技术和手术

　　顺产产妇在分娩过程中，可能会出现宫缩乏力、会阴撕裂等情况，这时医生会根据产妇的情况施行产科的干预技术或手术，来帮助分娩顺利进行。常用的产科干预技术有催产针、产钳、胎头吸引术等，常用的干预手术则是会阴侧切术。这些都需要产妇在进产房之前有一个整体的了解。

● 催产针

　　"催产针"是指产科医生常用的催产素。最早的催产素是从动物垂体后叶提纯的使子宫收缩的成分，其中可能含少量加压素，供注射用，而现在的催产素多为化学合成。

　　催产素具有乳腺排除和子宫收缩的双重作用。它能够刺激哺乳期的乳腺不断分泌乳汁，贮存于乳腺腺泡之中；同时又能刺激乳腺腺泡周围的肌上皮样细胞收缩，促使具有泌乳功能的乳腺排乳。

　　对于子宫来说，催产素仅限于促进子宫收缩，并不能使宫颈扩张。只有接近足月妊娠肌细胞都趋于协调时，催产素才能发挥其催产作用。这可能是由于雌激素促进子宫对催产素特别敏感，也有人认为是孕酮控制着催产素的敏感性及传播能力。所以，在妊娠早、中期，催产素的作用仅为产生局限性宫缩活动，不能传及整个子宫。

● 什么时候使用催产针

　　在临床上，催产针一般用于引产、催产和产后出血以及有产后出血倾向者。在分娩过程中，需要用到催产素的两种情况有：分娩没有任何进展，可以考虑使用催产针加快阵痛；或者分娩一开始很正常，可是突然阵痛消失了，或者阵痛的节奏很慢。在这种阵痛很微弱的情况下，也需要通过静脉注射催产针来催产。

　　催产针静脉注射的速度必须得到严格控制。如果阵痛频率太高，就应该放慢甚至停止点滴，使阵痛间歇重新变得长一些。如果宫缩太弱太稀，可以滴快一点密一点。孕妈妈们要将自己的身体情况及时告诉产房中的护士，提醒她们注意自己对催产针的反应。

如果用药3~4小时后，分娩仍然没有任何进展，甚至出现胎儿窒息的情况，这时医生根据临床指标可能会进行剖宫产。

● 使用催产针的效果

任何一种技术都是存在风险的，区别在于风险的可控性有多少。使用催产针的目的是刺激正常的子宫收缩，但是需要产妇做好准备的是使用催产素的子宫收缩常常比自然的子宫收缩更强烈、更频繁，可能会导致胎心音不正常。所以，使用催产素的产妇几乎都需要对胎儿进行监护，以观察胎儿对子宫收缩的承受情况。如果子宫收缩的频率太强，则要减少用药剂量。

● 胎头吸引术

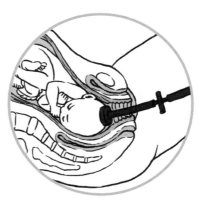

胎头吸引术是指将胎头吸引器外口放置在露出的胎头上，再用注射器将吸引器内的空气吸出来，形成负压区，利用负压吸引原理，吸住胎头，配合宫缩，娩出胎头。这是产科常用的阴道助产方法，大部分医院，包括农村的一些医院也能掌握这种助产方法。

● 什么情况需要施行胎头吸引术

1. 产妇宫缩乏力，第二产程延长；

2. 患有某些疾病，不宜产时过分用力的产妇，比如产妇患有心脏病、肺结核、有剖宫史等；

3. 出现前置胎盘、胎盘早剥、脐带脱垂及胎儿宫内窒息等紧急情况；

4. 产妇出现持续性枕后位，从而使分娩进展过于缓慢。

● 实施胎头吸引术的条件

产妇宫口须开全。特别是初产妇，一定要待宫口开全后再实施此手术，否则容易造成产道撕裂。

产妇无明显头盆不称情况，并且胎头已入盆。

胎头双顶径已达坐骨棘平面，先露骨质部已至坐骨棘下 3 厘米或以下，头的位置越低，手术越安全。

胎膜已破，如果胎膜未破则应先人工刺破胎膜。

● 使用胎头吸引术的效果

胎头吸引术也是一种医学干预下的分娩。一般情况下，实施胎头吸引术分娩的胎儿，会在胎儿的头部造成轻微的水肿，可能会变青肿，但会随着时间的推移而消失。如果操作时负压过大，或者吸引时间变长，会导致胎儿头皮起水泡、脱皮或者头皮血肿，出现这些情况，新生儿头皮的血肿和伤口需要较长的时间才能愈合。

● 产钳助产

产钳术是助产的方法，在一些低位的难产，尤其在剖宫产胎头娩出有困难时，医生都会用产钳协助分娩。只要手法得当、放置产钳的位置得当，一般情况下对胎儿没有什么损伤。

产钳分双叶产钳和单叶产钳，单叶产钳一般是滑在胎儿面部和子宫壁之间，直至产钳滑到其头弯位于胎头的一侧后，将胎头取出。双叶产钳两叶之间形成胎儿头部大小、与胎儿头部形状类似的空间，将胎儿头部环抱保护之中，以免胎儿头部受到挤压。助产者手扶钳柄，轻轻向外牵拉，帮助将胎儿头部娩出。其优点是着力点稳、形成的拉力大，助产成功率较高。

● 产钳是如何将胎儿取出的？

在生产过程中需要使用产钳时，医生会先在产妇的骨盆低区注射局部麻醉药，紧接着做会阴侧切术，以防产钳进入阴道造成会阴撕裂严重。医生通常会把产钳的两个夹子放在胎儿头部适当的位置，在一个宫缩高峰来临的时候，将胎儿的头部轻轻地往外拉，使胎儿头部逐渐通过阴道分娩出来。这个时候产妇要配合用力，使胎儿身体的其他部分能够自然娩出。

● 什么情况需要施行产钳助产

1. 当第一产程子宫收缩乏力时，第二产程可能会延长，这时医生会建议用产钳协助分娩；

2. 有些产妇患有某些疾病，比如心脏病、肺结核或者有前次剖宫产史等，不宜在第二产程用力，医生也会建议用产钳助产；

3. 当胎儿在宫内缺氧、胎儿窘迫时，产钳助产是一种很必要的选择。

● 使用产钳助产的效果

因为有器械的操作，不可避免地会对母婴造成一些伤害。宝宝被产钳夹住的头部可能会出现产钳的印记或者水肿，但是这些现象是无害的，几天之后就会痊愈。由于产钳需要占用一定的空间，可能会造成产妇会阴撕裂伤。

● 会阴侧切术

许多经历过自然分娩的产妇在分娩的时候，"下身"都被剪了一刀，这就是侧切，即会阴侧切术。本节我们详细了解一下会阴侧切术。

● 怎么样进行会阴侧切？

通常医生会在第二产程，宫颈口已经开到十指，并且看到胎头出现在阴道口时，判断宝宝的体形以及会不会造成严重的会阴撕裂伤，然后再决定需不需要使用会阴侧切术。

会阴侧切术进行的时候，需要注射局部麻醉药使整个盆底区失去知觉。如果产妇已经进行了硬膜外麻醉则不需要再进行麻醉。

普通斜切口

普通斜切口是宫缩高峰时，医生用会阴侧切剪自阴道－直肠连线左侧 45°方向剪开会阴，深达肌肉层；如果会阴发生高度膨大，剪开角度会变为左侧 60°～70°，避免损伤直肠，切口一般为 4~5 厘米；普通斜切口远离直肠，切口可以延长，在使用产钳时更适合。

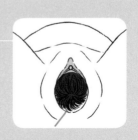

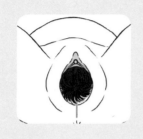

正中切口

正中切口则是医生用会阴侧切剪从阴道底部垂直向下达直肠上缘。由于此时会阴部已经极度扩张，通常切开时出血量不会很多，切开后可以用纱布压迫止血。正中切口出血量更少，伤口更容易愈合，但是容易导致肛门括约肌撕裂。

在胎儿和胎盘娩出后，医生会为产妇进行切口的缝合，为了确保会阴部组织结构恢复正常，侧切的切口会被逐层缝合。在缝合的时候往往会为产妇注射局部麻醉，以确保缝合的顺利进行，缝合的线会被身体吸收，所以产妇不必进行拆线。

● 为什么要进行会阴侧切

孕妇在分娩时，阴道内层的黏膜皱褶完全展开，中间肌肉层充分扩张，以便于胎儿离开宫体，通过阴道，降临人世间。

尽管阴道的解剖和生理特点有利于胎儿顺利娩出，但实际上，当直径约 10 厘米的胎儿头部娩出时，如果没有助产医生的帮助保护会阴部，那么肯定会有很多产妇的会阴部会发生不同程度的撕裂伤。一旦发生了撕裂伤，就会在产后留下不同程度的后遗症。例如，有些产妇因阴道和会阴受损太严重而发生子宫脱垂，有的甚至裂伤到了肛门括约肌和直肠，使大便失禁。这些后遗症都会给产妇产后的生活带来长时间的痛苦。为了避免会阴部的撕裂以及撕裂所带来的后遗症，所以现在医生通常都会在自然分娩的时候使用会阴侧切术。同样对于胎儿来说，会阴侧切可以缩短其娩出的时间，也就是缩短了胎儿头部在阴道口被挤压的时间，可以减少胎儿缺氧的发生。

什么时候进行侧切术

1 会阴弹性差、阴道口狭小或会阴部有炎症、水肿等情况，胎儿娩出时容易致使会阴部严重撕裂。

2 胎儿较大，胎头位置不正，再加上产妇产力不强，胎头就会被阻于会阴部，对孕妇和胎儿都会造成危险。

3 35岁以上的高龄产妇，或者合并有心脏病、妊娠高血压综合征等高危妊娠的孕妈妈，为了减少产妇的体力消耗、缩短产程、减少分娩对母婴的威胁，当胎头下降到会阴部时，需要做会阴切开术。

4 子宫口已开全，胎头较低，但是胎儿有明显的缺氧现象，胎儿的心率发生异常变化，或心跳节律不匀，并且羊水混浊或混有胎便。这时，为了胎儿的安全，也需要进行侧切，使胎儿快速娩出。

知道吗

侧切一般不会影响产后的性生活

　　侧切是否会影响产后的性生活，这也是很多孕妈妈担心的问题，其实，这样的担心完全没必要。因为切口很小，很快就会愈合。而且，阴道内是弹力纤维。我们都看到过橡皮筋。橡皮筋用手一拉就会伸长，但一松开就会恢复原状。阴道内的弹力纤维也一样，分娩时，胎头会使阴道内的弹力纤维充分扩张；分娩后这些弹力纤维就会收缩，恢复到产前的样子，不会给对以后的性生活产生任何不良影响。

6 从容面对分娩中的尴尬

从进产房到宝宝诞生，最快也需要几个小时。分娩过程中，产妇经常会遇到一些尴尬的情况。这些情况会让一些新晋妈妈在事后脸红心跳，不敢对人言说。其实根本不用尴尬，这些情况很多新妈妈都遇到过。下面我们就来看看分娩过程中产妇们经常会遇到哪些尴尬。

● 尴尬一：丈夫不适合进产房

妻子痛得撕心裂肺，产房里的仪器声哗哗一片，还有鲜血淋淋……这些都是对陪产的准爸爸的严峻考验。并不是所有的丈夫都有良好的心理状态，能够平静地经历这些。他们往往比妻子还紧张，这种紧张的情绪只会增加产妇的心理负担。

据一位产科医生说，他曾经看到一位准爸爸晕倒在产房里，结果还要医生再分出精力来照顾他。所以医生常常不让丈夫陪产，或者在关键时刻让丈夫离开产房。如果准爸爸觉得自己不能承受这样的考验，可以选择一位有经验的亲属陪产，或者选择有过生育经历、富有奉献精神和接生经验的女性陪产。

● 尴尬二：呕吐

有一位妈妈说她整个分娩过程都在呕吐，最后医生没办法，只好在产床边放了一个垃圾桶。这并没有什么值得尴尬的，因为，几乎70%的孕妈妈在产床上都有过恶心要呕吐的感觉。

产生呕吐的原因可能是无痛分娩中采用硬膜外麻醉使孕妇血压突然降低引起的；也可能是分娩的疼痛导致的；还可能是分娩进行中胃里的食物暂停消化的结果。

为了能最大限度地避免呕吐，一个有效的办法就是避免进食难消化的食物，最好只吃一些好消化的流食和半流食。

尴尬三：颤抖

经常听到有新晋妈妈诉说，她躺在产床上的时候全身颤抖。其实这并不是因为冷，事实上在分娩的过程中产妇的体温还会上升 1℃~2℃。以前大家的解释是，颤抖是在分娩中身体的应激反应。但是最近研究发现：如果孕妈妈和胎儿的血液中有不相容的成分，比如孕妈妈的血型是 A 型，而胎儿的血型是 B 型，这时孕妈妈可能会出现颤抖、哆嗦、打冷战的现象。

尴尬四：排便

分娩时排便，虽然让人难堪。但是，在医生看来，这很正常，因为分娩时，胎儿会通过产道慢慢下降，准备降生的时候，就会挤压到直肠，导致排便。还有就是进行分娩硬膜外麻醉以后，肛门附近的括约肌变得麻痹，对粪便的控制力会减弱。有时为了避免污染，在自然分娩宫口开全以前，医生会为产妇进行灌肠或用其他方法清除大便。

什么是导乐?

"导乐"一词源于希腊文"Dou la"，指有过生育经历、富有奉献精神和接生经验、专门指导孕妇进行顺利自然分娩的女性。

导乐将从有生育经历的优秀助产士中选拔，并需要经过特殊的课程培训后在上岗，"一对一"地对产妇进行分娩指导。

她们通常从产妇入院待产就开始对产妇进行陪护，并向产妇介绍分娩的特性，消除产妇的恐惧心理并随时观察产妇出现的各种情况，及时通知医生。在分娩过程中，导乐也会全程陪同，耐心地、果断地指导产妇如何很好地配合医生进行呼吸、用力。分娩之后，导乐也会陪同产妇回到病房，进行 2 小时的母婴观察，教授新妈妈抚育婴儿的基本知识。

总之，如果选择了导乐，产妇可以绝对信任你的导乐，并及时与其交流你的需求，她将会像妈妈一般地照顾你，帮你消除紧张情绪。

⑦ 分娩并发症

有些孕妈妈分娩很顺利，也有些孕妈妈在分娩过程中会因为自身或者胎宝宝的原因，出现一些分娩并发症，比如：难产和脐带脱垂。

● 难产

难产其实就是指怀胎足月而分娩时胎儿无法顺利通过产道娩出的情况，是所有异常分娩的总称。孕妈妈骨盆腔狭窄、子宫或阴道结构异常，子宫收缩无力或异常都可能导致难产。

● 难产发生的原因

难产在临床上没有固定的原因，多数情况下医生会从胎儿和母体两方面来分析难产原因。

胎儿因素	胎位、胎向不正。胎位不正包括臀部向下、前额向下、横位和后枕位等错误姿势；胎向不正包括胎儿后脑勺在正后方等情况。
	胎儿头部过大。若胎儿间顶距BPD超过10厘米，生产就比较困难；超过10.5厘米，阴道生产就几乎不可能。
	胎儿过大。足月胎儿的体重约3400克，太大的胎儿容易造成产道的破裂，增加难产机会。当然盆骨相对较宽的孕妈妈可以阴道娩下较大的胎儿。
	胎儿异常。胎儿先天性肿瘤、连体婴等。
孕妈妈因素	孕妈妈体质不佳、产力不足、产道异常，以及缺乏心理准备，对分娩过程过度恐惧，不能很好地配合医生，也会造成难产。

预防难产

其实只要在设备完善的正规医院做好妥善的产检与及时处理，难产并不是完全不可预防的。

● 孕妈妈体重合理增长　★★★★★

妊娠期，孕妈妈应适当补充营养，减少高热量、高脂肪、高糖分食品的摄入，保持自身体重和胎儿体重的匀速增长，预防巨大胎儿。

● 定期做产检　★★★★

有一些孕妈妈发生难产是因为胎儿有异常。比如脑积水、胎儿长肿瘤、连体婴、胎位不正等，这些情况 B 超检查都可以发现。如果孕妈妈坚持做产检，就可以根据胎儿情况选择风险小的分娩方式，从而降低难产的发生率。

● 适当的规律性运动　★★★

孕妇适度运动既能保证产力，还能预防胎儿过大。孕妈妈们不要整天待在家里坐着或躺着。

温馨提示　*Kindly reminder*

预防难产要从产前开始，而且生产过程中，保持放松、愉悦的心情积极配合医生，按照医生的指导，正确用力，能最大限度地避免难产，保证自己与胎儿的安全。

如果发生了难产，医生必须进行紧急剖宫产手术以降低母婴风险。孕妈妈需要做的就是放松心情，配合医生。虽然由自然生产改为剖宫产会令孕妈妈失望，但是和生产方式相比，宝宝的安全更重要。

脐带脱垂

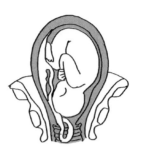

脐带脱垂是指胎膜已破,脐带进一步脱出于胎先露的下方,经宫颈进入阴道内,甚至经阴道显露于外阴部。如果脐带位于胎先露部前方或一侧,胎膜未破,称为脐带先露;脐带先露实际上是轻度的脐带脱垂,也称为隐性脐带脱垂。

4 大原因造成脐带脱垂

1 异常胎先露

这是发生脐带脱垂的主要原因。据统计,每 500 例头先露中有 1 例发生脐带脱垂,每 25 例臀先露中有 1 例发生脐带脱垂,每 7 例肩先露中就有 1 例脐带脱垂。

2 胎头浮动

如果产妇骨盆狭窄或者胎儿过度发育,胎头与骨盆入口不相适应(头盆不称),或经产妇腹壁松弛临产开始后胎头仍高浮,这时分娩时胎膜破裂,羊水流出的冲力可能使脐带脱出。尤其是骨盆扁平者,在胎先露部和骨盆入口之间常有空隙,而且胎头入盆也会更困难,再加上胎膜早破,就容易诱发脐带脱垂。

3 脐带过长 胎盘过低

脐带过长或胎盘低置(或兼有脐带边缘性附着)。脐带长短并非脐带脱垂的主要原因,但当胎头不能接时,脐带过长就容易引发脱垂了。据有关数据统计,脐带长度超过 75 厘米的人发生脱垂的概率比脐带长度正常(50~55 厘米)的人要高 10 倍。

4 早产或 双胎人生

早产或双胎妊娠。双胎妊娠的脐带脱垂容易发生在第一胎儿娩出后第二胎娩出前。这可能与胎儿过小、胎先露不能与骨盆入口严密衔接有关。

● 发生脐带脱垂，胎儿很危险

脐带先露或脱垂对产妇的影响不大，只是增加了手术分娩的概率。但是对胎儿 却非常危险。一旦脐带先露或脱垂，胎先露部还没有入盆，胎膜又没破，在宫缩时，胎先露部就会被迫下降，脐带可因为一时的受压而诱发胎心率异常的现象。

如果胎先露部已入盆，胎膜已经破了，胎儿脐带脱垂下来，胎头可能因为往下降而直接压迫到脐带上，也就是胎儿自己把自己的血液供应阻断了，这在 3 分钟内会造成胎儿极为严重的缺氧甚至死亡。 如果出现脐带脱垂，医生会让产妇"头低脚高"地躺着，好让胎头或胎儿身体离开压迫位置，再将手伸入产道内，将胎儿往上顶，使胎儿不要压迫到脐带，然后赶紧施行剖宫产。

在手术过程中，医护人员仍要在产妇下方，协助主刀医师用手将胎儿顶住并往上推，以方便医生直接从上方尽快将胎儿娩出。所以，一旦出现胎儿脐带脱垂，孕妇最好能平躺着，并尽快由家人送往医院。

3 项措施预防脐带脱垂

1　定期做产检，以便及时发现、纠正胎位异常。如果胎位纠正有困难，或者骨盆狭窄的产妇要提前住院，并在医生的指导下确定分娩方式。

2　临产后先露未入盆或胎位异常的孕妈妈一定要卧床休息，尽量减少肛查或阴道检查的次数。必须检查时动作要轻，以防胎膜破裂。

3　如果胎头未入盆而必须做人工破膜的孕妈妈，应该在宫缩间歇时行高位羊膜囊穿刺，缓慢放出羊水以防止脐带被羊水冲出。

● 胎儿窘迫

主要发生在阵痛开始之前或者分娩的时候，脐带问题、胎盘早剥、宫缩过强且持续时间过长、羊水过多或过少、胎儿宫内发育迟缓、产妇低血压、休克等原因影响了宝宝的血液供应。如果出现胎儿持续性缺氧或胎心率下降的情况，除非阴道分娩的条件已经成熟，否则医生通常会采取剖宫产。

● 胎儿窘迫的症状和表现

临床上胎儿窘迫的发生率还不确定，大概在 1%~4% 之间。

症状	心率下降、胎动异常。

表现	宝宝胎动频率变得比平时频繁，随着时间的推移会逐渐减弱或者次数减少，进而消失，或者在子宫内第一次排便（胎便），造成羊水粪染。

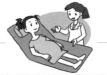

● 孕妈妈日常要注意胎动变化

1　如果胎动变得没有规律、频率很高，或者胎动明显减少甚至消失，就要怀疑宝宝可能缺氧了，需要立即去医院，接受严密的监控，检查宝宝是否发生窘迫。

2　生活中孕妈妈可以左侧卧减轻大血管的压迫，并且通过吸氧的方式提高血液的供氧量，帮助宝宝恢复正常的心率。如果这些措施没有达到效果，医生则会建议孕妈妈进行剖宫产分娩。

Chapter 13

产后护理

产后顺利度过产褥期、坐好"月子"是每个孕妈妈的心愿。产妇在身体未完全恢复的时候还要照顾宝宝给宝宝喂奶，家人一定要保证产妇的休息，让她的身体得到充分复原。

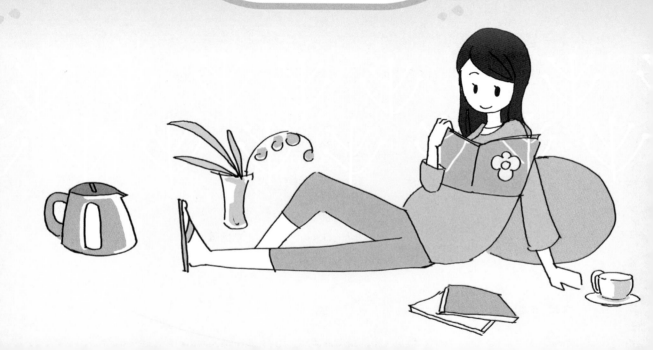

1 产褥期新晋妈妈的变化

产褥期是指从分娩结束到产妇身体恢复至孕前状态的一段时间。胎儿以及胎盘娩出以后，生殖系统及全身恢复到正常的时间大约为 6 周。因此产褥期一般指胎儿娩出以后到产后的 6 周，民间俗称"月子"。这段时间里，女性生殖系统会发生一系列改变。

● 新晋妈妈生殖器官的变化

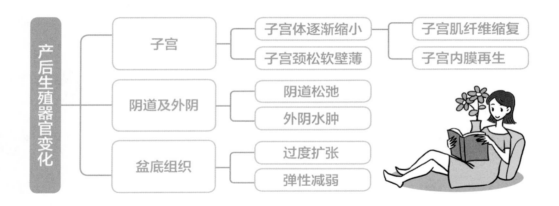

产后生殖器官变化
- 子宫
  - 子宫体逐渐缩小
    - 子宫肌纤维缩复
    - 子宫内膜再生
  - 子宫颈松软壁薄
- 阴道及外阴
  - 阴道松弛
  - 外阴水肿
- 盆底组织
  - 过度扩张
  - 弹性减弱

● 子宫

胎儿从子宫娩出后，子宫要恢复至分娩前的样子，即子宫复旧，这个过程包括子宫体和子宫颈的复旧。

子宫体复旧

子宫体的复旧主要是宫体肌纤维的缩复和子宫内膜的再生。

子宫肌纤维缩复。产后子宫肌纤维会不断缩复，宫体也逐渐变小。

产后 1 周，子宫将缩至妊娠 12 周大小；产后 6 周，子宫将恢复成孕前大小。子宫重量也会逐渐变轻。分娩结束时约为 1000 克；1 周后能减轻一半，为 500 克左右；

产后 2 周能减至 300 克左右；产后 6 周则减至 60 克左右，仅比孕前稍重一点点。

子宫内膜再生。胎盘娩出后，子宫内胎盘附着面会缩至原来大小的一半。这就导致开放的血窦压缩变窄，形成血栓，出血也逐渐止住。其后，创面表层坏死脱落，随恶露排出体外。子宫内膜基底再生并修复。产后第六周，宫腔表面除了胎盘附着部位外，都会新生内膜，同时胎盘附着部位也会完成修复工作。如果这段时间胎盘附着面复旧不良出现血栓脱落，就有可能引起产后出血。

子宫颈复旧

胎儿通过子宫颈娩出，所以分娩后的子宫颈会变得松软、壁薄、形成皱襞， 在子宫颈的外口还会呈现为环状。当然，这也不能包括所有的情况。

有的初产妇分娩时子宫颈外口发生了裂伤，这时子宫颈外口就会由产前的环状（未产型）变为产后的"一"字型横裂（已产型）。但子宫颈的恢复比子宫体要快得多，产后 1 周，它就能基本恢复至未孕状态，产后 4 周则能完全复原。

● 阴道及外阴

胎儿通过阴道娩出，分娩过程中阴道的变化也非常大。

阴道松弛

分娩时，阴道腔扩张，阴道壁也变得松弛， 肌张力会降低，黏膜皱襞都会消失。之后的一段时间里，阴道腔将渐渐缩小，阴道壁肌张力也会渐渐恢复。产后 3 周，黏膜皱襞也会重新出现。但是，阴道腔不会缩至产前的状态， 而皱襞也不会恢复至产前的数量。

外阴水肿

这是分娩后最常见的。通常 2~3 天就能自行消退。如果分娩过程中，会阴部有轻度撕裂或进行过会阴切口缝合术，3~5 天也会愈合。

● 盆底组织

盆底组织包括盆底肌及其筋膜。分娩过程中，盆底组织过度扩张，弹性减弱，有时候纤维部分还会发生断裂。所以，产后要做一些有助于盆底组织康复的运动，比如产后体操。如果分娩中盆底肌及其筋膜发生了严重的断裂，而产褥期又没有好好休息，过早剧烈运动，就有可能使阴道壁膨出，严重的还会导致子宫脱垂。

● 新晋妈妈身体上的变化

分娩过后，新晋妈妈的身体还会发生一系列的变化，例如体温升高、流汗多等等，这些变化都是正常现象。

● 会阴疼

会阴部组织血管和神经丰富，对疼痛特别敏感。分娩时阴道及阴道壁经过扩张，分娩后再逐渐恢复到原状，这个过程中肌肉使拉伸肿胀，产妇会感到疼痛。所以即使在分娩时没有发生侧切或撕裂，分娩后产妇也会感到疼痛。这种疼痛，在产后 48 小时内就会缓解。

在产后可遵医嘱冷敷硫酸镁，对会阴的肿胀很有帮助。坐浴对缓解疼痛也很有效，但是一定要注意卫生，坐浴的盆要做好消毒清洁工作。

如果疼痛难以忍受，一定要先问问医生，再对症处理。

● 流汗多

分娩后头几天，产妇出汗特别多，尤其在饭后、活动后、睡觉时和醒后出汗更多，被称为"褥汗"。夏天甚至会大汗淋漓，湿透衣裤、被褥。产后出汗多，主要是皮肤排泄功能旺盛，将妊娠期间积聚在体内的水分通过皮肤排出体外，这是产后身体恢复、进行自身调节的生理现象，产后一周内会自行消失。除了及时擦汗、换衣物之外，保持身体的清洁卫生是非常重要的。

● 体温升高

分娩后的 24 小时，产妇的体温会略有升高，一般不超过 38℃。在这之后，产妇的体温大多会恢复到正常范围内。由于子宫胎盘循环的停止、产妇卧床休息，因此这时脉搏略为缓慢，约每分钟 60 ~ 70 次，呼吸每分钟 14~16 次，血压平稳，变化不大。如果是妊娠高血压综合征患者，血压则会明显下降。

● 乳房肿胀

产后 2 ~ 3 天更多母乳开始分泌，很多新妈妈会感到乳房肿胀、疼痛，这是由于乳腺管不畅导致的。所以产妇要尽早开奶，分娩后半小时就可以让婴儿吸吮乳头，或者用吸奶器吸引乳汁，这样可尽早引起催乳和排乳反射，促进乳汁分泌，还有利于子宫收缩。

● 产后宫缩痛

产后宫缩痛是在产褥早期因宫缩引起的下腹部阵发性剧烈疼痛，多见于经产妇及多胎产妇。

产后第一天，子宫依然维持在脐部高度，之后会每天下降一横指，10~14 天子宫会恢复到骨盆内的位置，4~6 周恢复到正常体积。子宫只有加强收缩才能完成这个恢复过程，才能实现子宫复旧。所以产后腹部会抽筋般地疼痛，这是宫缩引起的疼痛。

如果胎儿是多胞胎或者巨型胎儿，致使子宫扩张过度，那么就需要更加强烈的宫缩来实现子宫的复旧。所以多胎产妇、巨婴产妇和经产妇更容易发生产后宫缩痛。同时，哺乳时反射性催产素分泌增多会刺激子宫加重宫缩，所以给宝宝哺乳时，也经常会出现宫缩痛。

一般情况下，产后宫缩痛会在产后 1~2 日出现，4~7 日后自然消失，所以并不需要进行特别的处理。如果产妇疼得受不了，可以采取服用止痛药、热敷、按摩、针灸和食疗等方法来缓解疼痛。

● 产后恶露

随子宫蜕膜脱落，含有血液、坏死蜕膜等组织经阴道排出的，称为恶露，这是产妇在产褥期的临床表现，属于生理性变化。按其性质可分为三个阶段：第一阶段是血性恶露。产后 1~3 天内，量较多，含有较多血液，故呈红色，又称红色恶露。第二阶段是浆液性恶露。产后 3~7 天，恶露中含血量减少，故呈淡红色，持续约一周，量少。第三阶段是白色恶露。产后两周左右，恶露中含血量极少，白细胞增多，呈淡黄色或乳白色，这种恶露可持续数周之久。但母乳妈妈哺乳的时候浆性恶露偶尔还是会出现。恶露有血腥味，无臭味，一般持续 4~6 周，总量为 250 毫升 ~500 毫升。如超出上述时间仍有较多恶露排出，可称为产后恶露不尽。发生产后恶露不尽首先要明确病因，针对病因进行相应的治疗。

● 产后尿潴留

一般来说，妈妈在顺产后 4~6 小时内就可以自己小便了，但如果在分娩 6~8 小时后甚至在月子中，仍然不能正常地将尿液排出，并且膀胱还有饱胀的感觉，那么，产妇就可能已经患上尿潴留了。

产后尿潴留包括完全性和部分性两种，前者是指自己完全不能排尿，后者是指仅能解出部分尿液。产后尿潴留不仅可能影响子宫收缩、导致阴道出血量增多，也是造成产后泌尿系统感染的重要因素之一。如果妈妈发生产后尿潴留，要积极配合医生进行治疗。

产后体操助恢复

➔ 腹式呼吸法（**时间：产后第二天开始**）

① 平躺在床上，膝盖弯曲，脚心平放在床上；

② 双手轻放于腹部，慢慢吸气；

③ 吸足气使腹部膨胀突出，憋 3 秒；

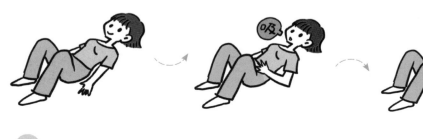

④ 慢慢吐气，到腹部凹下。重复 15~20 次。

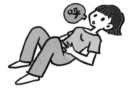

作用

深度的腹部呼吸能紧实强化腹部肌肉，但必须坚持才有效果。

→ 盆底运动（**时间：产后第十五天开始**）

1 产妇平躺，双手平放于身体两侧；

2 双膝弯曲，张开与肩同宽；

3 用力将臀部抬离地面，同时紧缩肛门，维持5秒；

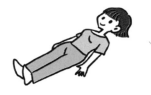 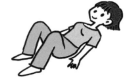 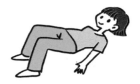

4 放下臀，调整呼吸。可以视具体情况，重复5~10次。

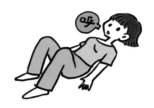

作用

这组运动有利于增强盆底肌，帮助盆底组织的恢复。

→ 腿部运动（**时间：产后第二十天开始**）

1 平躺于床上，双脚抬高，脚尖下压；

2 双手托着腰部护腰，双脚在空中骑自行车；

3 每次踩30下，放下双脚休息。调整呼吸，重复3~5次。

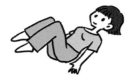 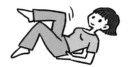 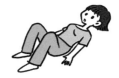

作用

这组运动能够改良血液循环，防止腿部肿胀。

② 产褥期需要重点关注这几点

为了能顺利地度过产褥期，能更好地完成产后恢复，新妈妈在产褥期护理的时候应该注意以下几点。

室温

产褥期新妈妈的居室要注意保暖和空气流通。冬季室温应维持在 22℃~24℃，夏季室温应维持在 24℃~26℃。当夏季室温达到 29℃以上，则可以使用空调，但空调温度要设定在 22℃以上；室内湿度要保持 50%~60% 之间，过于干燥的时候可以用加湿器增加湿度。每天开窗通风两次，使室内空气流通，保持空气新鲜。在开窗通风的时候，新妈妈和婴儿可以待在另一间卧室内，一定要避免当风坐卧。

热量

分娩后，为了哺乳，母亲体内储存的能量都会被调动起来。每天需要 2700~2800 千卡的热量。因此新妈妈的饮食量大概比怀孕前增加 30% 左右为好。日常饮食可以采取分餐制，每天增加 3 次加餐，一天总共吃 6 顿，这样能更大程度增加新妈妈的热量摄入。

产后何时恢复性生活

产后何时恢复性生活要视产妇分娩方式而定。一般情况下，产后 6 周就可以进行性生活了。因为分娩时撑大的阴道黏膜变得很薄，容易受伤，需要大约 6 周的时间才能恢复。如果会阴部的伤口愈合较慢或者持续恶露，就要将恢复性生活的时间延后。

避孕

约有 50% 的女性在产后 60 天内就恢复了排卵功能，最早甚至在产后 14 天就恢复排卵。平均恢复排卵时间为产后 101 天。所以，产后性生活一定要注意避孕。

个人卫生

因为月子里产妇出汗多，所以要注意个人卫生，头发、身体要经常清洁，避免细菌感染引起发炎。

→ 洗澡

| 方式 | 淋浴（ 6 周以内不要盆浴）。 |

| 环境 | 室温保持 22℃ ~24℃，水温 34℃ ~36℃。 |

| 时长 | 5~10 分钟。 |

| 注意 | 剖宫产产妇在伤口愈合前采取擦浴，伤口愈合后可以进行淋浴。 |

→ 洗头

| 时间 | 一周至少一次。 |

| 护理 | 洗发后，先用干毛巾将头发擦至半干，再用热风吹干。 |

→ 刷牙

| 时间 | 产后第 2 天开始，不能晚于第 3 天。 |

| 工具 | 软毛牙刷，可先用开水泡软在用。 |

→ 外阴

| 清洁 | 每天用温水清洗。 |

| 其他 | 勤换内裤和会阴垫，保持会阴部清洁、干爽。 |

手术部位的特殊照顾

主要针对侧切术及剖宫产的产妇。产妇要养成每天检查伤口的习惯，因为伤口护理不当，很有可能会造成感染，一旦伤口发生感染。新妈妈身体会感到不适，严重者甚至不敢小便。

会阴侧切术后的护理

保持伤口的干燥。每次大小便以后要立即用净水清洗，以免污染伤口。

伤口肿痛严重的女性，可以在水中加入优碘坐浴，或用烤灯加快复原速度。

不要用力解便，避免提重物。产后1个月内都不要做需要耗费大量体力的家事和运动。

产后6周内，避免性行为。

剖宫产切口的护理

1 **刀口不要沾水**。如果沾水或渗水后，要立刻进行消毒，否则容易产生炎症。

2 **每天要消毒**。分娩后1~2天要消毒一次，敷上消毒纱布，直到拆线后。注意，尽量不要增加手术部位的负担，影响伤口愈合。

3 **愈合后进一步处理**。伤口愈合以后，可以涂上硅制软膏或贴上创口贴。

● 产后检查一般在产后6周

顺产的妈妈，需检查会阴及产道的裂伤愈合情况、骨盆底肌肉组织的张力恢复情况，以及观察阴道壁有无膨出。剖官产的妈妈，检查腹部伤口的愈合情况、子宫及腹部伤口是否有粘连等。

一些高危产妇产后更要配合医院的随访。如患有妊娠高血压疾病的产妇，产后继续监测血压、尿蛋白。若产后12周血压仍未恢复正常，则可能为慢性高血压。患有妊娠糖尿病的产妇，产后8周复查糖耐量若仍未恢复正常，则可能为糖尿病。

此外，产后检查的项目还包括称体重、测血压、尿常规、血常规，以及其他的常规内科检查，最重要的则是盆腔器官的检查。

盆腔器官的检查

● 子宫大小是否正常，有无脱垂

子宫位置靠后的妈妈应采取侧卧式睡眠；也可以做胸膝卧位的练习，以帮助子宫复位。

● 阴道分泌物的量、色、味

产后6~8周为产褥期，产褥期过后，一般产妇都会排干净恶露。如果还有血性分泌物，颜色暗且量大，或有臭味，则表明子宫恢复不良或子宫内膜有炎症。

● 子宫颈有无糜烂

如果有，需要在医生的指导下进行治疗。

● 子宫附件及周围组织有无炎症及包块

如果发现问题，需要到医院接受进一步的检查和治疗。

③ 剖宫产妈妈的产后护理

剖宫产手术后 3~4 个小时后知觉会恢复，可以练习翻身、坐起；术后 6 小时内禁食，随后可逐步增加食量；采取使身体和床成 20°~30° 角的侧卧位姿势可以减轻对切口的震动和牵拉痛。术后 24 小时后拔掉导尿管，产妇可下床慢慢活动。剖宫产术后五六天才可以出院。

● 产后伤口日常护理

剖宫产的产妇伤口无论是缝合还是黏合，通常在出院的时候一般都能长得很好了，缝合的伤口在产后 3~7 天就能拆线，黏合的伤口不需要拆线，出院的时候基本上可以不用包纱布了。

清洁消毒。在家用三四根棉签蘸取 75% 的酒精（酒精在普通药店即可买到），在伤口上从左往右或者从右往左擦拭一下，每天一次就可以，不用重复多次。

不要过早去揭刀口的痂。很多人看见伤口结痂会习惯性地用手去揭，这样不仅不利于伤口恢复，还会把尚停留在修复阶段的表皮细胞带走，甚至撕脱真皮组织，刺激伤口，导致它出现刺痒的问题。

谨慎处理疤痕瘙痒。有时候你不碰刀口，刀口也会痒。刀口痒说明它周围的组织在生长。不要去抓它，也不要用衣服摩擦，或者用热水烫洗来止痒，这些都可能加剧局部刺激，促使结缔组织炎性反应，引起进一步刺痒。刀口很痒，可以涂抹一些外用药，如氟轻松、去炎松、地塞米松等止痒。如果痒得太厉害了，可以用一块纱布垫着伤口，轻轻用手拍一拍，但不要去抓它。

注意饮食，忌阳光曝晒。阳光直射伤口会使紫外线刺激伤口形成色素沉着。同时要注意饮食，多吃水果、鸡蛋、瘦肉、肉皮等富含维生素 C、维生素 E 以及氨基酸的食物。这些食物能够促进血液循环，改善表皮代谢功能。切忌吃辣椒、葱、蒜等刺激性食物。保持疤痕处的清洁卫生，及时擦去上面的汗液。

剖宫产产后注意事项

术后 24 小时后拔掉导尿管，妈妈可下床慢慢活动。剖宫产术后五六天才可以出院。

● 最好侧卧

平躺对子宫收缩疼痛最敏感，在麻药作用消失后，平躺会感受到伤口和宫缩的双重疼痛，所以这时应侧卧。侧卧可以减轻身体移动对切口牵拉而引起疼痛。侧卧也有助于子宫恢复。最适宜的卧姿是身体和床形成 20°～30°角，也可在背后用被子或毛毯垫上。

● 适量运动

产后适量运动不仅可以促进肠蠕动，早排气，防止肠粘连；还有利于防止便秘、尿潴留的发生。所以，术后尽量让产妇下床适当活动。恢复知觉后，产妇应该进行温和适度的肢体活动。24 小时后应该练习翻身、坐起，接着可以下床慢慢活动。

● 注意卫生和营养

剖宫产产妇应比自然分娩者更注意卫生和营养。头一两天少活动、宜静养，第三天后要适当活动；如果不活动可能会导致恶露积聚在子宫腔内，使子宫恢复不好，从而阴道长时间出血。产妇要注意阴道出血量会比自然分娩多 1～3 倍，如果产后阴道出血超过 3 个星期，称为"产后恶露不尽"，需要治疗。

● 及时排便

排便需要腹部用力，许多剖宫产妈妈不敢用力，避免牵引伤口引起疼痛。这样一来，大小便就不能及时地排泄掉，以致形成尿潴留和大便秘结。如便秘，可用药物帮助排便，比如开塞露、益母草胶囊等。术后第二天补液结束就可以拔掉导尿管了，之后 3～4 小时应及时排尿。卧床解不出来可以下床去厕所，再解不出来要告诉医生，直至能畅通排尿为止，以防尿潴留。

● 早期积极开奶、催奶

新生儿吸吮妈妈乳房时对乳头的刺激不仅可以促进妈妈子宫的复原，还可以促进乳汁的分泌。所以剖宫产产妇也要在第一时间积极开奶，促进乳汁分泌。(详见第 348 页 "母乳喂养")

4 母乳喂养

新生儿的吮吸、进食，妈妈的母乳分泌，都是一种本能的反应，一种天性。从怀孕的那一刻开始，妈妈的身体就在为 10 个月以后的哺乳做着准备，妈妈能够亲自给宝宝哺乳是一件非常幸福的事情。

母乳喂养先开奶

母乳喂养，首先要进行的是开奶。这一步很关键，如果没做好，会给以后的母乳喂养埋下隐患：一是宝宝可能会拒绝母乳，二是妈妈也可能发生奶水不足或奶胀奶结的情况，严重的还会发生急性乳腺炎。所以，新手妈妈们可不要忽视开奶的重要性。

心态要好。开奶是否顺利，与妈妈的心态有很大关系。新妈妈们要坚信，自己一定可以顺利地进行母乳喂养，而且乳汁的多寡根本不会受乳房的形状和大小的影响。只有保持好的心态，开奶才能顺利进行。

产后 30 分钟内进行开奶。自然分娩的妈妈，宝宝出生后 30 分钟内就可以进行开奶，也就是让宝宝吮吸自己的乳房。剖腹产的妈妈也可以在分娩后的 30 分钟内开奶，不过有的则需要用吸奶器来代替宝宝的吮吸。越早让宝宝吸到母乳，越早对乳头进行刺激，越有利于开奶和母乳喂养。

开奶前不要给宝宝吸奶嘴。开奶前给宝宝吸奶嘴，容易让宝宝产生"乳头错觉"。奶嘴吸起来比较轻松，出于"偷懒"的天性，吸过奶嘴的宝宝会不愿意再费力吮吸妈妈的乳房，从而增加开奶的困难，增加母乳喂养的难度。所以在吮吸乳头前，最好不要给宝宝吸奶嘴。一旦宝宝产生了"乳头错觉"，就不认妈妈的乳头、不肯吸奶了。

正确的哺乳姿势，让喂养事半功倍

对于新手妈妈来说，选择合适的哺乳姿势是非常重要的。合适、正确的哺乳姿势就是让妈妈和宝宝都舒服的姿势。以下是母乳喂养的几种常用姿势，您可以逐一进行试验，选择一种让妈妈和小宝宝都感觉最舒适的。但是，无论选择哪种姿势，妈妈都必须让宝宝的脸贴向乳房，与宝宝胸贴胸、腹贴腹。

母乳喂养的姿势

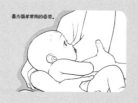

摇篮抱法

最简单常用的抱法。妈妈手臂的肘关节内侧支撑住宝宝的头，使他的腹部紧贴住妈妈的身体，再用另一只手托着乳房。

交叉摇篮抱法

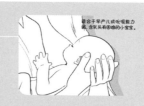

适合早产儿，或者吮吸能力弱、含乳头有困难的小宝宝。和摇篮抱法一样的是宝宝的位置区别是妈妈不仅要将宝宝放在肘关节内侧，还要用双手扶住宝宝的头部，以便更好地控制宝宝头部的方向。

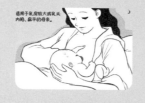

足球抱法

适合乳房较大或乳头内陷、扁平的妈妈。把宝宝放在妈妈身体一侧，妈妈用同侧前臂支撑宝宝的背，手扶住宝宝的颈和头，另一只手托着乳房。方便观察宝宝是否叼牢乳头，以便形成有效哺乳。

侧卧抱法

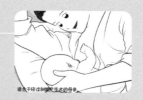

适合于剖腹产的妈妈，可避免压迫到伤口。妈妈侧卧，与宝宝面对面。然后将头枕在臂弯上，使宝宝的嘴和妈妈的乳头保持水平。另一只胳膊的前臂支撑宝宝后背，手托宝宝头部。这种做法使得宝宝吃奶时妈妈可以休息，有利于产后恢复。

乳房的护理方法

哺乳期是女人一生中经历的特殊而重要的时期，做好哺乳期乳房护理，不仅能保护乳房组织的健康，还保证乳房泌乳通畅。乳房护理最关键的就是要常清洁、勤吮吸。

乳房的清洁

正常清洁。 喂奶前后用温水冲洗乳头和乳晕，并用干净的小毛巾或者纱布轻轻擦拭掉多余的水分，并涂上乳头霜。

乳头表面有积垢和痂皮。 在清洁的时候要用植物油（橄榄油、麻油、豆油）或矿物油（石蜡油）外敷使乳头变软，然后再用温和的乳液和热水彻底清洁乳头。

乳头皲裂。 喂完奶后用乳汁、羊脂膏或麻油柠檬依次涂抹乳头，然后让乳头在阳光下晒干。如果发生乳头皲裂，每天涂抹 4~5 次于乳头上。实在疼痛难忍时，可以停止喂奶，先用吸奶器把乳汁吸出来然后用勺喂。

保持乳房畅通

宝宝的吮吸是保证乳房通畅的关键，可以形成奶阵和预防乳腺炎，所以哺乳妈妈要养成良好的哺乳习惯，喂奶的次数和时间安排要有规律，让宝宝勤吮吸，每次喂奶 10~15 分钟，吮不完的乳汁要吸净，以防乳汁潴留引起乳房结块，导致乳腺炎的发生，并且乳房排空还有利于促进乳汁分泌。

需要注意的是，在哺乳时要防止乳房一大一小。在每次哺乳时要吃完一侧再吃另一侧，下次喂奶要轮换。两侧乳房都有排空时间，泌乳均等，就会大小一致。如果总是只先吃一侧，会导致这一侧的泌乳越来越多、乳房越来越大，使双侧乳房大小不一。

温馨提示　　　　　　　　　　　　　　　　　　*Kindly reminder*

麻油柠檬的做法

香油 1 两、冰糖 8 粒，小火熬化，晾凉后滴入 3 滴鲜柠檬汁，搅拌均匀后装入小瓶备用。

⑤ 打造产后饮食方案

　　母体分娩时会消耗体内各种营养素，同时产后大量出汗、排恶露，也要损失一部分的营养。所以产后的饮食对于产妇和新生儿都非常重要。科学恰当的饮食调养可尽快为新妈妈补充足够的营养素，帮助新妈妈早日恢复健康。

● ●

● 产后饮食原则

　　精。产后饮食宜精不宜多。摄入过多，只会进一步增加妈妈的体重，给产后身材恢复带来更大的困难。所以不妨以高蛋白、高热量食物为主，少而精，为母乳喂养提供足够的营养。建议新妈妈产后每日进食 5~6 餐，正常的三餐要包含主食、蔬菜、肉类和汤，主食中可以加入粗粮，比如金银饭、燕麦饭等，加餐可以用汤或者甜品来代替。

月子妈妈日常饮食摄入一览表

奶类	300~500 克
大豆类	40~60 克
坚果	20~25 克
鱼禽蛋肉类（含动物内脏）	200~300 克
蔬菜类	300~500 克（绿叶蔬菜占 2/3）
水果类	200~400 克
谷类、薯类及杂豆	350~450 克（杂粮不少于 1/5）

　　稀。母乳喂养的妈妈要分泌乳汁就必须多吃含水分高的食物。喝汤不但能补充水分，还能增加营养。但产后头两天不要着急喝催乳汤，因为妈妈的很多乳腺管还没有完全通畅，乳汁分泌太多出不来会胀奶。可以喝一些清淡的蛋汤、青菜汤等。油汤也要少喝，否则奶汁脂肪含量增加，新生儿还不完备的消化功能不能消化，容易拉肚子。

软。这主要是指食物要细软。坚硬的、油炸的食物要禁食，食用的米饭要软糯。因为产后很多妈妈有牙齿松动的情况，过硬的食物会对牙齿造成进一步的损害。产妇的脾胃功能相对比较弱，食用过硬的食物也容易造成胃痛、胀气等消化不良的症状。

常见月子饮食误区

误区一：产后不能吃蔬菜、水果

产后应忌食生冷食物，但非所有的蔬菜、水果都不能吃。蔬菜、水果中含有大量的维生素和纤维素，适当进食对产妇的身体恢复大有裨益。当然，冷饮、冷菜、凉拌菜等，产妇确实不能吃。一些性寒的水果、蔬菜，产妇也应少吃，如柚子、猕猴桃、甘蔗、西瓜、甜瓜、苦瓜、荸荠、慈姑、蕹菜等。

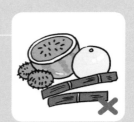

误区二：产后要大补

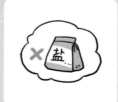

有的产妇体质偏热，如果在热还没有退的时候就开始大补气血，会加重原有的不适症状。这也是为什么很多产妇在产后一周或前半月都会因为过度进补而出现问题。只有正确调和气血才能及时调养体质、促进身体的恢复，避免出现月子隐患。

误区三：产后不吃盐

有些人认为盐在人体内会产生凝固水分或血液的作用。这显然是不对的。产后妈妈出汗多，乳腺分泌旺盛，体内很容易缺水和钠盐，需要补充适量的盐。

产后三周饮食计划

产后的饮食只要做到前面提到的几个原则，避免三大误区，按照营养搭配的原则，做到饮食均衡就可以了。下面为打搅推荐产后三周的饮食计划，可供新妈妈参考。

第一周饮食计划

以活血化瘀、促进恶露排出、恢复血气、恢复肠胃功能、恢复伤口为主。

- 产后1~2天，产妇的消化能力较弱，所以应摄入容易消化的食物，而且不能吃油腻的食物。产后3~4天，不要急于喝过多的汤，避免乳房乳汁过度淤胀。产后1周，产妇胃口正常，可进食鱼、蛋、禽等，但最好做成汤类食用。建议先吃升糖指数低的食物先吃，可使血糖稳定，延长饱腹感。
- 药膳食补可添加黄芪、枸杞、红枣等中药材。例如：黄芪枸杞鱼汤和添加中药的猪心汤。
- 甜点也可以帮助排除恶露。产后喝红糖水的时间以7~10天为宜。红糖可活血化瘀，但食用时间过长，反而会使恶露增多。
- 鱼、维生素C有助伤口愈合。

产妇产后正确的进餐顺序应为

汤 → 青菜 → 饭 → 肉

饭前先喝汤，饭后半小时再进食水果。

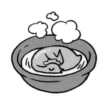 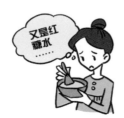 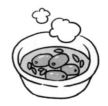 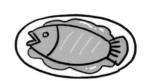

第二周饮食计划

补中益气、补充气血为主

- 食物部分与第一周相同，药膳部分的中药可用薏仁、山药、茯苓、芡实、莲子和当归等。
- 产后第二周可以进食少量蔬菜和水果，尽量以红色蔬果为主，例如苹果、樱桃、胡萝卜、西红柿、红菜薹等。注意，产后所有的食物及汤水，都要吃温热的，不能冷吃（水果除外）。

第三周饮食计划

补肾固腰、滋养进补为主

- 膳食可开始使用酒，烹调方法以煮、炖、蒸为主。
- 食物部分与第一周相同，可以增加一些热量，食用鸡肉、排骨、猪脚等。
- 口渴时，可以喝热开水、热牛奶、各种汤。
- 药膳食补可用四物汤、八珍汤、十全大补汤（冬日用）等中药材。

温馨提示　　　　　　　　　　　　　　　*Kindly reminder*

新妈妈不宜过量食味精

　　谷氨酸能与婴儿血液内的锌发生特异性的结合，生成不能被机体吸收的谷氨酸，而锌却随尿排出，从而导致宝宝缺锌。缺锌会让宝宝味觉差、厌食，严重时还可造成宝宝智力减退、生长发育迟缓等不良后果。所以，为了防止宝宝缺锌，新妈妈不要过量食用味精，因为体内的味精会通过乳汁进入宝宝的体内。特别是对 12 周内的宝宝，危害更大。

⑥ 月子病，早预防

中医认为，女性在生产后，因筋骨腠理大开，身体虚弱，内外空疏，如果此时不慎使风寒侵入，或大怒大悲，或过多房事，都能引起月子病。月子病会引起全身一系列的病，如月经失调、脾胃虚寒、关节疼痛等。

● 手腕和手指痛

月子里需要不停地给宝宝喂奶、换尿布，手腕和手指经常会操劳过度。如果一不留神，再受到风寒侵袭，就会使风寒瘀滞，引起疼痛，写字、握筷、举杯、拿奶瓶都会引起腕部和手指的酸痛感。如果没有及时治疗调整，甚至会形成伸腕肌腱炎和腕管综合征，给日后的工作生活带来无穷烦恼。

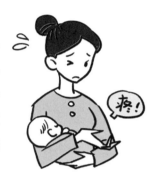

要防止这种状况，首先，需防止风寒侵入。保持室内干燥温暖，不要有直吹的风。洗浴时保持水温，时间不宜过长。其次，保证良好休息，手腕和手指的活动适度适量。如果出现疼痛，应配合医生治疗，不能自行按摩或贴膏药。

● 腰背疼痛

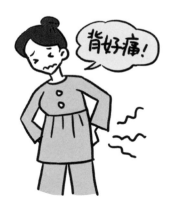

分娩使腹部肌肉及韧带松弛，腰背部失去稳定支撑，如果经常进行腰背部运动，腰背部容易酸痛。如伴有恶露排出不畅，更是雪上加霜。

最有效的办法就是减少腰背部的运动。比如，给宝宝换尿布、衣服和喂奶时尽量坐着，不要弯腰。抱宝宝时让宝宝坐在骨盆上，减少站立。同时，注意保暖，谨防腰背部受凉。爱美的女性要注意，过早穿高跟鞋也会导致腰背疼痛。

● 奶疖

奶疖的形成是由于部分乳腺管不通，致使乳汁淤积在乳房内而引起的。如有乳疖，乳房会有硬块并有触痛。

● 奶疖的护理方法

奶疖没有肿大、不是很疼的护理方法

1　按摩。按摩时先从乳房外缘向乳晕方向稍稍用力按摩，一下一下，就像向外挤奶一下。

2　热敷。用热毛巾，也可以用热水袋，每次持续5分钟左右。

奶疖肿大并很疼的护理方法

用鱼石脂软膏，睡觉前涂一层，然后用纱布和医用橡皮胶带贴起来，以防染到衣服上。白天则可以改用冷敷加按摩。冷敷能够让奶水分泌减少，从而减轻肿块处的压力，并且会减少疼痛感。

如果长奶疖，日常饮食要少吃油腻食物。豆浆中的软磷脂有助于通奶疖，可以多喝。

● 乳腺炎

如果奶疖没有及时处理，而乳头又正好破损，就会有病菌入侵，造成感染，形成乳腺炎。初起，乳房肿胀、疼痛，肿块压痛，表面红肿、发热；继而乳房出现搏动性疼痛。任其发展，炎症能在数天形成乳房脓肿。若治疗不当，脓肿可能穿破胸大肌筋膜前疏松结缔组织，形成乳房后脓肿；或乳汁自创口处溢出而形成乳漏；严重的甚至可能发生脓毒败血症。

预防乳腺炎

1. 要及时清除乳头表面上的奶疬，以免乳汁排出不畅造成乳汁淤滞；
2. 每次喂奶要让宝宝吸空，未吸空用手挤出来或吸奶器吸出来；
3. 不要让宝宝含着乳头睡觉，这样宝宝容易咬乳头而诱发感染。

　　一旦患上乳腺炎，初起时要勤给宝宝喂奶，或用吸乳器促进乳汁排空。热敷对早期的炎症比较有效：热毛巾热敷，每次 20~30 分钟，每天 3~4 次。如果情况严重，应请医生及时诊治。

帮助乳腺炎康复的两道简单药膳

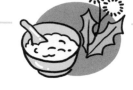

蒲公英粥

材料：蒲公英 60 克，金银花 30 克，粳米 50~100 克。

做法：煎蒲公英、金银花，去渣取汁，然后入粳米煮粥。

功效：任意服食。清热解毒。适用于乳腺炎、扁桃体炎、胆囊炎、眼结膜炎等症。

金针猪蹄汤

材料：鲜金针菜根 24 克（或用干金针菜 15 克），猪蹄 1 只。

做法：将鲜金针菜根与猪蹄加水同煮。吃肉，喝汤。每日 1 次，连吃 3~4 次。清热消肿，通经下乳。

功效：适用于乳腺炎、乳汁不下。宜秋冬季节早晚空腹食用。

● 阴道松弛

自然分娩后，女性的盆腔肌肉群张力下降，有些产妇会在产后一段时间内出现阴道松弛现象。如果坚持锻炼是可以恢复的，下面是三个简单的锻炼小方法：

① 常做"提肛运动"；

② 小便时有意识地屏住几秒钟，然后再继续；

③ 走路时有意识地绷紧大腿内侧及会阴部肌肉，然后放松。

坐月子是调理体质的最佳时机

怀孕、生产，产妇的身体机能及体内诸多脏腑功能的平衡被打破，同时身体又在自动地不断寻求新的平衡点。因此，月子期可以说是一个女人调理体质的最佳时期。如果你的月子坐得好，让身体寻找到一个新的更高的平衡点，你就可能比怀孕前更健康、更美丽。科学地管理整个产后恢复的过程，是产后恢复的关键因素。

温馨提示　　　　　　　　　　　　　　　　*Kindly reminder*

不要忽视产后便秘和痔疮

分娩过程中会阴部位的损伤也会引起肛门发生水肿疼痛，使产妇自然地排斥大便。而且产后子宫收缩使直肠承受的压迫突然消失，肠腔扩大，排泄物在大肠内滞留时间延长，也容易引起便秘。所以不要忽视便秘和痔疮的发生。

为了预防便秘和痔疮，产妇在身体允许的情况下要多活动，促进肠胃蠕动；饮食清淡，适当地进食粗纤维食物，同时也要多喝水，有意识地养成良好的排便习惯。

⑦ 如果你有产后并发症

宝宝已经诞生了，通常生产顺利的妈妈能够自然地度过产褥期；也有少数妈妈会在生产后出现一些产后的不适，其中最常见的就是产后大出血和产后宫缩。

· ·

● 产后大出血

胎儿分娩后，如果经产道生产的产妇出血量超过 500 毫升，或者剖腹生产的产妇出血量超过 800 毫升，就称之为"产后大出血"。"产后大出血"属产后严重并发症，可能是早发性的——在产后 24 小时内发生，也可能是晚发性的——在产后 1 天甚至 6 周之内发生。严重的会出现生命迹象不稳定，甚至休克及死亡，所以千万不可轻忽！

● 警惕产后大出血

产后大出血发生的原因各异，其危险程度也大小不同。但无论什么原因引起的出血，当失血量达到一定程度时，都有可能发生生命迹象不稳定、广泛性凝血功能低下，严重的甚至会出现休克及死亡。产妇及护理人员一定要时刻警惕，以防万一。

产后大出血最明显的症状就是"阴道出血量"。

产妇在产后住院期间，产妇及家属要时刻注意伤口及出血量，一旦发现异常情况要马上通知医生。返家休养的产妇，则要特别注意恶露的量。如果出现恶露量不降反升、腹痛、发烧、伤口红肿疼痛，或其他的异常情况，都要马上到就近的医院进行检查。

● 药膳调理产后大出血

发生产后大出血的产妇在医院治疗后，在家休养期间还可用合适的药膳配合治疗，可以使治疗效果更为理想。

产后感染

产后产妇子宫腔内胎盘附着部位遗留下一个很大创面，子宫颈、阴道和外阴部都可能遭受不同程度的损伤。这些创伤都给致病细菌提供了侵入的机会。

膀胱炎

由于产后膀胱肌肉处于比较松弛的阶段，容易积存尿液，从而加重膀胱的负担，使细菌有机可乘，引起膀胱炎。

预防的办法：多饮水，保持外阴清洁，常清洗外阴。

生殖器官感染

由于产妇产后身体虚弱，抗病能力也会跟着下降。而分娩造成的创伤还在愈合中，细菌极易乘虚而入。如果此时进行夫妻生活，容易引起外阴炎、阴道炎、子宫内膜炎、盆腔炎、子宫出血、会阴部撕裂伤等。所以分娩后 6 周内应避免性生活；保持身体清洁卫生；注意休息；加强营养，做适量的运动，以增强机体抵抗力。

Chapter 14

新生儿护理

新生儿的护理很简单，就是吃饱睡饱。睡眠占据新生儿一天中的大部分时间，室内温度、湿度适宜，孩子才能睡好。当然新生儿常出现的疾病也需要进行了解。

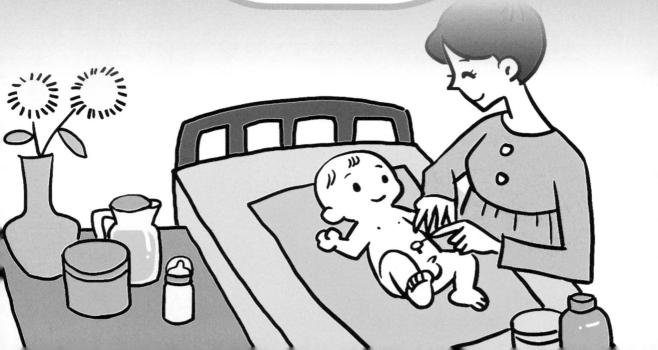

1 新生儿身体护理方案

新生儿虽然具备了体外生活的条件，但是各个器官发育还不够完全，所以妈妈在给宝宝做护理的时候要更加细心。

· ·

🔵 新生儿鼻子护理

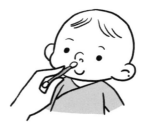

如果新生儿鼻子不通气，眼眉上还长有像头皮屑那样的东西，脸颊上也有小疙瘩，大多与遗传有关，鼻腔还没有完全发育，需要经过段时间，一般是 1 个月左右，就会减轻。

如果是鼻腔内有干燥的鼻痂，妈妈可以在宝宝鼻子里滴一滴母乳，等其软化后，再用棉签刺激鼻腔，让宝宝打喷嚏，从而让分泌物随着打喷嚏的气流排出来。

也可以先用温水把棉签蘸湿，再把上面的毛毛拉松散一些，用棉签去擦一擦鼻痂，让鼻痂软化后再反复轻轻按压宝宝两侧的鼻翼，刺激宝宝打喷嚏。软化后也可以用吸鼻器吸出鼻痂。

千万不要挖鼻痂，以免伤害宝宝娇嫩的鼻腔。

如果宝宝鼻腔内并没有分泌物，又不通气，这时妈妈可以用湿热的毛巾敷在宝宝鼻根部。水温比洗澡水稍热点就行，以防止烫伤宝宝的皮肤。

🔵 新生儿眼睛护理

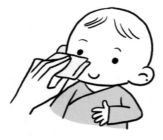

新生儿眼屎多，爸爸妈妈不能忽视。为了防止产道过程中的感染，一般医院在宝宝出生的 1~3 天里会给宝宝点眼药。如果回家后宝宝还有眼屎，就需要继续点眼药。如果一周后，宝宝还有眼屎，应让医生检查。

如果没有眼屎，妈妈只需要用温水擦洗宝宝的眼周就可以了。找一块干净的小方巾，蘸点儿温水，从宝宝眼角内侧到外侧轻轻擦拭。一只眼睛用毛巾的一边，另一只眼睛用毛巾的另一边。完成后清洗毛巾，并将毛巾在太阳下晒干。

新生儿耳朵护理

新生儿耳朵的护理主要是防止液体流入。

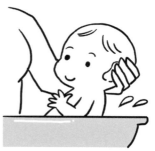

洗头洗澡的时候，如果不小心，水很容易流进新生儿的耳朵里，发生中耳炎。洗头洗澡的时候，大人要用两只手把孩子的两只耳朵堵住，然后再洗。

不要让眼泪流到耳朵里。新生儿个体差异很大，有的宝宝新生儿时期没有眼泪，而有的宝宝则眼泪很多。眼泪很多的宝宝如果是平躺的话，眼泪就会流进耳朵里。大人要留意，及时帮宝宝擦拭。

5 岁之内都不要给孩子挖耳屎，因为下颚关节活动的时候能够促使耳屎自然排出。也有的孩子不能排出，需要带孩子到医院耳鼻喉科进行专门清理。有的孩子耳屎长得特别快，而且还特别黏，可能半年就要去耳鼻喉科清洁一次耳道。

新生儿口腔护理

新生儿口腔护理主要是食物卫生。比如人工喂养的宝宝奶瓶、奶嘴的消毒，母乳喂养的妈妈乳头的清洁。

需要特别进行口腔护理的宝宝是一些患有鹅口疮的宝宝。鹅口疮又叫作雪口病，是由真菌传染、在黏膜表面形成白色斑膜的疾病。如果母亲阴道有霉菌感染，婴儿通过产道时因接触到母体的分泌物会造成感染；奶瓶、奶嘴消毒不彻底，母乳喂养妈妈的乳头不清洁，都可能造成感染。

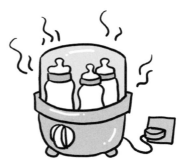

宝宝患有鹅口疮可以用制霉菌素研成末与鱼肝油滴剂调匀，涂抹在创面上，每 4 小时用药一次，治疗效果很好。

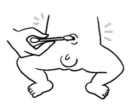

● 新生儿头部护理

新生儿颅骨虽然已较硬，但如护理和睡眠姿势不当，可发生偏头、扁头等头颅畸形。所以这段时期最好不要用枕头。

在婴儿头顶前部正中有一块没有骨头、软乎乎有跳动感的地方，这是前囟门，约在 12~18 个月时闭合；在头顶后部正中也有一块没有骨头、软乎乎的地方，这是后囟门，约在 2~3 个月内闭合，有的孩子出生时就闭合了。囟门部位缺乏颅骨的保护，要防止坚硬物体的碰撞，但可以用手轻轻摸，也可以洗。

● 新生儿面部护理

新生儿洗脸，不要把母乳、牛奶涂到皮肤上。最好用温水给宝宝洗脸。先洗净双手，然后用宝宝专用的小脸盆和小方巾放在温水中浸湿，拧成把儿，再轻轻擦拭宝宝的眼部，然后是耳朵后面的皮肤以及耳郭的内外皮肤，最后再擦洗口鼻周围的皮肤、脸颊和前额部位的皮肤。

新生儿的皮肤特别娇嫩，体内免疫系统还不完善，皮肤稍有破损即可感染，如处理不当，严重者甚至会导致败血症，因此用毛巾擦拭脸部和身体时，动作一定要轻柔。

● 新生儿脐部护理

在新生宝宝的护理中，脐部的护理是非常重要的一环。脐部的护理可以分为脐带脱落前和脐带脱落后两个阶段。

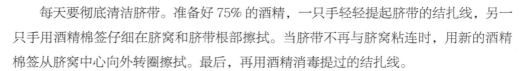

● 脐带脱落前

剪断的脐带形成创面，细菌极容易从这里侵入新生儿体内，造成脐炎。所以一定要做好脐部的护理工作。

每天要彻底清洁脐带。准备好 75% 的酒精，一只手轻轻提起脐带的结扎线，另一只手用酒精棉签仔细在脐窝和脐带根部擦拭。当脐带不再与脐窝粘连时，用新的酒精棉签从脐窝中心向外转圈擦拭。最后，再用酒精消毒提过的结扎线。

同时要保持肚脐干爽。一旦水或者尿液浸湿脐部，马上用干棉球或干净柔软的纱布擦干，然后再用 75% 的酒精棉签消毒。

不让宝宝坐在浴盆里洗澡。洗澡时，可以上半身和下半身分别清洗；还要避免纸尿裤或者衣物摩擦脐带残端。如果担心外物摩擦，可以用护脐带，护脐带是一种长方形的棉质的布，可以保护宝宝的脐部，在市面上都能买得到。

如果脐部包扎的纱面外面有渗血情况，需重新结扎止血。

● 脐带脱落后

一般情况，脐带残端会慢慢变黑、变硬，1~2周脱落。脐带残端脱落后，创面稍有湿红，脐窝内常有少量渗出液，属正常现象。用75%的酒精棉签轻拭脐窝，然后盖上消毒纱布。

如果脐窝有脓性分泌物，或者有鲜血渗出，其周围皮肤有红、肿、热等症状，而且宝宝出现厌食、呕吐、发热或体温不升（肛表温度低于35℃）等情况，则可能有脐炎，要立刻去医院诊治。

温馨提示　　　　　　　　　　　　　　　　　*Kindly reminder*

如果宝宝的脐带两周后还没有脱落，要仔细观察脐带的情况，要特别注意有无感染迹象，比如，有没有红肿？有没有化脓？有没有大量液体从脐窝中渗出？如果没有出现这些情况，就不必过于担心。同时，也可以用酒精给宝宝擦拭脐窝，使脐带残端保持干燥，加速脐带残端脱落和肚脐愈合。

什么是脐疝？

脐疝是宝宝脐带脱落后在肚脐处长出的向外突出的圆形肿块，俗称"气肚脐"。脐疝小的如黄豆，大的如核桃。宝宝安静平躺时消失，直立或者哭闹、咳嗽、排便时就会突出来。绝大部分脐疝儿并无其他不适，偶有消化不良或肠痉挛，一般在1~2岁间，可以自愈，无需治疗。如果发生疝嵌，即疝出的肠管被卡在脐环处，则需手术治疗，不能有半点拖延。

不知道怎么给宝宝换尿布，不知道怎么给宝宝穿衣服，不知道怎么给宝宝喂奶……这是很多新妈妈的烦恼。下面我们就来看看新生儿吃喝拉撒睡的护理方案。

吃：按需喂奶

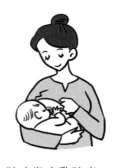

传统的新生儿喂养是定时喂奶。新生儿每隔 2~3 小时喂一次奶，每次喂奶 15 分钟左右。但按照宝宝的需要进行哺乳更加符合新生儿的生理特点。因为宝宝胃小，每次吸入的奶量并不多，按需哺乳能够使宝宝吃饱喝足，更快地生长。同时，勤吸吮也能刺激妈妈催乳素的分泌，让乳汁分泌更加旺盛，同时还有助于消除妈妈的奶胀，防止发生乳腺炎。

按需哺乳并不是只要宝宝一哭就喂奶。宝宝啼哭的原因很多，尿湿了会哭，想人抱了会哭，受到惊吓了也会哭……妈妈应该细心观察并准确判断，不要一哭就喂奶。

喂奶太频繁，一方面会影响妈妈休息；另一方面还会使奶水来不及充分分泌，造成宝宝每次都吃不饱。这样宝宝过不了多久就又要吃，久而久之就会形成恶性循环。频繁的吸吮还会使妈妈的乳头负担过重，容易破皮，影响哺乳。

睡：适时变换睡眠姿势

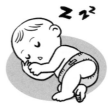

熟睡中的新生儿生长发育比醒时快 4 倍。新生儿每天要睡 18~20 个小时，除喂奶、洗澡、换尿布外，几乎都在睡眠中度过。

为了保证宝宝的睡眠质量，宝宝的卧室一定要经常开窗通风，保持空气清新、光线适中。当然，如果有穿堂风和直射的阳光也不行。室内的温度最好维持在 16℃~23℃，湿度在 50%~60%。

新生儿全身各器官都在生长发育中，脊柱周围的肌肉、韧带还很弱，睡软床容易导致脊柱和四肢发生畸形。通常新生儿应睡在母亲旁边的摇篮或婴儿床里，床的两边要有保护栏。这样既可以从出生起就培养宝宝独立生活的习惯，又便于母亲照顾。

新生儿出生后 24 小时内，医生会建议宝宝采取头低侧卧，这是为了帮助排出在产道中咽进的一些水和黏液。侧卧位睡眠既对重要器官无过分的压迫，又利于肌肉放松，婴儿溢乳也不致呛入气管，是应该提倡的小儿睡眠姿势。

新生儿的头颅骨缝还未完全闭合，如果始终同一种睡姿可能引起头颅变形。例如，长期仰卧会使孩子头型扁平，侧卧会使孩子头型歪偏。最好经常为宝宝翻身，变换体位，更换睡眠姿势。

🔵 拉：新生儿的大小便护理

90% 的新生儿会在出生后 24 小时内第一次排尿，有的会延长至 48 小时，这些都是正常情况。如果宝宝超过 48 小时仍然无尿，应该让医生查找原因。新生儿的第一次大便会出现在出生后 2~3 天里。第一次大便为胎便，正常为黏稠、黑色物质，是胎儿肠道分泌物、胆汁、吞咽的羊水以及胎毛、胎脂、脱落的皮肤上皮细胞等在肠道内混合而成，必须在正常消化之前排出体外。

大小便的日常护理最重要的工作就是做好宝宝大小便之后的清洁工作。妈妈一定给宝宝勤洗勤换尿裤、尿布，每次大小便后都要为宝宝清洗外阴和小屁屁。

🔵 男女宝宝分开护理

女宝宝

女宝宝在排泄后一定要及时清理会阴，清洁时要从会阴向肛门处擦拭，然后用水或湿巾擦拭，以防引起尿道感染。

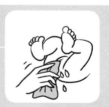

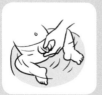

男宝宝

男宝宝也应该由前向后清洗外阴，然后清洗肛门，在清洗外阴时，要顺着离开身体的方向往外擦拭，切记不要把包皮往上推，只需要清洁阴茎本身。

③ 新生儿易患疾病及护理

一般来说，每个宝宝都会慢慢度过新生儿期，但是在新生儿期的几种疾病需要爸爸妈妈了解。

· ·

● 新生儿黄疸

黄疸是由于血液中胆红素浓度过高，以至于皮肤黏膜出现肉眼所见的黄疸。足月分娩的新生儿在产后 2~3 天会出现黄疸，4~5 天为高峰期，5~7 天可消退，最迟不超过 2 周。早产儿的黄疸持续时间会长一些。这属于生理性黄疸，不必担心。

一般来讲，医院会要求产妇在孩子出生后 72 小时进行黄疸监测，因为足月新生儿或者早产儿在出生后胆红素会生成过多并且肝细胞处理胆红素的能力不足会使总胆红素暂时性增高，导致新生儿黄疸值升高，当新生儿血清胆红素超过 85μmol/L（5mg/dL）时，则出现肉眼可见的黄疸。产后妈妈在住院期间医生就会给宝宝进行黄疸值的测试，家长也要注意观察宝宝的状态。

如果希望宝宝的黄疸早些消褪，可以用一些葡萄糖冲水给宝宝喝，糖水的利尿作用可使胆红素加速排出。但吃奶不好及饥饿可能使生理性黄疸加重延长。

● 如何辨识病理性黄疸呢？

1 看黄疸程度和颜色

看黄疸的程度和黄疸的颜色。生理性黄疸，宝宝肤色为浅柠檬的黄色；巩膜有轻度黄染，且仅局限于面部、躯干部，不过膝不过肘；大便颜色为黄色，小便会使尿布微黄，用洗衣粉洗涤可恢复原来颜色。病理性黄疸，宝宝肤色为橘黄色或金黄色，且黄色过膝过肘，甚至手心和脚心都黄；巩膜颜色的黄也非常重；小便尿黄用洗衣粉无法洗涤；大便有时呈白陶土色。

2 看病史 — 妈妈在孕期健康，宝宝分娩时也没有发生窒息或严重感染，非早产儿、低体重儿，出现的黄疸往往是生理性黄疸。

3 看出现和消退的时间 — 病理性黄疸在宝宝出生后一两天内就会出现，并迅速加重，有时一个多月都不会消退。有时已经在消退，但不久又反复加重。这些都是病理性黄疸的特点。

怀疑宝宝为病理性黄疸应立刻让医生诊断，一旦确诊接受蓝光灯照射治疗。

新生儿湿疹

婴儿湿疹，也叫"胎毒""奶癣"，是婴儿时期常见的一种皮肤病，属于变态反应性疾病，也叫过敏性疾病，以1~3个月大的婴儿最为多见。

湿疹大多发生在面颊、额部、眉间和头部，有时也会出现在宝宝的躯干和四肢上。初期表现为皮肤发红、出现皮疹，继而皮肤变糙、脱屑，抚摩孩子的皮肤如同触摸砂纸一样。

导致婴儿湿疹发生的原因比较复杂：食物过敏；过量喂养而导致的消化不良；糖摄入量过多，导致肠内异常发酵；肠道寄生虫；强光照射；衣服加减和室内温度不恰当和遗传都有可能诱发婴儿湿疹。

对于1~3个月的宝宝，妈妈的细心呵护可以有效预防婴儿湿疹，如果宝宝已经患上湿疹，应及时查找病因，找出感染源，再进行相应的治疗和护理。

湿疹的护理

宝宝出现湿疹后，不同程度的湿疹需采取不同的处理方式。首先要去除发病因素，如：穿的衣物太多或材质不当、环境过热、孩子过于哭闹等。如果宝宝出现湿疹，则皮肤特别怕干，需要经常保持皮肤的湿润，可先外用郁美净儿童护肤霜，做好皮肤的保湿；如果出现湿疹两周以上，皮疹较多变红或增厚明显，可以外用副作用较小的激素类药膏，如 1% 氢化可的松、尤卓尔或艾洛松等。不过，此类药物含有激素，建议在医生指导下用药和停药，避免出现病情反复和副作用。

如果宝宝的湿疹部位已经流水、糜烂，严重了，就要精心护理了。可以用 3% 硼酸水冷敷，每天 3 次，每次 20~30 分钟。冷敷可以很快减轻皮肤的水肿和渗水。冷敷后，局部可以配合外用氧化锌软膏。在给宝宝使用含有激素的外用软膏时，最好每天两次，以 5~7 天为宜。如果 7 天后，湿疹症状没有明显改善，应该咨询医师，医生会根据宝宝的病情来判断延长用药时间还是更换药物。

新生儿肠绞痛

肠绞痛是指 3 个月以内、身体健康、饮食正常的宝宝的一种由婴儿肠壁平滑肌阵阵强烈收缩或肠胀气引起的疼痛所造成的症状，是小儿急性腹痛中最常见的一种。在宝宝不会说话不能明确说出自己需求的时候，通常会时不时地哭泣，但肠绞痛的宝宝会比正常宝宝哭得更多，甚至根本没有办法安抚。哭的时候表现出脸部涨红、膝盖缩起、握拳脚、双脚发凉，最终以哭得力竭、排气或排便而停止。

缓解宝宝肠绞痛

当宝宝出现肠绞痛时，先将宝宝竖抱，让宝宝的头靠在你的肩膀上，轻拍宝宝的背部，排出胃内过多的空气；然后将宝宝平放在床上，用布包着热水袋放在宝宝腹部以减缓肠痉挛带来的疼痛；还可以顺时针按摩宝宝腹部或者通过改变宝宝的姿势来促进腹部空气的排出，通常放个屁后宝宝会舒服许多。

预防宝宝肠绞痛

新手父母们偶尔会发现宝宝好像肚子胀气或者疼痛，特别是在喂完奶之后或者大便之前。在这种情况下，要养成喂完奶给宝宝拍嗝的习惯，帮宝宝将肠胃中的空气排出，这样可以预防宝宝发生肠绞痛。妈妈给宝宝喂奶的时候，要注意宝宝是否把整个乳头含进去了，不要在宝宝吃奶的时候和宝宝玩耍，以防宝宝吸入空气；用奶瓶给宝宝喂奶时，试完奶水的温度，保持奶嘴向下给宝宝喂奶，避免让宝宝吞下奶瓶里的空气。

新生儿肺炎

新生儿肺炎是新生儿期感染性疾病中最常见的，发病率高、死亡率也较高。新生儿的肺炎跟大孩子不一样。患儿很少会咳嗽，一般表现为呼吸浅促、鼻翼扇动、点头呼吸、口吐白沫、发绀、食欲差、呛奶、反应低下、哭声轻或不哭、呕吐、体温异常等。新生儿最明显的症状是口吐泡沫，这是新生儿咳喘的一种表现形式。同时，精神萎靡，或者烦躁不安、拒奶、呛奶等。

新生儿感冒的症状更多的是鼻堵塞或者流鼻涕。但是，如果发现宝宝吃奶不好、精神不好，就要及时看医生了。如果宝宝患上了肺炎，那更要精心护理，除了遵医嘱喂药，还需要做到以下几点：

新生儿肺炎护理

① 密切注意宝宝的体温变化、精神状态以及呼吸情况。

② 检查宝宝鼻腔内有无干痂，防止因鼻腔阻塞而引起呼吸不畅。

③ 多喂水。因发热、出汗、呼吸快，宝宝失去的水分较多，喂水一来可补充水分，二来能使咽喉部湿润，稠痰变稀，呼吸道通畅。

④ 保持适宜的温度和湿度。太闷太热对肺炎患儿都非常不利，会使其咳嗽加重，痰液变稠，呼吸更为困难。应保持室内空气湿润。

温馨提示　　　　　　　　　　　　　　　*Kindly reminder*

怎样给宝宝喂药？

宝宝生病以后，重要的事情就是给宝宝喂药。这可能也是爸爸妈妈会觉得困难的事情。其实宝宝大部分的药剂都是糖浆或者冲剂，爸爸妈妈可以选择点滴器来给宝宝喂药。坐在椅子上，左手把宝宝固定在臂弯里，右手用点滴器取适量的药剂，轻轻地将点滴器放入宝宝的嘴边，慢慢地把药剂挤进宝宝嘴里。

图书在版编目（CIP）数据

好孕 40 周全程指导 / 姜淑清主编 . — 厦门 ：鹭江出版
社 ,2016.4
　ISBN 978-7-5459-1076-6

　Ⅰ . ①好… Ⅱ . ①姜… Ⅲ . ①妊娠期 - 妇幼保健
Ⅳ . ① R715.3

中国版本图书馆 CIP 数据核字 (2016) 第 003400 号

HAOYUN 40 ZHOU QUANCHENG ZHIDAO

好孕 40 周全程指导

姜淑清　主编

出版发行：海峡出版发行集团		
鹭 江 出 版 社		
地　　址：厦门市湖明路 22 号	邮政编码：361004
印　　刷：北京睿特印刷厂大兴一分厂	
地　　址：北京市大兴区星光工业开发区西红门福伟路四条十号	邮政编码：101109
开　　本：787mm×1092mm　1/16	
印　　张：23.25	
字　　数：381 千字	
版　　次：2016 年 4 月第 1 版　2016 年 4 月第 1 次印刷	
书　　号：ISBN 978-7-5459-1076-6	
定　　价：45.00 元	